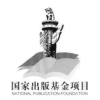

肿瘤规范化手术丛书

结直肠癌规范化手术

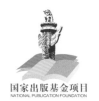

肿瘤规范化手术丛书

国家出版基金项目
NATIONAL PUBLICATION FOUNDATION

结直肠癌规范化手术

主　编　季加孚　步召德

副主编　杨合利　吴晓江

编　者（按姓氏汉语拼音排序）

曹铭富　范　彪　冯梦宇　何　流

何琦非　季　科　季　鑫　贾子豫

李嘉临　李　阳　苏　昊　王安强

吴晓江　杨合利　张　霁　张一楠

周　凯

视频术者和制作者

季加孚　步召德　杨合利　苏　昊

北京大学医学出版社

JIEZHICHANG' AI GUIFANHUA SHOUSHU

图书在版编目（CIP）数据

结直肠癌规范化手术/季加孚,步召德主编. —北京：
北京大学医学出版社,2022.12
ISBN 978-7-5659-2769-0

Ⅰ.①结… Ⅱ.①季…②步… Ⅲ.①结肠癌—外科
手术 ② 直肠癌-外科手术 Ⅳ.①R735.305

中国版本图书馆CIP数据核字(2022)第200937号

结直肠癌规范化手术

主　　编：季加孚　步召德
出版发行：北京大学医学出版社
地　　址：（100191）北京市海淀区学院路 38 号　北京大学医学部院内
电　　话：发行部 010-82802230；图书邮购 010-82802495
网　　址：http：//www.pumpress.com.cn
E － mail：booksale@bjmu.edu.cn
印　　刷：北京金康利印刷有限公司
经　　销：新华书店
责任编辑：冯智勇　　责任校对：靳新强　　责任印制：李　啸
开　　本：889 mm × 1194 mm　1/16　印张：18　字数：583 千字
版　　次：2022 年 12 月第 1 版　2022 年 12 月第 1 次印刷
书　　号：ISBN 978-7-5659-2769-0
定　　价：180.00 元

前　言

纵观全球，无论男女，结直肠癌发病率和死亡率均居恶性肿瘤的前列。中国亦然，结直肠癌的发病率和死亡率呈逐年上升趋势，严重威胁国民的生命健康。外科手术是结直肠癌的主要治疗手段，规范化的外科手术是决定患者预后的重要因素。随着手术理念的进步、手术器械的创新、大宗病例临床研究的进展，结直肠癌手术得到前所未有的发展。万变不离其宗，质量是手术的核心，规范是保证质量的前提，规范化的手术是结直肠癌治疗的重中之重。遵循学界规范，确立规范化的手术操作流程，掌握手术操作要点和技巧，是对外科医生的基本要求。提高手术疗效，保证手术安全，减少手术并发症，是外科医生的目标和追求。在结直肠癌的规范化手术方面，我们积累了一定的经验，形成了一些独特的观点、方法和技巧。很高兴有机会出版此书，将这些内容与大家分享。

《结直肠癌规范化手术》共包括12章，内容涵盖结直肠的临床应用解剖、结直肠癌手术的临床思维、常用术式的规范化操作方法、围手术期管理等。本书秉承北京大学肿瘤医院手脑并用、思考先行的原则，追求手术方案合理化、术式规范化、操作精细化，实现科学和艺术的完美融合。本书的特色是理论结合实践，图文并茂，手术步骤阐述简洁、清晰，既有精美的绘图，又有细致入微的高清手术照片，并穿插手术技巧的提示。本书配有精心剪辑的手术视频，重点讲解手术的要点和难点，读者通过扫描二维码即可观看。我们希望通过对结直肠癌规范化手术的完整描述，使读者能身临其境，帮助读者掌握规范的结直肠癌手术技术。此外，有些术式如右半结肠切除术，还包括开放手术和腹腔镜手术的对比，使读者对于视角的转换和解剖能有更直观的感受和更深刻的认识。

追求完美是外科医生的特质。在繁忙的临床工作之余，一线外科医生为此书的出版付出了大量的辛劳和汗水，文字撰写、图片拍摄、视频剪辑等工作力求完美。希望本书的出版能够给相关专业同仁提供有益的帮助。本书从策划到出版，历时有年，今日终得呈于读者。书中难免存在疏漏，还望广大读者不吝赐教。值此国家出版基金资助项目《肿瘤规范化手术丛书》付梓之际，对北京大学医学出版社的支持和帮助表示由衷感谢，对所有参加丛书编写和审校的同仁表示敬意。

季加孚　步召德

视频目录

目　录

第一章 结直肠癌规范化手术概论

第一节 结直肠癌概述

一、流行病学

（一）发病率及死亡率

纵观全球，无论男女，结直肠癌发病率及死亡率均位居恶性肿瘤的前列。2018 年流行病学资料显示，结直肠癌的发病率位列全部恶性肿瘤的第三位，仅次于肺癌和乳腺癌；而死亡率则高居第二位，仅次于肺癌（图 1-1）。2018 年，全世界结直肠癌新发病例 180 万，死亡病例 88 万。有数据显示，在美国结直肠癌每年新增约 14 万余例，其中 9 万余例为结肠癌，5 万余例为直肠癌；每年因结直肠癌死亡的患者高达 5 万余例，约占所有癌症死亡人数的 8%。在中国，结直肠癌的发病率及死亡率呈逐年上升趋势，2015 年中国结直肠癌发病和死亡情况分析显示，结直肠癌的发病率位列全部恶性肿瘤的第三位，死亡率位列第五位，每年新发病例 38 万，死亡病例 18 万。

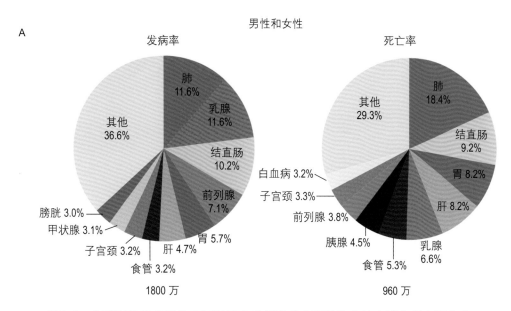

图 1-1 全球恶性肿瘤新发病例及死亡病例及其在男性和女性人群中所占百分比

1

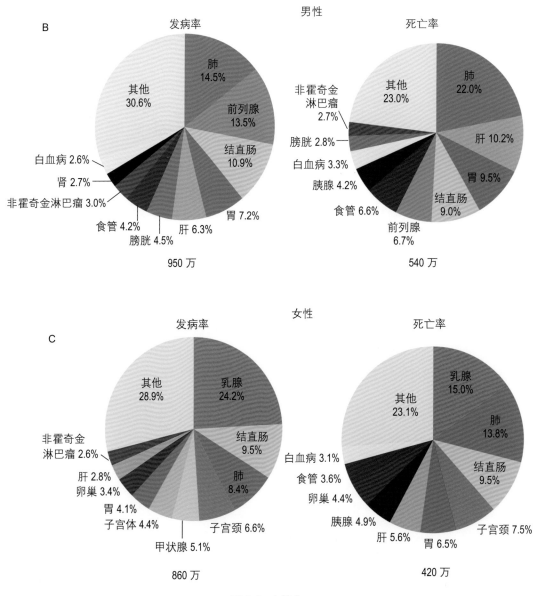

图 1-1（续）

（二）地理分布

结直肠癌的发病率及死亡率具有明显的地域差异，不同国家和地区的发病率相差甚至超过 10 倍以上。北美洲、欧洲、澳大利亚的发病率最高，而亚洲南部和非洲的发病率则较低（图 1-2）。在中国，城市居民的结直肠癌发病率明显高于农村。有研究认为，结直肠癌的发病率与国家或地区社会经济发展相关，当经济快速繁荣发展由发展中国家向发达国家进行阶段性跨越时往往会出现发病率的较大幅度上升，这可能与生活习惯及工作方式的转变有关。相关研究显示，不同的饮食习惯、环境及遗传因素的相互作用可能是地域差异的原因。近年来，以美国为代表的西方发达国家的结直肠癌发病率及死亡率呈现缓慢下降的趋势，而发展中国家如中国、巴西和俄罗斯等的结直肠癌发病率则逐年攀升。

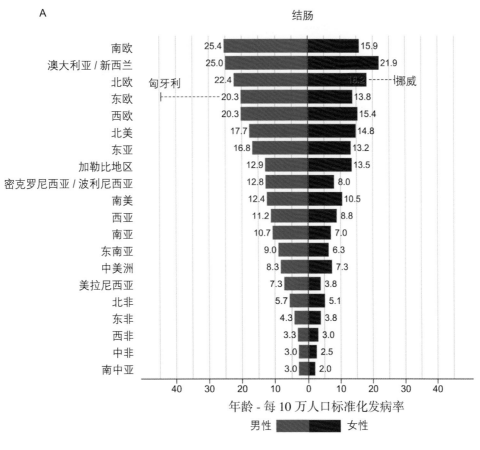

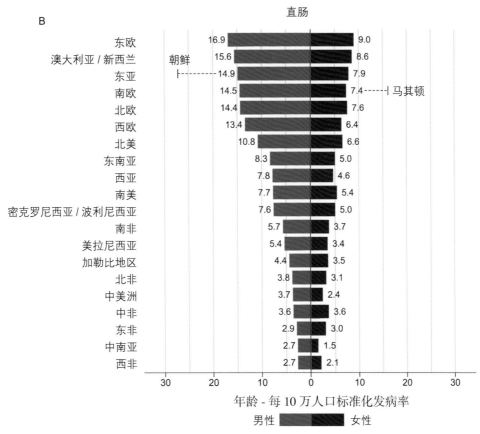

图 1-2 不同地区男性和女性的结肠癌和直肠癌发病率

（三）相关危险因素

结直肠癌发病的危险因素众多。年龄是散发性结直肠癌的主要危险因素之一。研究显示，小于40岁的人群结直肠癌发病率较低；处于40~50岁之间则发病率明显上升；大于50岁的人群年龄每增加10岁，发病率就相应增加。性别和种族也与结直肠癌发病率相关。研究表明，无论发病率还是死亡率，男性均要高于女性。美国非洲裔人群的结直肠癌发病率和死亡率约比白人高20%，且非洲裔人群发病年龄更小，50岁以下发病率更高。遗传性结直肠癌的高危因素包括家族性腺瘤性息肉病（familial adenomatous polyposis，FAP）和Lynch综合征〔又称遗传性非息肉病性结直肠癌（hereditary nonpolyposis colorectal cancer，HNPCC）〕。此外，目前大家比较公认的结直肠癌发病的高危因素还包括锻炼不足、肥胖、糖尿病、嗜好红肉及加工类肉、吸烟、饮酒、炎症性肠病及胆囊切除术等。虽然结直肠癌发病率居高不下，但是大量的观察性研究显示，良好的行为习惯可以降低发病率，目前大家意见比较一致的保护性因素包括规律的体力活动、富含纤维和维生素的膳食、摄入钙和乳制品、口服阿司匹林或其他非甾体类抗炎药（nonsteroidal antiinflammatory drugs，NSAIDs）等。

二、临床表现

临床上归纳总结直肠癌的患者群体，大致包括3类就诊场景：第一类是常规筛查患者，大多数无症状；第二类是出现可疑结直肠癌的症状和体征而门诊就诊；第三类是出现突发情况如肠梗阻、出血、穿孔或腹膜炎等而急诊入院。结直肠癌患者的临床表现也可归纳为3种类型，分别是肿瘤生长侵袭出现的局部典型症状、肿瘤浸润及转移导致的症状和体征，以及非特异性的少见临床表现。

（一）局部典型症状

结直肠癌的局部典型症状主要表现为消化系统症状，不同的病变发生部位出现的症状也常不同。结直肠癌的发病部位以直肠和乙状结肠最为常见，后续依次为盲肠、升结肠、降结肠和横结肠，本文按照典型症状出现概率由高到低概括叙述。

1. 排便习惯改变　约74%的患者会出现，是结直肠癌最常见的症状。发生机制源于肿瘤生长所导致的肠腔狭窄。主要表现是大便性状的改变，如大便变细和大便次数的增多，尤其是晨起时，有排便不尽感。

2. 便血　约51%的患者会出现，在直肠癌患者中可高达71%，甚至是最早出现的唯一症状。发生机制是肿瘤受粪便摩擦而引发的出血。多数表现为鲜红色或暗红色，附着于大便表面，肿瘤增大发生糜烂破溃时可出现黏液脓血便。

3. 腹部肿块　约20%的患者会出现，腹部肿块最常出现的部位在右下腹，主要是因为右半结肠管腔较大，肿瘤常生长较大时才出现相关症状。体检可触及质地较硬的肿块，形态较规则，未与腹腔周围脏器粘连或侵犯时则边界较清晰，但若发生腹腔内进展转移时则形态不规则且活动度差，常伴有压痛。

4. 腹痛　仅有约3%的患者以单纯腹痛为主要症状，且常常表现为间歇性疼痛，位置不固定，呈隐痛或痉挛性痛。右半结肠癌位于盲肠的腹痛应与阑尾炎相鉴别，位于肝曲的腹痛应与胆囊炎相鉴别。左半结肠癌的腹痛常伴有腹胀甚至是恶心、呕吐，主要是因为左半结肠管腔细窄且弯曲，而到达此处的粪便由于水分基本被吸收而呈固体成形状态，容易引发不完全性或完全性肠梗阻。直肠肿瘤侵犯盆腔神经丛时可出现持续性剧痛伴腰部和股部放射痛。

（二）肿瘤浸润及转移性症状和体征

研究表明，约20%的结直肠癌患者是因肿瘤生长浸润邻近脏器或扩散转移至远处脏器而出现的症状和体征被确诊。肿瘤生长到一定阶段，既可以侵犯毗邻组织和脏器以及发生腹膜途径转移，也可以通过淋巴或者血行发生播散。肿瘤浸透肠管壁发生出血或穿孔可出现急性腹膜炎症状，直肠癌侵犯膀胱、前列腺、阴道等可出现尿频、尿急、尿痛、血尿及直肠阴道瘘等。结直肠癌最常见的转移部位依次是区域淋巴结、肝脏、肺和腹膜，其他少见部位还包括骨骼、大脑等。肿瘤转移至相应部位即可出现转移灶区域的症状或体征。结肠及近端直肠的肿瘤血行播撒首先转移至肝脏，因为肠道血液回流到门静脉系统；但是远端直肠的肿瘤血行播撒可能首先转移至肺，因为直肠下静脉回流入下腔静脉系统。

（三）非特异性临床表现

1. 贫血症状　结直肠肿瘤导致血液丢失而出现的贫血与普通缺铁性贫血一样，可表现为乏力、疲惫、心悸、气短及眩晕等，缺乏特异性。临床上遇到贫血时，除了要考虑常见的缺铁性贫血，还要想到消化道出血所致贫血的可能性。

2. 体重减轻、营养不良　大多数肿瘤都可以导致体重减轻、营养不良的临床表现，而非消化系统肿瘤所特有。结直肠癌所致的体重减轻、营养不良常常是营养摄入不足、肿瘤消耗以及某些细胞因子共同作用的结果。

3. 发热　不明原因发热和特殊细菌感染可能提示结直肠癌，发病机制为肿瘤局部穿孔引起腹腔内、腹膜后、腹壁或者肝脏内脓肿形成。部分患者会出现与结直肠癌相关的牛链球菌菌血症和腐败梭菌脓毒症。此外，还有由结肠厌氧微生物如脆弱拟杆菌导致的其他腹外感染如脓胸等。

三、诊断

一旦出现上述一个或多个症状或体征而高度怀疑结直肠癌时，应该进行全面系统的检查，以明确诊断和分期。目前主要的检查方法包括结肠镜检查、钡灌肠、计算机断层扫描（computer tomography，CT）、磁共振成像（magnetic resonance imaging，MRI）以及正电子发射计算机体层显像（positron emission tomography and computed tomography，PET/CT）等。

（一）结肠镜检查

结肠镜检查简便、直观、诊断准确率高，目前应用范围非常广泛。结肠镜检查方法包括乙状结肠镜检查和全结肠镜检查。尽管研究表明乙状结肠镜检查可降低远端结直肠癌的死亡率，但是随着右半结肠癌或近端结肠癌尤其是盲肠肿瘤发病率快速增加，目前认为乙状结肠镜检查并不是最恰当的诊断性检查。而全结肠镜检查可以对整个结直肠进行全面的观察，在整个大肠中定位肿瘤病灶并可以进行活检，可以发现同时性息肉并进行切除。结肠镜下病变的组织取样方法包括活检、刷检及息肉切除术。对于内镜下完全切除（采用息肉切除术、内镜下黏膜切除术或内镜下黏膜下剥离术）的病灶，如果发现侵袭性肿瘤，则应进行标记，以助于随后的外科手术中定位。此外，内镜下新技术如放大内镜、染色内镜、窄带显像技术、超声内镜、共聚焦激光显微内镜等有助于结直肠癌的早期诊断。

（二）气钡双重对比灌肠造影

气钡双重对比灌肠造影是一项传统的检查方法，通过向肠腔灌入少量钡剂后再注入气体，从而能一次性完成双重对比检查，可整体显示结直肠的位置、轮廓，以及肿瘤病灶在腹腔内的定位，并可动态观察结肠的蠕动以判断其功能。虽然气钡双重对比灌肠造影对于早期结直肠癌的检出率低于结肠镜检查，但是对于进展期病灶可以进行类似于胃癌的 Borrmann 分型。此外，还可发现结直肠癌的并发症如肠梗阻、肠套叠等。

（三）CT和MRI检查

1. CT　随着 CT 成像技术的快速发展，尤其是多层螺旋 CT，因其扫描快、三维成像、直观立体等优势，目前广泛应用于结直肠癌的诊断、分期及随访复查。CT 不仅可以清晰地观察结直肠的管腔、管壁以及管壁外的脂肪间隙，还可以检查肠系膜有无肿大淋巴结，肝脏及肺脏等有无转移结节等。结直肠癌在 CT 片上的典型表现主要包括肠腔内肿块、肠壁增厚、肠腔狭窄、肠壁异常强化以及与邻近脏器的脂肪间隙消失等。

2. MRI　MRI扫描速度要比CT慢很多，且受呼吸运动的影响，故多作为直肠癌的诊断方法，在结肠癌中应用较少。但是MRI对软组织的成像具有独特的优势，分辨率很高，特别适合对直肠癌进行临床分期。直肠MRI检查可以清晰显示直肠壁的黏膜下层、肌层、直肠系膜、直肠深筋膜，以及直肠毗邻脏器如前列腺、精囊、阴道、宫颈等，对于判断直肠癌的分期以及制订治疗方案如新辅助放化疗和手术方式等具有极其重要的意义。直肠癌MRI表现为T_1加权像上为稍低信号，而在T_2加权像上为稍高信号，可清楚显示肿瘤的浸润深度、范围及淋巴结转移等情况。

（四）PET/CT检查

PET的原理是利用病变对葡萄糖的代谢异常进行显像，而PET/CT是将PET的功能成像与CT的解剖结构成像定位重合后形成PET/CT图像。PET/CT在结直肠癌诊断中的最大价值是对转移灶的敏感性较高，可影响约15%的患者的治疗决策。早期结直肠癌行PET/CT检查可能存在假阴性，而炎症性肠病、结直肠息肉或腺瘤则可能存在假阳性。

■ 四、分期

结直肠癌的分期在于明确肿瘤局部及远处的解剖学范围，以帮助制订治疗方案并判断预后。结直肠癌的分期方法有传统的Dukes分期以及更加细化的TNM分期。Dukes分期中A期为肿瘤未超过肌层，未累及淋巴结；B期为超过肌层，浸润至肠周组织，未累及淋巴结；C期为除有上述改变外，已发生淋巴结转移；D期为出现远处转移。目前美国癌症联合委员会（American Joint Committee on Cancer，AJCC）和国际抗癌联盟（Union for International Cancer Control，UICC）联合制定的TNM分期临床应用最为普及。

AJCC/UICC制定的结直肠癌TNM分期系统是以肿瘤（tumor，T）、区域淋巴结（node，N）以及远隔部位转移（metastasis，M）为基本依据。2016年10月6日，AJCC/UICC第8版癌症分期系统出版发行，并于2018年1月1日起在全球应用。TNM分期具体描述见表1-1和表1-2。

表1-1　AJCC/UICC第8版结直肠癌TNM分期

原发肿瘤（T）	
T_x	原发肿瘤无法评价
T_0	无原发肿瘤证据
T_{is}	原位癌：局限于上皮内或侵犯黏膜固有层
T_1	肿瘤侵犯黏膜下层
T_2	肿瘤侵犯固有肌层
T_3	肿瘤穿透固有肌层到达浆膜下层，或侵犯无腹膜覆盖的结直肠旁组织
T_{4a}	肿瘤穿透腹膜脏层
T_{4b}	肿瘤直接侵犯或粘连于其他器官或结构
区域淋巴结（N）	
N_x	区域淋巴结无法评价
N_0	无区域淋巴结转移
N_1	有1~3枚区域淋巴结转移
N_{1a}	有1枚区域淋巴结转移
N_{1b}	有2~3枚区域淋巴结转移
N_{1c}	无区域淋巴结转移，浆膜下、肠系膜、无腹膜覆盖结肠/直肠周围组织内有肿瘤种植（tumor deposit，TD）。
N_2	有4枚以上区域淋巴结转移
N_{2a}	4~6枚区域淋巴结转移
N_{2b}	7枚及更多区域淋巴结转移
远处转移（M）	
M_0	无远处转移
M_1	有远处转移
M_{1a}	远处转移局限于单个器官（如肝、肺、卵巢、非区域淋巴结），但没有腹膜转移
M_{1b}	远处转移分布于一个以上的器官
M_{1c}	腹膜转移，有或没有其他器官转移

表 1-2 结直肠癌分期

期别	T	N	M
0	T_{is}	N_0	M_0
I	T_1	N_0	M_0
	T_2	N_0	M_0
II A	T_3	N_0	M_0
II B	T_{4a}	N_0	M_0
II C	T_{4b}	N_0	M_0
III A	$T_1 \sim T_2$	N_1/N_{1c}	M_0
	T_1	N_{2a}	M_0
III B	$T_3 \sim T_{4a}$	N_1/N_{1c}	M_0
	$T_2 \sim T_3$	N_{2a}	M_0
	$T_1 \sim T_2$	N_{2b}	M_0
III C	T_{4a}	N_{2a}	M_0
	$T_3 \sim T_{4a}$	N_{2b}	M_0
	T_{4b}	$N_1 \sim N_2$	M_0
IV A	任何 T	任何 N	M_{1a}
IV B	任何 T	任何 N	M_{1b}
IV C	任何 T	任何 N	M_{1c}

五、治疗

结直肠癌的治疗主要依据肿瘤的 TNM 分期。根据不同的 TNM 分期，具体治疗方法包括内镜下切除、手术、化疗、放疗、介入治疗、靶向治疗等。

（一）内镜下切除

早期结直肠癌，病变局限于黏膜层或黏膜下层浅 1/3 者，首选内镜下切除。内镜下切除具有创伤小、恢复快、风险低、生活质量高等优点，具体方法包括高频电圈套切术、内镜下黏膜切除术（endoscopic mucosal resection，EMR）、内镜黏膜下剥离术（endoscopic submucosal dissection，ESD）等。随着内镜技术的快速发展和成熟，ESD 应用范围越来越广泛，已成为上消化道肿瘤如食管癌及胃癌早期病变的标准治疗方法，目前也被快速推广应用于结直肠癌早期病变的治疗中。

（二）手术

外科手术治疗结直肠癌已有近 200 余年的历史，初期阶段的手术治疗进展缓慢、缺乏标准，质量难以保证。自 20 世纪 90 年代以来，手术进入快速发展阶段，具体体现为手术方式的改变如直肠癌保肛术式；新的手术工具的发展如电刀、超声刀、吻合器的出现和不断改进；新的手术方法如腹腔镜手术、内镜手术、内镜和腹腔镜联合手术及机器人手术；新的手术理念如全直肠系膜切除术（total mesorectal excision，TME）、完整结肠系膜切除术（complete mesorectal excision，CME）、强调环周切缘（circumferntial resection margin，CRM）等。

总体而言，结直肠癌的手术治疗可分为根治性手术和姑息性手术。根治性手术主要用于早中期患者，手术目的是彻底切除肿瘤，系统清扫区域淋巴结，以达到治愈性效果。姑息性手术主要用于晚期患者，手术目的在于解决肿瘤引起的出血、穿孔及梗阻等问题。

（三）化疗

化疗是结直肠癌多学科综合治疗不可或缺的重要组成部分。结直肠癌患者的化疗大致可分为两大部分，一部分是辅助手术和放疗进行，另外一部分则是晚期患者或复发转移患者的主要治疗。目前常用的药物包括氟尿嘧啶类如卡培他滨、第三代铂类如奥沙利铂、拓扑异构酶抑制剂如伊立替康，常用的方案则是这三类药物的相互组合。化疗原则是遵循规范化的前提下根据结直肠癌患者的具体分期、身体状况及经济状况进行个体化的用药。

（四）放疗

随着多学科综合治疗理念的深入人心，放疗在结直肠癌尤其是直肠癌治疗中的地位和作用越来越受到重视。目前，新辅助放化疗已经成为局部进展期直肠癌治疗的重要组成部分，甚至是不可或缺的一环。新辅助放化疗中的放疗方式目前主要有两种，一种是短程快速大分割放疗，多为 5 Gy/Fx，共 25 Gy/5Fx，放疗完成后 1 周之内即可手术；另一种是常规分割放疗，1.8 Gy/Fx，总量 45~50.4 Gy，放疗结束后 6~8 周进行手术。新辅助化放疗中化疗多采用氟尿嘧啶类药物。

（五）介入治疗

介入治疗目前主要针对的是结直肠癌肝转移的患者。因为常规的全身化疗对于结直肠癌肝转移的患者有效率仅为 30% 左右，且副作用较大，而介入治疗具有创伤小、短期疗效显著、副作用少等优点，逐渐受到大家的重视和推崇。介入治疗可分为血管介入治疗和非血管介入治疗，前者包括经皮穿刺肝动脉插管化疗栓塞、门静脉化疗栓塞以及经股动脉或锁骨下动脉化疗泵植入；后者包括超声引导下或 CT 引导下射频消融或粒子植入。

（六）靶向治疗

近年来，随着结直肠癌分子生物学研究的深入以及基因检测技术的发展，靶向治疗已成为研究的热点。分子靶向药物具有特异性抗肿瘤特性，疗效好，副作用少，可改善晚期结直肠癌患者的生活质量，延长生存时间。概括而言，结直肠癌的分子靶点主要包括两大类，分别是表皮生长因子受体（epidermal growth factor receptor，EGFR）和血管内皮生长因子（vascular endothelial growth factor，VEGF）。EGFR 靶向抑制剂包括西妥昔单抗、帕尼单抗、吉非替尼和厄洛替尼等；VEGF 靶向抑制剂包括贝伐单抗、瓦他拉尼和瑞戈非尼等。

六、预后

影响结直肠癌患者预后的因素众多，按照重要性由高到低概括为三大类，即病理学特征、临床特征和分子学因素。

（一）病理学特征

病理学特征是结直肠癌患者切除术后最重要的结局预后指标，具体包括局部肿瘤浸润深度、残余肿瘤及环周切缘状况、区域淋巴结转移情况、新辅助治疗后肿瘤退缩程度、淋巴血管及神经侵犯情况、组织学类型及分化程度、局灶性神经内分泌分化情况、肿瘤部位等。

（二）临床特征

结直肠癌预后相关的临床特征主要是指血清肿瘤标志物癌胚抗原（CEA）的术前水平和是否存在肿瘤所致的梗阻或穿孔。研究显示在所有分期的结直肠癌患者中，CEA 升高均是独立的预后因素，术前 CEA 越高，预后越差。有学者甚至推荐将术前 CEA 整合至结直肠癌 TNM 分期系统中。结直肠癌确诊时存在临床梗阻对预后有不良影响，而梗阻和穿孔均定义为 II 期结肠癌复发转移的高危因素。

（三）分子学因素

结直肠癌预后相关的分子众多，目前证据最多且临床应用广泛的是错配修复缺陷（mis-match repair，MMR）突变。此外，RAS 突变预示 EGFR 的靶向药物缺乏有效性，而 BRAF 突变有可能成为结直肠癌的预后和预测因素。目前相关指南推荐如下：结直肠癌患者应进行 MMR 状态检测，以做预后分层和（或）识别发生 Lynch 综合征高风险的患者；结直肠癌患者考虑行抗 -EGFR 治疗时必须进行 RAS 突变检测；对于伴有 MLH1 缺失的 MMR 缺陷性肿瘤，应进行 BRAF p-V600 突变分析。

第二节　规范化手术治疗原则

一、结直肠癌手术治疗原则

（一）结肠癌手术治疗的基本原则

1. 全面探查，由远及近。必须探查并记录肝脏、胃肠道、子宫及附件、盆底腹膜，以及相关肠系膜和主要血管旁淋巴结和肿瘤邻近脏器的情况。

2. 对于 $T_1 \sim T_{4a}$ 分期结肠癌，建议沿 Toldt 筋膜层面整块切除足够的肠管及系膜，建议常规清扫 2 站及以上区域淋巴结（D_2 或 D_3 淋巴结清扫）。

3. 对于 $T_1 \sim T_{4a}$ 分期结肠癌，推荐实施腹腔镜辅助的结肠切除术，应由有腹腔镜手术经验的外科医师根据情况酌情实施。

4. 对于 T_{4b} 分期结肠癌，建议多学科会诊评估确定手术方案，整块切除肿瘤及累及的脏器或组织结构。

5. 无远隔脏器转移时，对于引流区域外发现的可疑转移淋巴结可进行同期切除，但该操作的意义主要为协助分期诊断。

6. 对于分离层次良好的肿瘤，推荐无瘤原则操作。例如预结扎肠管、优先离断滋养血管、锐性分离、不接触技术等，但尚无证据显示这些操作能够提高生存率。确保整块切除肿瘤、保持完整的系膜封套样结构、进行合理范围的淋巴结清扫、确保安全的肠管重建是结肠癌手术的主要目的。

7. 对首诊时无根治性手术机会的肿瘤，如果患者无出血、梗阻、穿孔症状，则根据多学科会诊评估确定是否需要切除原发灶。

（二）直肠癌手术治疗的基本原则

1. 探查原则同结肠癌。

2. 早期直肠癌（$cT_1N_0M_0$）如经肛门切除必须满足如下要求：

（1）肿瘤直径 < 3 cm。

（2）切缘距离肿瘤 > 3 mm。

（3）活动，不固定。

（4）距肛缘 8 cm 以内。

（5）仅适用于 T_1 肿瘤。

（6）无血管淋巴管浸润（lymphvascular invasion，LVI）或神经浸润（perineural invasion，PNI）。

（7）高 - 中分化。

（8）治疗前影像学检查无淋巴结转移的征象。

（9）如局切后标本提示 pT_2、LVI 或 PNI 阳性、低分化或未分化癌、切缘阳性等不推荐再次扩大局部切除，可考虑辅助放化疗或实施根治性直肠切除。

（10）局部切除的息肉，伴癌浸润，或病理学不确定，需追加扩大的局部切除。

3. 对于 MRI/yMRI $T_2 \sim T_{4a}$ 分期 /MRF（-）的直肠癌，建议行根治性手术。手术应遵循直肠癌全系膜切除术（total mesorectal excision，TME）原则，尽可能锐性游离直肠系膜、保证环周切缘及远端切缘阴性。肠壁远切缘应距离肿瘤下缘 ≥ 2 cm（放化疗后手术，应至少确保 1 cm 远切缘），直肠系膜远切缘距离肿瘤下缘 ≥ 5 cm 或切除全部直肠系膜。在根治肿瘤的前提下，尽可能保留肛门括约肌功能、排尿功能和性功能。

4. 建议清扫直肠系膜及肠系膜下动脉引流区域淋巴结，不推荐常规进行扩大范围的淋巴结清扫；无远隔脏器转移时，对于引流区域外发现的可疑转移淋巴结可行同期切除，该操作的意义主要为协助分期诊断；对于侧方、主动脉引流区域或腹股沟淋巴结转移的病例，通常需要新辅助治疗，应进行多学科会诊评估确定治疗方案。

5. 对于 MRI/yMRI T_{4b} 分期 /MRF（+）的直肠癌，通常需新辅助治疗以促进肿瘤消退或降期。应进行多学科会诊制订治疗方案和术前计划，如新辅助治疗后评价为可根治性切除肿瘤，建议实施跨直肠系膜间手术或联合脏器切除，整块切除受累器官或组织。

9

6. 低位直肠癌实施保肛手术，吻合口瘘风险较高，可行保护性回肠造口术，以期降低吻合口瘘发生率或减轻瘘相关并发症的严重程度。

7. 对于已发生梗阻的可切除直肠癌，应根据患者情况选择：Ⅰ期切除吻合，或行 Hartmann 手术，或造口术后Ⅱ期切除，或支架植入解除梗阻后限期切除。Ⅰ期切除吻合前推荐行术中肠道灌洗。如估计吻合口瘘的风险较高，建议行 Hartmann 手术或Ⅰ期切除吻合及预防性肠造口。

二、结直肠癌规范化手术的切除范围

（一）肠管切除范围

根据最新 NCCN 指南专家组建议：对于可切除性结肠癌，推荐的手术方法是整块切除和充分的淋巴结清扫术。2010 年和 2017 年发布的《中国结直肠癌诊疗规范》对于结肠癌手术建议如下：切除足够的肠管，清扫区域淋巴结和整块切除。对于局部进展期结肠癌区域淋巴结清扫范围必须包括肠旁、中间和系膜根部淋巴结三站。对于低位直肠癌，推荐全直肠系膜切除术（TME）式，同时需将直肠系膜内结构整块锐性切除，包括相关血管、淋巴管以及脂肪组织和直肠系膜的脏层筋膜。关于淋巴结清扫，针对中低位直肠癌推荐 D2 术式已获得广泛共识。

在区域淋巴结清扫范围认识上得到统一之后，再来回答结直肠癌手术足够的肠管切除范围这个问题。针对直肠癌近端肠管切除范围，参考因素有：①为保证肠旁淋巴结的清扫，选择在距离肿瘤近端 10 cm 切断肠管已经足够；②在保证完成中间淋巴结清扫和切断直肠上动脉后，需要评估近端肠管的血供，确保吻合肠管的血供充足、吻合口无张力，完成吻合后能保持肠管的连续性。对于结肠癌的肠管切除范围，参考因素有：①在保证规范的肠旁淋巴结清扫后，肿瘤两端肠管的切除范围需评估肿瘤的血管供应情况；②清扫中间淋巴结以及中央淋巴结可能导致供血主干血管的离断和肠管缺血坏死。因此，确定肠管切除范围前同样需要确保吻合肠管的血供充足；③在确保吻合口无张力的方法方面，可以根据情况扩大升结肠和降结肠切除术的肠管范围，尽量在回肠、横结肠、乙状结肠这些腹膜内位器官进行吻合，增加吻合安全性。总的来说，"足够的肠管切除范围"除了要考虑肿瘤切缘是否能保证镜下阴性外，还应该参考淋巴结的清扫范围和血管切断后的肠管血供及吻合口的张力这三大因素。

需要说明的是，上述提到的距离肿瘤 10 cm 的肠管为切除安全距离基于这样一个事实：在结直肠癌中，离肿瘤边缘 10 cm 或更远的肠周围淋巴结转移很罕见。目前，日本结直肠癌协会（Japanese Society for Cancer of the Colon and Rectum，JSCCR）的一项多中心队列研究正在探索结直肠周围淋巴结转移阳性与原发肿瘤之间的距离的关系，期待该研究结果能对结直肠癌切除安全距离进行更精细的指导。对于直肠癌远切缘的确定，与国内直肠癌诊疗规范不同，日本 JSCCR 指南（2019 版）中提到，对于直乙交界和直肠中上段癌，肿瘤向远端肠管及系膜浸润生长范围一般不超过 3 cm，而对于直肠下段癌，肿瘤向远端肠管及系膜浸润生长范围一般不超过 2 cm，直肠癌远端肠管和直肠系膜的切除距离应该以此为参考。

（二）整块切除原则

整块切除原则是肿瘤外科的三大原则之一，它是指将原发癌灶和所属区域淋巴结做连续性的整块切除，而不是将其分期切除。具体到结直肠癌，分期为 $T_1 \sim T_{4a}$ 时，需沿 Toldt 筋膜 / 直肠系膜筋膜层面整块切除足够的肠管及系膜；分期为 T_{4b} 时，多学科评估可切除后，需要将肿瘤及累及的脏器或组织结构一起整块切除。

（三）直肠癌全系膜切除术原则

全系膜切除即 TME 是进展期直肠癌手术应遵循的原则和金标准。TME 的内容包括：尽可能锐性游离直肠系膜、保证环周切缘及远端切缘阴性。肠壁远切缘应距离肿瘤下缘≥2 cm（放化疗后手术，应至少确保1 cm远切缘），直肠系膜远切缘距离肿瘤下缘≥5 cm或切除全部直肠系膜。在达到肿瘤根治性切除的基础上，需要尽可能保留患者肛门括约肌功能、排尿功能和性功能，提高患者生活质量。TME能保证直肠癌的R0切除，它可以降低中低位直肠癌的局部复发率。TME的严格适应证是：$cT_1 \sim T_2$期的直肠癌，$cT_3 \sim T_4$期的低位直肠癌建议首选新辅助放化疗，待T分期降期后再行手术治疗。

（四）完整结肠系膜切除

与直肠周围存在的解剖平面相似，在结肠周围也存在由胚胎发育形成的明确的解剖学平面。脏腹膜由直肠向上延伸，覆盖左侧的乙状结肠和降结肠，直至胰腺的后方，包被十二指肠、胰头、盲肠、升结肠及右侧肠系膜根。基于以上解剖学特点，德国学者Hohenberger等于2009年提出完整结肠系膜切除（complete mesocolic excision，CME）的概念和技术，并引发了关于结肠癌规范化手术的讨论。CME为规范化的结肠癌手术确定了切除的正确层面，即在脏层筋膜与壁层筋膜之间的解剖层面锐性分离以使整个结肠系膜完全游离，并能够使结肠系膜前后两面的筋膜或浆膜保持完整，从而保证在根部显露和结扎供血动脉。

完整结肠系膜切除的手术要点包括以下三点：

1.分离脏壁层筋膜　肿瘤位于右半结肠时，手术由右侧向中央方向进行，游离胰头、十二指肠和肠系膜直至肠系膜上动脉的根部，充分暴露供养血管。分离覆盖在十二指肠和胰腺钩突上的肠系膜，充分暴露肠系膜上静脉及其后的肠系膜上动脉。肿瘤位于左半结肠时，需游离至结肠脾曲，将降结肠和乙状结肠系膜从后腹膜平面完整游离，保留后腹膜覆盖的肾前脂肪、输尿管、生殖器官及生殖血管。切除大网膜，完全暴露小网膜囊和横结肠的两层系膜，在胰腺下缘分离横结肠两层系膜。如此可严格地保护结肠系膜的完整性。

2.结扎供养血管

（1）右半结肠和横结肠癌：完全游离右半结肠系膜和肠系膜根之后，顺时针方向扭转肠管，可以轻松暴露肠系膜上动脉和静脉，依次从肠系膜上动静脉的根部结扎回结肠及右结肠血管。对于盲肠和升结肠癌，仅从根部结扎结肠中动脉的右支。对于包括肝曲和脾曲在内的横结肠癌，其淋巴结转移具有多样性，需由根部结扎结肠中动静脉和胃网膜右动静脉。当判断位于胰头区域的淋巴结可能被浸润时，需要根部结扎胃网膜右血管常规保护胰十二指肠上动脉。

（2）降结肠癌：对于降结肠癌，由根部结扎肠系膜下动脉和位于胰腺下方的肠系膜下静脉。根据肿瘤的位置在横结肠远端和降结肠近端之间横断近端肠管，远端横断端通常位于直肠的上1/3。

3.多脏器切除　如果肿瘤浸润结肠外组织或器官，则解剖平面应该扩展到下一个胚胎平面，超过被浸润的器官或组织，以"整块"形式切除。为了确定是否被肿瘤浸润而尝试分离粘连固定的组织，可能会导致肿瘤在腹膜腔内播散或局部复发。

三、淋巴结清扫范围

（一）日本《大肠癌处理规约》(第9版)解读

1.结直肠淋巴结群的名称及分类　自20世纪60年代，日本外科领域针对消化道肿瘤淋巴结转移途径以及淋巴清扫范围开展了深入的研究，有大量文献见诸报道。以解剖学为基础，日本大肠癌研究会针对结直肠淋巴结群以及淋巴结名称进行了详尽的定义和位置描述（表1-3和图1-3）。

2.肠旁淋巴结范围界定　正常情况下结肠淋巴沿5种途径回流：①正常淋巴回流（主要供血动脉方向回流）；②紧邻肠壁走行再向边缘动脉方向回流；③远端供血动脉方向回流；④近端供血动脉以远方向回流；⑤中央淋巴结附近的分散回流。

在上述淋巴引流基础上，参考肿瘤与供血动脉

表 1-3　结直肠淋巴结群分类及淋巴结名称

	肠系膜上动脉系统	肠系膜下动脉系统	髂动脉系统
肠旁淋巴结	①结肠壁上淋巴结 ②沿边缘动脉分布淋巴结 （结肠旁淋巴结）	①结肠壁上淋巴结 ②沿边缘动脉分布淋巴结 （结肠旁淋巴结） ③沿乙状结肠动脉最下支分布淋巴结 （结肠旁淋巴结） ④沿直肠上动脉分布淋巴结 （直肠旁淋巴结）	直肠中动脉及骨盆神经丛内侧淋巴结 （直肠旁淋巴结）
中间淋巴结	沿结肠动脉分布淋巴结 ①回结肠淋巴结 ②右结肠淋巴结 ③结肠中动脉右支淋巴结 ④结肠中动脉左支淋巴结	①沿左结肠动脉分布淋巴结 （左结肠淋巴结） ②沿乙状结肠动脉分布淋巴结 （乙状结肠淋巴结） ③左结肠动脉起始部至乙状结肠动脉最下支沿肠系膜下动脉分布淋巴结 （肠系膜下动脉干淋巴结）	
中央淋巴结（侧方淋巴结）	结肠动脉起始部淋巴结 ①回结肠根部淋巴结 ②右结肠根部淋巴结 ③结肠中根部淋巴结	肠系膜下动脉起始部至左结肠动脉起始部之间沿肠系膜下动脉分布淋巴结 （肠系膜下动脉根部淋巴结）	①沿髂内动脉分布淋巴结 （髂内末梢淋巴结） （髂内中枢淋巴结） ②沿髂总动脉分布淋巴结 （髂总淋巴结） ③沿闭孔神经及闭孔动静脉分布淋巴结 （闭孔淋巴结） ④沿髂外动脉分布淋巴结 （髂外淋巴结）
中央及中枢淋巴结	①沿肠系膜上动脉分布淋巴结 （肠系膜上淋巴结） ②沿腹主动脉分布淋巴结 （腹主动脉周围淋巴结）	沿腹主动脉分布淋巴结 （腹主动脉周围淋巴结）	沿腹主动脉分布淋巴结 （腹主动脉周围淋巴结）
其他淋巴结	①胃幽门下淋巴结 （幽门下淋巴结） ②胃大弯淋巴结 （胃大弯淋巴结） ③脾门部淋巴结 （脾门淋巴结）	①胃幽门下淋巴结 （幽门下淋巴结） ②胃大弯淋巴结 （胃大弯淋巴结） ③脾门部淋巴结 （脾门淋巴结）	①腹主动脉分叉部淋巴结 （腹主动脉分叉部淋巴结） ②骶骨前淋巴结 （骶骨正中淋巴结） （骶骨外侧淋巴结） ③腹股沟淋巴结 （腹股沟淋巴结）

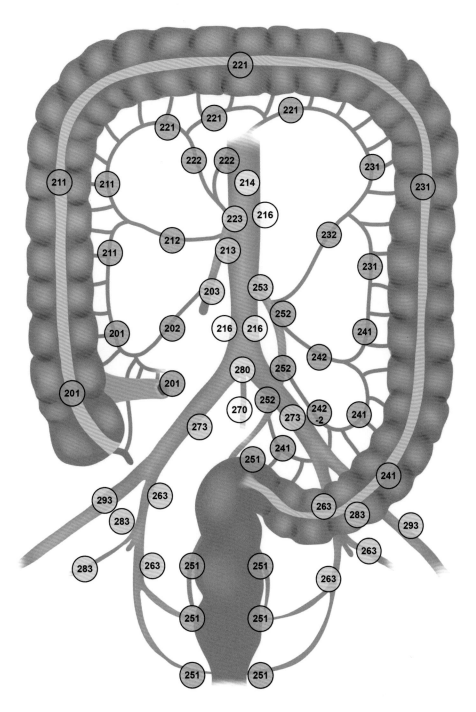

图1-3　结直肠淋巴结群分组及名称

（红色：肠旁淋巴结；蓝色：中间淋巴结；黄色：主淋巴结；白色：主淋巴结中枢侧的淋巴结）

结直肠淋巴结编码用200以上3位数来表示。用个位数表示淋巴结的分站：肠旁淋巴结为1，中间淋巴结为2，主淋巴结为3；用十位数表示动脉主干淋巴结，分别标记为：回结肠动脉干为0，右结肠动脉干为1，结肠中动脉干为2，左结肠动脉干为3，乙状结肠动脉干为4，肠系膜下动脉干和直肠上动脉干为5。例如，回结肠动脉淋巴结从肠旁，经回结肠动脉干到根部主淋巴结编码分别为201、202、203；右结肠动脉区域淋巴结为211、212、213；结肠中动脉为221、222、223；左结肠动脉为231、232；乙状结肠动脉第1支为241-1、242-1；第2支为241-2、242-2，主淋巴结为253。

的位置关系，对肠旁淋巴结范围进行如下界定（图1-4）：①肿瘤由1支动脉供血，并位于动脉正下方，以超越肿瘤边缘远、近端各10 cm确定其界限；②肿瘤由1支动脉供血，动脉距离肿瘤边缘＜10 cm，以供血动脉侧以远5 cm，另一侧10 cm确定其界限；③肿瘤由2支动脉供血，2支动脉距离肿瘤边缘均不足10 cm，以各自超越动脉5 cm确定其界限；④肿瘤由2支动脉供血，距离肿瘤边缘＜10 cm一侧，以超越动脉以远5 cm为界限，距离肿瘤边缘＞10 cm一侧，以10 cm为界限。

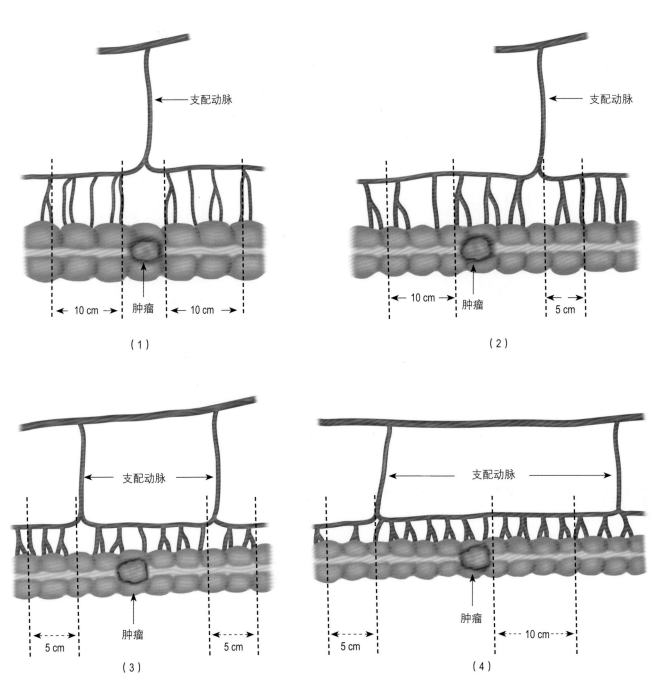

图1-4　肠旁淋巴结范围的界定

3.中间淋巴结和中央淋巴结范围的界定　肠系膜上动脉系统、肠系膜下动脉系统对于中间淋巴结和中央淋巴结的界定有所不同。在肠系膜上动脉系统内，肠系膜上动脉主干发出的各结肠动脉（回结肠动脉、右结肠动脉、结肠中动脉）起始部分布的淋巴结被定义为中央淋巴结，包括回结肠动脉根部淋巴结、右结肠动脉根部淋巴结、结肠中动脉根部淋巴结。沿各支动脉分布的淋巴结被定义为中间淋巴结，包括回结肠淋巴结、右结肠淋巴结、结肠中动脉右支淋巴结和结肠中动脉左支淋巴结。在肠系膜下动脉系统内，肠系膜下动脉起始部至左结肠动脉起始部之间沿肠系膜下动脉分布的淋巴结被定义为中央淋巴结（肠系膜下动脉根部淋巴结）。沿左结肠动脉、乙状结肠动脉分布淋巴结（左结肠淋巴结、乙状结肠淋巴结）、左结肠动脉起始部至乙状结肠动脉最下支沿肠系膜下动脉走行淋巴结（肠系膜下动脉干淋巴结）被定义为中间淋巴结。

（二）以解剖为基础区域淋巴结清扫范围的界定

《中国结直肠癌诊疗规范（2017 年版）》指出，区域淋巴结必须包括肠旁、中间和系膜根部淋巴结三站。其系膜根部淋巴结含义等同于中央淋巴结。在前述研究基础上，肠系膜上动脉系统所属结肠实施区域淋巴结清扫的范围应包括：①肠旁淋巴结清扫（第一站），根据实际肿瘤血管供血情况不同，切除两端相应长度的肠管（参考肠旁淋巴结范围的界定）。②中间淋巴结清扫（第二站），清扫沿肿瘤供血有关的主要和次要动脉分布的淋巴结。③中央淋巴结清扫（第三站），清扫肠系膜上动脉发出与肿瘤供血有关的结肠动脉（回结肠动脉、右结肠动脉或结肠中动脉）起始部分布的淋巴结。

在肠系膜下动脉系统，肠旁淋巴结（第一站）切除范围与前者理论相同，但是，沿直肠上动脉分布淋巴结、直肠中动脉及骨盆神经丛内侧淋巴结也被划归为肠旁淋巴结。中间淋巴结（第二站）切除范围除沿供血有关的主要和次要动脉分布的淋巴结以外，

在直肠还应该包括肠系膜下动脉干周围淋巴结（252 淋巴结）；而中央淋巴结清扫（第三站），特指肠系膜下动脉起始部至左结肠动脉起始部之间沿肠系膜下动脉走行的淋巴结。

需要特别说明，针对中低位直肠癌推荐 D2 术式已经获得广泛共识。但是，在临床实践中往往混淆"直肠上动脉起始部结扎切断血管"与"D2 清扫"的关系，错误地将直肠上动脉根部理解为中间淋巴结区域。实际上按如下认识更为合理：直肠癌 D2 术式血管处理推荐在根部结扎切断直肠上动脉，区域淋巴结应以肠系膜下动脉干为解剖标志进行中间淋巴结（第二站）清扫，清扫范围内相关血管应达到脉络化。不推荐在根部结扎切断肠系膜下动脉。肠系膜下动脉干、乙状结肠动脉是否结扎以及在何处结扎没有原则上的约定，可根据肿瘤部位以及吻合肠管张力情况具体实行。

研究进展

最新通过基因组学对结直肠癌转移的克隆演化路径分析发现，结直肠癌淋巴结转移路径具有其复杂性，既存在按照原发肿瘤-肠旁淋巴结-中间淋巴结-中央淋巴结-远处转移灶层级的顺序演化，也存在中间层级的跳跃演化以及层级之前的相互演化。另外，同一患者同一层级不同淋巴结的转移潜能也不尽相同。因此，随着对淋巴结精准清扫需求的增加，通过结合患者基因组学信息，针对淋巴结清扫范围的个体化界定可能是未来的发展方向。

四、重建方法

结直肠切除手术后消化道重建是结直肠手术重要的组成部分，无论是开放手术还是腹腔镜手术，规范的消化道重建对于提高手术成功率、降低手术并发症发生率、促进患者术后康复等具有重要意义。

近些年，随着消化道重建器械的发展和应用，使消化道重建更加标准化，重建更加安全。以下将分别介绍结直肠手术的各种吻合方式、技术要点、重建过程中的陷阱与处理技巧及重建后并发症的预防和处理。

（一）吻合方式与技术要点

1.直肠结肠吻合　直肠结肠吻合适用于直肠切除术后消化道重建。该吻合包括直肠结肠端端吻合、端侧吻合和侧侧吻合三种方式，其中以端端吻合最为常用，端侧及侧侧吻合较为少见。由于低位或超低位直肠吻合时，吻合的位置较深，手工操作相对较为困难，建议应用机械吻合，特别推荐应用双吻合器法进行吻合。双吻合器法是指在切除结直肠病变前，先用直线型切割缝合器闭合病变远侧肠管；切除病变肠管，经闭合残端用端端吻合器与近侧肠管进行吻合。

直肠结肠端端吻合技术要点（图1-5）：

（1）常规方法游离和切除乙状结肠及直肠，结肠断端放置荷包钳行荷包线缝合，包埋吻合器钉砧头。

（2）显露远端直肠拟切断肠壁后，直线型切割缝合器等切断并闭合肠管；移除肿瘤标本。也可以将肿瘤及远端直肠自肛门外翻拖出，选择合适部位离断闭合后，将肠管送回，该操作过程中需尽量避免挤压肿瘤，注意无瘤原则。

（3）管型吻合器器身自肛门置入，于闭合处穿出，穿刺针与钉砧头对合。

（4）确定乙状结肠系膜无扭转，吻合方向良好后，吻合口无张力，旋转吻合器器身后方旋钮，直至安全距离范围内，关闭器械并击发，完成吻合。

（5）缓慢退出吻合器，取出2个被切割的圆圈状组织（近、远端切缘）检查是否完整及各组织层次是否无缺损、检查荷包缝合线是否切断、通过肉眼观察吻合口及肛门指诊评估吻合口是否存在出血。

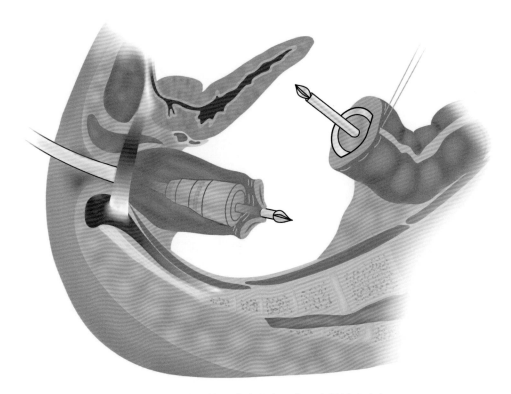

图1-5　直肠结肠端端吻合示意图（器械吻合）

2.结肠结肠吻合　结肠结肠吻合适用于横结肠和左半结肠切除时，横结肠与降结肠吻合同样可以分为端端吻合、端侧吻合和侧侧吻合三种方式。是选择手工吻合还是机械吻合，同样需要根据吻合局部张力情况、术者习惯及患者经济情况而定。

（1）结肠结肠端端吻合技术要点（机械吻合）（图1-6）：

①游离待切除结肠，在病变远侧拟定切断部位以荷包钳行荷包缝合，沿荷包钳近侧切断结肠，若用28 mm或29 mm管型吻合器，游离相应肠系膜2~3 cm即可，置入并固定钉砧头。

②距断端5~6 cm近端结肠对系膜缘做一纵切口，经此切口插入管型吻合器器身，钉头轴从结肠对系膜缘穿出后与钉砧头对合，关闭器械后击发。

③直线型切割缝合器横行关闭近端结肠纵切口。

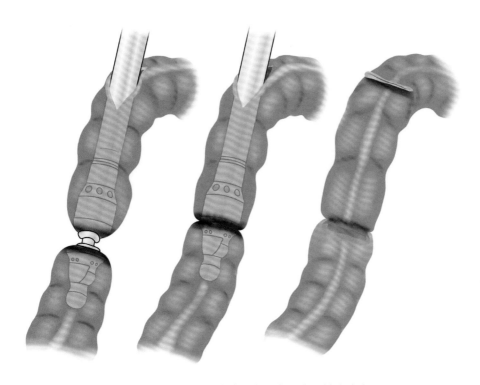

图1-6　结肠结肠端端吻合示意图（器械吻合）

（2）结肠结肠端端吻合技术要点（手工吻合）（图1-7）：

①游离待切除结肠后，在拟切断部位切断肠管，移除肿瘤标本。

②应用可吸收缝线行间断全层或连续缝合，针距0.3 cm，边距0.5 cm，再用3-0可吸收缝线做浆肌层包埋缝合；结肠的手工缝合推荐应用双层吻合。

③检查吻合口是否通畅、有无张力、血运是否良好，接着关闭结肠系膜孔防止小肠疝的发生。

（3）结肠结肠端侧吻合技术要点（图1-8）：

①游离待切除结肠后，在肛侧拟定切断部位以荷包钳行荷包缝合，沿荷包钳切断结肠，若用28 mm或29 mm管吻合器，分离相应2~3 cm的肠系膜，肛侧肠管插入钉砧头。

②切断近端结肠，将吻合器身自断端插入肠管，距离3~5 cm处，自结肠侧壁结肠带出吻合针，调整结肠系膜方向后，完成吻合。

③用手工或直线型切割缝合器横行关闭近端结肠断端。

④如果操作中发现肠管长度不够或若吻合口张力较大时，应该进一步游离肠管或改为端端吻合。

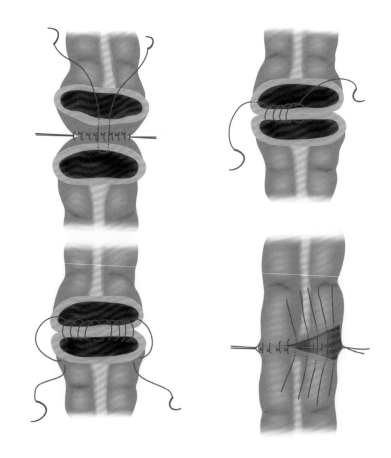

图1-7　结肠结肠端端吻合示意图（手工吻合）

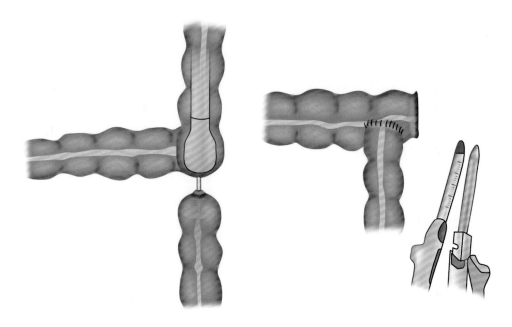

图1-8　结肠结肠端侧吻合示意图（器械吻合）

（4）结肠结肠侧侧吻合技术要点（图1-9）：

①用直线型切割缝合器将肠管离断后，在肠管对系膜缘肠壁的拟定吻合线上行一约1 cm切口，分别插入80 mm切割缝合器的两臂，应插入足够深，使吻合口有足够的宽度，避免出现吻合口狭窄。

②将两臂合拢，此时应注意是否有多余组织被夹住及被夹肠管是否均匀展开。

③击发后，卵圆钳探查吻合口，检查缝钉线上的出血情况。

④将吻合部的内腔呈V字形打开，在与肠管长轴垂直的位置上放上直线型切割缝合器，进行插入孔（共同开口）的闭合。

⑤如果操作中感觉肠管长度不够，应进一步游离肠管或改为端端吻合。

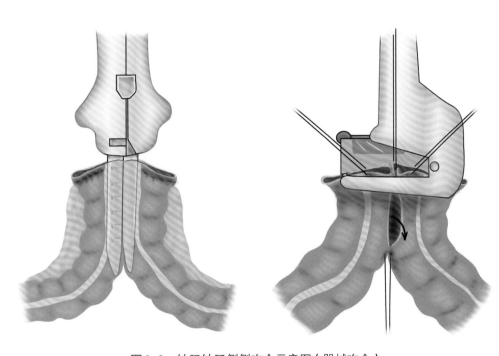

图1-9 结肠结肠侧侧吻合示意图（器械吻合）

3.回肠结肠吻合　回肠结肠吻合适用于右半结肠切除时，也可分为端端吻合、端侧吻合和侧侧吻合三种方式。

（1）回肠结肠端侧吻合技术要点（图1-10）：

①常规方法游离和切除右半结肠，回肠末端行荷包缝合。

②将圆形吻合器钉砧头插入肠腔，收紧荷包缝合线，牢固打结。

③将吻合器身插入结肠内，钉头轴从结肠带处肠壁穿出，吻合口至结肠残端长度以3~5 cm为宜。

④钉头轴与钉砧头对合，关闭器械并击发。

⑤缓慢退出吻合器，取出2个被切割的圆圈状组织检查是否完整及各层次组织是否无缺损、是否切断荷包缝合线及卵圆钳探查吻合口是否存在出血。

⑥处理结肠边缘弓后，手工或直线型切割缝合器关闭结肠断端。

（2）回肠结肠侧侧吻合技术要点（机械吻合，类似结肠结肠侧侧吻合）：

①用直线型切割闭合器离断肠管，在两侧肠管对系膜缘肠壁的拟定吻合线上做一约1 cm切口，分别插入直线型切割缝合器的两臂，插入足够深度以

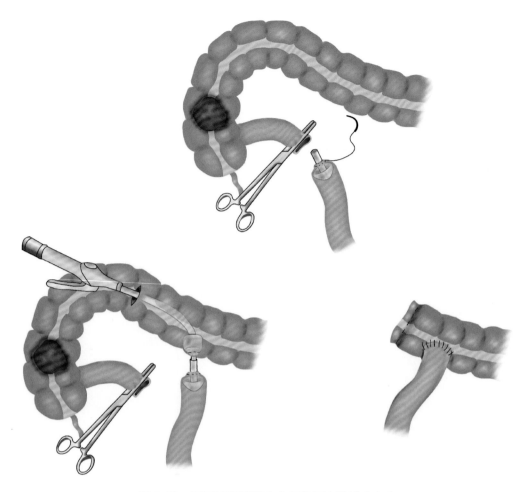

图 1-10　回肠结肠端侧吻合示意图（器械吻合）

获得足够宽的吻合口。

②两臂合拢，此时应注意夹持的肠管是否均匀展开、是否均位于对系膜缘及是否夹住多余组织。

③击发后检查缝钉线上的止血情况。

④将吻合部的内腔呈 V 字形打开，在与肠管长轴垂直的位置放直线型切割缝合器，进行插入孔（共同开口）的闭合。

（3）回肠结肠端端吻合技术要点（机械吻合，类似结肠直肠端端吻合）：

①游离右半结肠后，在回肠拟定切断部位放置荷包钳进行荷包缝合，沿荷包钳切断回肠，应用 28 mm 或 29 mm 管型吻合器，回肠管插入吻合器钉砧头；在横结肠拟定切断部位应用荷包钳或直线型切割缝合器切断闭合横结肠。

②距断端 5~6 cm 近端结肠对系膜缘做一纵切口，经此切口插入吻合器器身，经结肠侧壁出针，完成吻合。

③用手工或直线型切割缝合器横行关闭近端结肠的纵切口。

④该方式的机械吻合操作比较困难，容易出现吻合口狭窄，故不推荐应用。

（4）回肠结肠端端吻合技术要点（手工吻合）（图1-11）：

①游离待切右半结肠后，在拟定切断部位切断肠管，移除标本。

②应用可吸收缝线行间断全层缝合，针距0.3 cm，边距0.5 cm，再用3-0可吸收缝线做浆肌层包埋缝合。

③检查吻合口是否通畅、有无张力、血运是否良好，之后关闭结肠系膜孔预防小肠疝的发生。

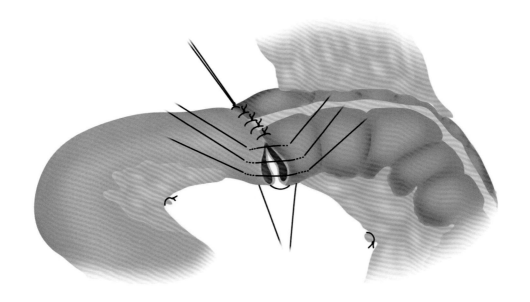

图1-11　回肠结肠端端吻合示意图（手工吻合）

（二）吻合的注意事项

1.结肠血运　高龄患者常存在动脉硬化，容易出现保留结肠的血运不良，导致吻合口瘘；此时应尽可能多地保留结肠的血运。术前需仔细评估血管走行、分布以及是否存在血管变异。横结肠吻合除需要注意血运情况，也需要注意吻合口张力。若吻合口存在张力，应尽可能多地游离结肠，减少张力，降低吻合口瘘的发生风险。

2.机械吻合　需要熟悉所用器械，规范操作过程。在闭合、吻合过程中，动作、力量要稳定，避免组织压榨过紧或过松，避免突然用力，压碎组织，

造成出血、肠壁断裂等情况。应用器械切割闭合或吻合后均应检查吻合口是否有出血、闭合不全等情况。必要时需要行手工加固缝合。

3.低位直肠结肠吻合　要防止近端肠管扭转，防止周围组织特别是男性精囊腺、女性阴道嵌入吻合器中；远端结肠要充分游离，结肠可以轻松下降至骶骨前方，注意避免吻合口张力。

4.其他　消化道重建过程中，无论机械吻合还是手工吻合，注意选择型号、钉高，操作过程应该注意动作轻柔，避免暴力操作，避免吻合口受到牵拉。

第三节 肠造口术

一、概述

造口是根据病灶所在的部位，有针对性地在某一段消化道与前腹壁皮肤之间构建吻合，起到临时或永久性粪便转流的作用。原则上消化道的任何部位几乎均可进行造口，而临床上需要行粪便转流术时，根据用于构建造口的肠管部位，如回肠、横结肠、乙状结肠以及造口的方式，如袢式、端式、贮袋式来进行分类，各具优势和适应证。相比大肠造口而言，回肠袢式造口容易引起肠液的大量损失，造口周围皮肤容易发炎、溃疡，但其优势是容易提出腹壁进行造口，皮肤切口较小，小肠内容物粪臭味较小，一定程度上减少了后续造口护理的痛苦。此外，回肠袢式造口操作简单，后期易于还纳且比较安全。

为了让需要造口的患者术后能更便捷地自行护理，同时也尽量减少造口术后相关并发症，术前拟造口部位的选择尤为重要，需要遵循的原则包括以下5个方面：①造口位置的选择应由结直肠外科医师、专业造口治疗师及患者本人共同商量后决定；②造口位置应使患者自己能看清楚，便于以后护理；③造口应距手术切口适当距离，避免污染手术切口；④造口周围皮肤应平整，无褶皱、凹陷、瘢痕和局部凸起，避免术后造口不能密封；⑤造口应位于腹直肌处，不影响患者的生活习惯。一般而言，回肠造口部位通常位于右下腹，乙状结肠造口部位通常位于左下腹，横结肠造口部位通常位于脐与剑突连线中点的两侧约二指宽处。另外，还需要考虑特殊情况下造口位置的选择，如肥胖、脊柱畸形、腹部瘢痕、长年坐轮椅或经腹直肌切口手术的患者，应根据腹部具体情况选择造口位置，避免腹腔内肠管形成锐角或扭转。

二、回肠造口术

（一）适应证

回肠袢式造口术是将回肠袢在不离断的情况下直接牵出体外进行造口，大多数用于临时性分流胃肠内容物，以下情况亦常采用回肠袢式造口：患者一般情况差，病情危重无法耐受切除手术者，远端病灶无法手术切除引起肠腔梗阻或穿孔者；术前接受过盆腔放疗的结 - 直肠吻合或回 - 直肠（肛管）吻合手术者；术前使用过特殊药物（激素、免疫制剂），可能增加造口远端肠管吻合口瘘风险或已经发生吻合口瘘的患者；即使未接受术前放疗，患者保肛意愿强烈，接受了低位或超低位保肛手术患者；回肠远侧肠袢病变需要暂时旷置者；远端回肠血供不良，但不能明确判断坏死肠管界线，又不可广泛切除小肠时，可于肠管近端血供良好处行暂时性袢式造口；麻痹性肠梗阻经积极治疗后减压效果不确切，腹胀呈恶化趋势者，也可考虑行临时性回肠袢式造口。如果行全结直肠切除的同时也切除了肛门及直肠周围括约肌结构，则需行永久性端式回肠造口术。

（二）手术步骤

根据拟施行手术的要求选择麻醉方式、体位、腹部切口及暴露范围，按术前腹壁造口定位原则，在标记好造口的部位做一个2~3 cm直径大小圆形切口，向下逐层切开直至腹直肌前鞘。十字形切开腹直肌前鞘，钝性纵行分离并用拉钩拉开腹直肌，注意勿损伤肌肉中央深层的腹壁血管。如无法避免损伤时要妥善止血，继续向深部十字形切开腹直肌后鞘和腹膜，切口大小以正好能通过二指为宜。腹壁各层切开等大。将准备外置的肠段辨认清楚后从造口处提出腹壁外。通常找到回盲部后，逆行寻找回肠造口部位比较简单、确切，亦可用画线笔在回肠襻近端做标记。一般为距回盲部 30 cm 处的一段末段回肠，这段小肠必须足够游离，以便将其提拉至腹壁外时没有张力，同时保证了以后造口还纳时有足够的肠管进行侧 - 侧吻合。在靠近肠壁的肠系膜处选择无血管区并戳一孔隙，从中穿过牵引带。提拉牵引带缓慢经造口拉出肠管，再次确认肠管及肠系膜与造口直径大小是否适宜。一般宽松度应为通过肠襻后尚能通过一指为宜，太松日后容易形成疝，太紧则容易造成瘘口回缩。继续拉出肠襻至高出皮肤约 5 cm，调整肠襻方向，使其功能性近端及标记线位于头侧，然后用合适长度塑料吸引器管替换牵引带防止其回缩，塑料管两端接上乳胶管形成一个闭合的半环。将肠襻搁置在腹壁上，再次确认腹腔内肠管方向正确、无扭转、无张力后，将肠壁的浆肌层和腹膜用可吸收丝线间断缝合，然后关闭腹腔并贴上无菌敷料，而后在远端肠系膜对侧横行切开肠腔 2/3 周，黏膜下的出血点可以直接电凝止血。先关闭腹腔再开放造口肠襻，这样可以避免开放造口肠襻时污染腹腔。检查造口血运无异常后，用可吸收丝线将造口近、远端肠壁全层与周围皮肤和皮下组织做间断外翻缝合、固定（图 1-12 和图 1-13 ）。

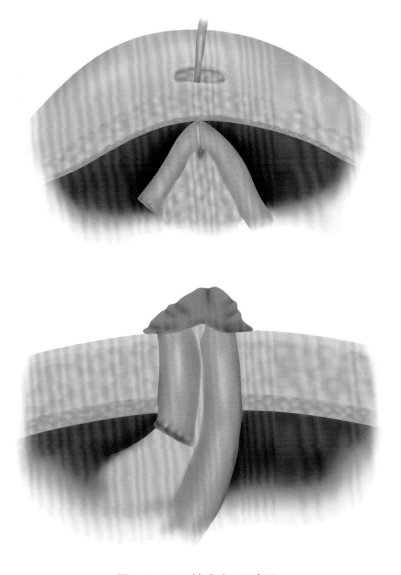

图 1-12　回肠襻式造口示意图

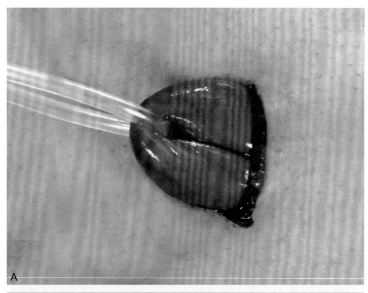

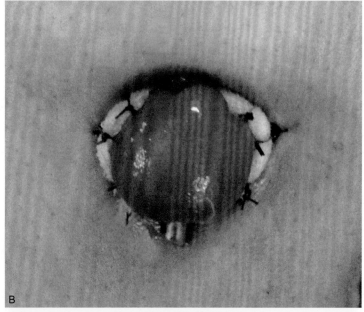

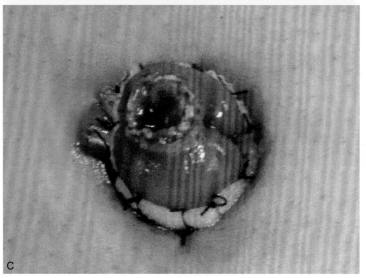

图1-13　回肠袢式造口

三、横结肠造口术

横结肠造口术至今已有200余年的历史，无论是造口方式和技术都得到了明显改进，让许多患者从中获益。在需要绕开或切除远端结直肠、肛门等病变部位，并且不宜或不能恢复消化道连续性，同时又因为各种原因不宜行回肠造口术时，即可行横结肠造口术。而对于不适宜行乙状结肠造口实现粪便转流目的者，在适应证符合的前提下，大多数术者会首选回肠造口，因为横结肠造口位置较高，对于后期的护理，不如回肠造口看得清楚；造口位于肋弓下与脐之间，不易于隐藏，加之结肠造口本身粪臭味较回肠造口大，甚至影响与他人的交往，从而对患者生活及心理均产生影响。从解剖角度而言，横结肠常被大网膜覆盖，加之系膜较短，常常需要游离足够范围的大网膜和横结肠系膜才能提横结肠出腹壁。需要注意的是，在回盲瓣功能良好的情况下，因其有抗结肠内容物反流至小肠的作用，此时若仅行回肠末端造口反而不能及时引流结肠腔内的潴留物，急诊情况下不能充分肠道准备，故右侧横结肠造口更常用于解除横结肠脾曲至远端的结直肠或者盆腔病变引起的梗阻或穿孔。该术式能充分减压，使粪便完全转流，有效清洁和准备病变近端梗阻的结肠，故回肠造口并不能完全取代横结肠造口手术。横结肠临时性造口多采用袢式造口，永久性造口则多行单腔造口。

（一）适应证

适应证主要包括：左半结肠癌伴有肠梗阻的患者，无法经肠镜置入支架或者支架置入失败者；左半结肠癌一期切除吻合者，由于肠壁水肿，血运较差，术中吻合不满意导致术后发生吻合口瘘风险增加，或者其他影响术后吻合口愈合的危险因素，同时又因各种原因不宜行回肠造口术者；左半结肠、乙状结肠或直肠的晚期肿瘤，失去手术机会并由此引起的梗阻，保守治疗无法控制者。

（二）手术步骤

1.腹壁切口定位　因横结肠造口术主要用于解除降结肠病变引起的急性肠梗阻，故患者在确定进行横结肠造口术前，常需行立位腹平片明确梗阻部位，建议由专业的造口治疗师协助，结合立位腹平片进行横结肠拟造口位置的定位。横结肠在体表投影位于第10肋水平，因此可选择在腹直肌表面第10肋水平进行造口定位。遵循肠造口腹壁定位的一般原则，有利于提高造口术后患者的生活质量。

2.切口　根据腹平片结果选择切口，依术者习惯不同，可于结肠膨胀处行横向或纵向切口。多数术者认为造口位置应经过腹直肌，考虑横结肠提出后肠袢方向为横行方向，因此目前较多术者选择横向切口，与横结肠袢方向一致，容易提出体外并且术后粪便转流顺畅。需要注意的是腹部切口不应大于3 cm，否则术后容易形成切口旁疝。但有部分术者认为横向切口需要切断部分腹直肌，后期容易形成切口相关疝，故采取纵向切口，并且纵向切口并不增加手术难度及术后相关并发症，同时还可根据术中需要灵活延长切口（图1-14）。

3.进腹　采用横向切口者，由浅及深分别切开皮肤、皮下组织、腹直肌前鞘、腹直肌、腹直肌后鞘及腹膜。处理腹直肌时，多数术者选择直接钳夹后离断腹直肌，然后严格断面止血，但也有一部分术者从外侧缘向内侧方向推挤腹直肌，然后显露腹直肌后鞘，从而避免切断腹直肌。而纵向切口中，需纵行切开腹直肌前鞘，沿腹直肌纤维方向钝性拉开，将腹直肌牵拉至两侧以显露腹直肌后鞘，再纵向切开腹直肌后鞘和腹膜后进腹。

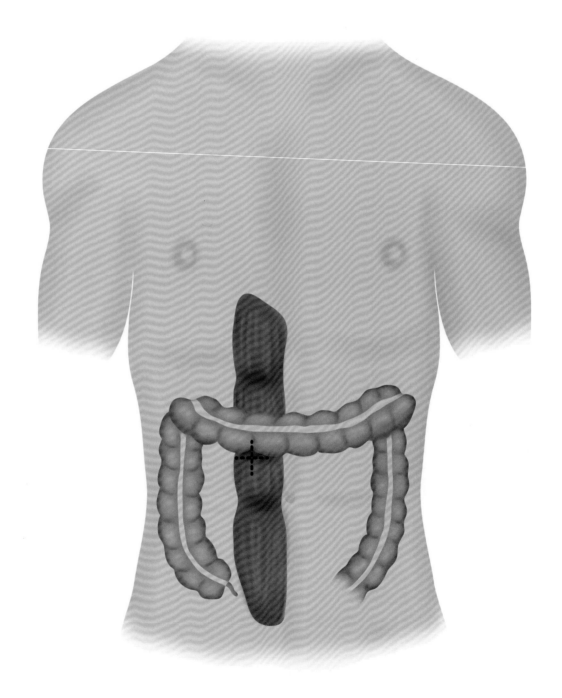

图1-14　横结肠袢式外置切口方式示意图

4.游离横结肠　进腹后仔细游离横结肠并将肠管轻轻往腹腔外提拉，如果肠管严重扩张，可用吸引器连接大号注射针头斜扎入肠腔进行减压，便于后续肠管的游离。减压时用湿纱垫铺盖在肠管周围，防止肠内容物污染腹腔。减压完成后可暂时性封闭减压口，接着继续游离活动度较好的右半横结肠，将大网膜提出腹腔并牵向头侧，进一步游离出足够长度的肠管，直至肠管提出腹腔外时呈无张力状态。如果覆盖在横结肠的大网膜较厚，此时将大网膜提出腹腔并向头侧牵引，暴露出横结肠与大网膜之间的连接带，用电刀切断连接带，游离横结肠肠管。

要保证拟外置游离肠袢的长度，避免术后造口缩回腹腔。

5.提出　横结肠袢游离足够长度横结肠后，用手指进行引导，在手指的引导下将弯钳穿过大网膜及横结肠系膜靠近肠袢侧的无血管区，充分扩大孔隙，将医用乳胶管经此孔穿入，提拉乳胶管将拟外置横结肠袢提出腹壁外（图1-15）。外置部分肠袢应高出腹壁3~4 cm，便于以后造口护理。在确定外置肠袢高度适宜和腹腔内肠管无扭转后，即可开始固定外置的横结肠肠袢。

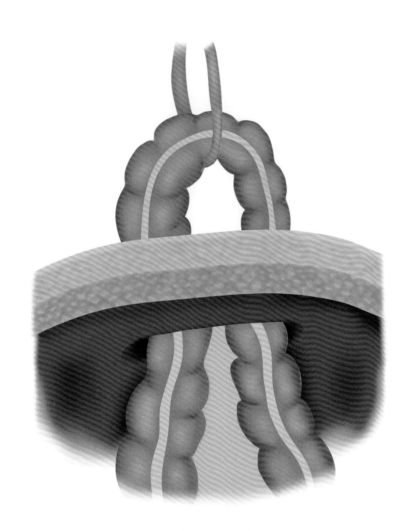

图1-15　提出拟外置横结肠袢

6.固定　横结肠祥固定前再次检查腹壁切口松紧是否适当。适宜的切口大小应该在通过肠祥后仍可通过一指，过紧会影响肠管血运，太松可导致切口旁疝或肠管脱出，切口过大时可通过间断缝合缩小。为了避免腹壁全层缝合打结时引起外置肠祥周围皮肤牵拉凹陷，不便于术后造口护理，可以采用

分层缝合，即用腹膜、腹直肌前鞘和皮下组织层分别与肠管浆肌层或者系膜缝合固定（图1-16），缝合时采用可吸收线，避开肠管边缘血管，防止影响外置肠祥血运；避免缝合肠壁全层而导致肠瘘污染腹腔。

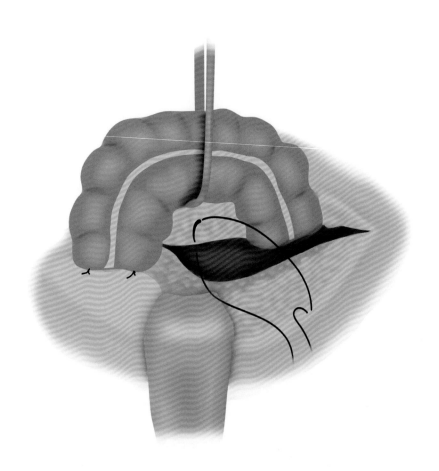

图1-16　固定拟外置横结肠祥

7.放置造口支架　为了避免外置肠祥缩回入腹腔，需要在外置肠祥的系膜与系膜侧肠壁之间的无血管区分离出孔隙，放置一根塑料棒作为支架支撑外置肠祥（图1-17）。然后在肠祥上、下缘处，即支架管的两端分别用固定肠祥的缝合线环绕支架管一圈后打结，从而防止支架管滑脱。为了方便取材，常用塑料吸引器管剪成合适长度作为造口支架使用。

8.开放造口　造口支架固定完成后，观察肠祥血运，无异常可一期开放肠管。开放造口方式主要有两种（图1-18），根据术者个人习惯选择，一种是用电刀横向切开肠管前壁接近1/3周，使肠壁外翻，黏膜下有出血时应用电凝妥善止血；另一种则是用电刀沿横结肠带纵向切开约3 cm，开放外置口后立即佩戴结肠造口袋，防止肠内容物污染周围环境。需要注意的是，无论哪种开放方式，均需要用镊子提起肠壁，避免切透伤及对侧肠壁，导致肠内容物漏入腹腔发生腹膜炎。

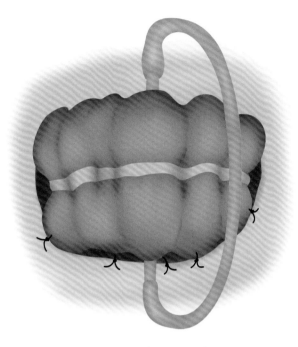

图 1-17　放置造口支架

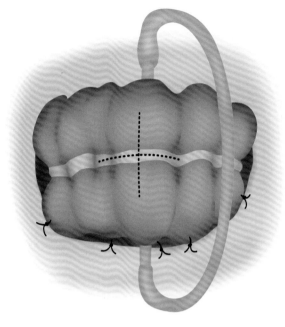

图 1-18　开放造口

四、乙状结肠造口术

（一）适应证

1. 直肠癌伴急性肠梗阻时作为一期减压手术，待梗阻缓解后二期行肿瘤根治术。

2. 晚期直肠或乙状结肠远端肿瘤无法切除并伴梗阻或出血较多，保守治疗无法控制者。

3. 低位结直肠损伤、穿孔修补后，近端肠管做暂时的保护性造口，以转流粪便，保证愈合。

4. 直肠癌腹腔镜腹会阴联合切除术（腹腔镜 Miles 术）。

（二）手术步骤

1. 于左下腹预定造口位置由浅入深垂直切开皮肤、皮下组织，然后"十"字形切开腹直肌前鞘，钝性分离腹壁肌肉后用拉钩拉开，暴露腹膜切开入腹腔。一般选择乙状结肠移动度较大的部位做造口，根据长度需要适当分离游离乙状结肠系膜。一般将乙状结肠与左侧侧腹壁的先天性粘连分开，即可满足肠管无张力地牵出腹外。

2. 术前如因肠梗阻引起肠管明显胀大时，应先行乙状结肠减压，方法与如前所述横结肠减压类似。

3. 以左手固定乙状结肠边缘系膜，右手在肠系膜无血管区持血管钳钝性戳一小洞或用电刀在肠系膜无血管区打开一小孔。

4. 将塑料吸引器管穿过此孔并剪成合适长度，支撑提出腹壁外的乙状结肠袢，防止其回缩入腹腔。

5. 再次检查造口大小与通过肠袢是否适宜，提出肠袢应高出腹壁一定高度，原则同前述横结肠造口术。确定腹腔内乙状结肠通畅无扭转后，同样采用肠管壁浆肌层分别与腹膜、腹直肌前鞘和皮下组织分层缝合固定。缝合时避免缝到肠壁上血管，以免造口缺血坏死。避免肠壁全层缝合，以免打结线勒破肠壁造成肠内容物流入腹腔。用支架管两端的肠管缝合固定线分别绕支架管一圈并打结，防止其滑脱（图 1-19）。

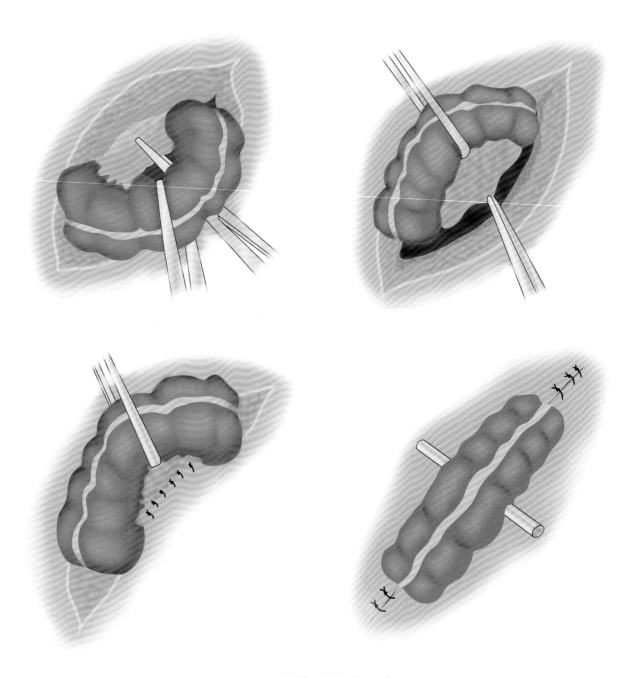

图1-19 乙状结肠袢式造口示意图

6. 开放方法同横结肠造口开放方法，最后可用小拇指分别探查造口近端管腔、远端管腔是否通畅，有无狭窄，并外贴透明造口袋，便于术后动态观察肠管颜色、活力。

7. 永久性乙状结肠单腔造口除了无须放置支架管外，腹壁固定的手术步骤基本与祥式造口一致（图1-20 和图 1-21 ）。

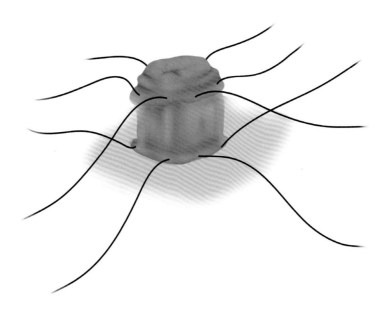

图 1-20　乙状结肠单腔造口示意图

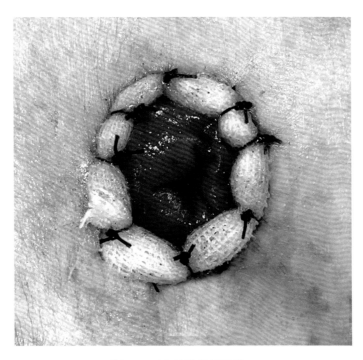

图 1-21　乙状结肠单腔造口

第四节　术后复查及随访

结直肠癌早期常无明显症状，进展到一定程度可出现大便潜血及消化不良等非特异性临床表现，随着病情的进一步发展，患者可能出现腹部包块、腹痛、大便习惯改变、肠梗阻以及便血等特异性临床表现，甚至还会伴随有消瘦、发热以及贫血等全身症状。目前，以手术为主的多学科综合治疗大幅度提高了结直肠癌患者的远期生存率，但是仍有一定比例的患者术后出现局部复发和（或）远处转移而导致预后不佳，因此术后定期随访并及早发现疾病复发或转移以进行恰当干预是保证患者良好预后的重要措施。

一、随访内容及方法

（一）病史、体检及肿瘤标志物监测

1. 病史　询问术后患者有无腹部不适、排便性状及习惯情况以及有无全身症状。

2. 体检　检查患者一般状况、浅表淋巴结有无肿大、腹部有无异常体征，直肠指检有无异常。

3. 血清肿瘤标志物　检测患者外周血 CEA、AFP、CA19-9 及 CA125 等，以帮助及早发现有无局部复发、肝转移及卵巢转移等。

上述检查一般是术后每 3 个月一次，共 2 年，然后每 6 个月一次，总共 5 年，5 年后每年一次。

（二）胸部、腹部及盆腔CT或MRI检查

1. 胸部、腹部及盆腔CT　腹部及盆腔CT检查的目的在于随访筛查有无吻合口局部复发或肝、腹膜及盆腔转移。胸部CT检查的目的在于发现有无肺转移。

2. MRI　主要用于确诊有无肝转移，尤其是腹部 CT 或 B 超怀疑肝可疑转移时上述检查每半年一次，共 2 年，然后每年一次，总共 5 年。

（三）肠镜检查

肠镜检查的目的在于发现吻合口有无复发及结直肠有无新发肿瘤病变。一般是术后 1 年内行肠镜检查，如有异常，1 年内复查；如未见息肉，3 年内复查；然后 5 年检查一次，随诊检查出现的结直肠腺瘤均推荐切除。如术前肠镜未完成全结肠检查，建议术后 3~6 个月行肠镜检查。

（四）PET/CT检查

PET/CT 不常规推荐作为术后复查的检查项目，只是对已有或疑有复发及远处转移的患者，可考虑 PET/CT 检查以进一步确诊或排除复发转移。

二、随访手段评价

（一）增强CT随访的评价

结直肠癌根治术后最常见的远处转移器官是肝和肺。与上消化道肿瘤或其他系统恶性肿瘤的远处转移不同，结直肠癌肝或肺转移是有可能被临床治愈的。相关文献报道显示结直肠癌肝转移瘤 R0 切除术后的 5 年总生存率达 33%~58%，肺转移瘤 R0 切除术后 5 年总生存率达 21%~64%。结直肠癌肝或肺转移能否手术切除与转移灶的大小、数目密切相关，单发、较小的转移灶手术切除难度小，更易达到阴性切缘，对肝、肺功能影响小，切除后患者的预后也更好。而腹部及胸部增强 CT 是发现结直肠癌术后肝转移及肺转移的主要检查手段。目前，结直肠癌患者术后最早开始 CT 检查的时间尚不确定；2005 年美国临床肿瘤学会指南推荐结直肠癌根治术后前 3 年每年接受胸腹 CT 检查；欧洲肿瘤学会推荐对于高危的结肠癌患者前 3 年每 6~12 个月接受胸腹 CT 检查。既往研究报道的结直肠癌患者根治术后接受第一次 CT 检查时间也相差较大，从 3 个月到

12个月不等，且未提及6个月内发现转移的比例及其临床意义。依据肿瘤转移的机制，结直肠癌术后6个月内使用CT早期随访可能发现早期的转移。理论上讲根治手术将肿瘤原发灶完整切除，故根治术后出现的转移其"起源"是在手术或手术之前的某个时间。既往有研究发现单个细胞长大到足以被CT分辨只需约6个月。Kim等发现CT片上结直肠转移病灶体积增倍的时间约为160天。这些研究提示结直肠癌术后5~6个月的CT检查有可能发现一些术前就存在、只是未被CT发现的"微转移"。从发现转移上来看，非早期CT检查组发现转移更多，这点也合乎情理。早期CT检查的价值体现在缩短转移灶从出现到被发现的时间，以及发现体积小、数目少、可切除的转移。

（二）肠镜随访的评价

结肠镜检查被公认为是筛查结直肠肿瘤的"金标准"，因此也常规应用于结直肠癌术后患者的随访。大约20%的结直肠癌患者在术后3年内就会复发，因此定期随访结直肠镜检查变得至关重要。吻合口是结直肠癌患者术后复发的重要部位，因此在术后随访的检查中需要通过肠镜检查此部位。结直肠癌术后患者癌症复发率高，良性、恶性病变均有再发，结肠镜是检查肠道的常规检查手段，应该在结直肠癌术后患者的随访中应用，确保能及时发现病变以进一步治疗。

（三）PET/CT随访的评价

传统的普通CT成像是建立在组织结构构成密度变化的基础之上，不能反映组织结构内部的代谢过程，因此对肿瘤组织及转移性病灶的分辨功能较差。PET/CT可以综合PET的功能学成像及CT的结构学成像，能准确反映机体组织的代谢水平。研究显示PET/CT不仅能在早期诊断病变组织，判定肿瘤性质，还能进一步确认增强CT无法辨认的微小病灶及疑似病变器官组织，可明确结直肠癌术后复发、转移情况，为患者术后随诊提供精确的影像学信息。

（四）造口相关的随访

无论是短暂的保护性造口，还是永久性的人工肛门，尤其是直肠癌术后永久性结肠造口，均对结直肠癌患者的生理、心理及社会学认知产生深远影响，导致术后生活质量下降，部分患者甚至出现精神方面的疾病如抑郁症等。因此，造口术后及时实施有效的护理干预和关怀极为重要。目前，永久性结肠造口院外护理滞后，缺乏造口专业人员指导。随着近年来信息技术迅速发展，智能手机日益普及，微信平台综合公众号、微信群讨论、个人微信等极大方便了即时交流，同时节约了人力、物力及经济成本，患者居家即可享受专业的护理指导。结直肠外科医师及造口护师可以通过微信平台定时推送造口知识，使患者掌握护理要点，改善自我管理行为，促进社交能力恢复；同时可以对患者进行心理辅导，鼓励其以良好的心态面对疾病，接受生理功能方面的改变，并鼓励家属充分给予患者支持、鼓励，以改善其负性心理；并且可以邀请造口患者现身说法，分享成功经验，增强对未来生活的信心。

参考文献

1. Jemal A, Siegel R, Xu J, et al. Cancer statistics, 2010. CA Cancer J Clin, 2010, 60(5):277-300.
2. Siegel RL, Miller KD, Jemal A, et al. Cancer statistics, 2018. CA Cancer J Clin, 2018, 68(1):7-30.
3. Bray F, Ferlay J, Soerjomataram I, et al. Global cancer statistics 2018: GLOBOCAN estimates of incidence and mortality worldwide for 36 cancers in 185 countries. CA Cancer J Clin, 2018, (68):394-424.
4. 吴春晓, 顾凯, 龚杨明, 等. 2015年中国结直肠癌发病和死亡情况分析. 中国癌症研究, 2020, 3(4):241-245.
5. Hamilton W, Round A, Sharp D, et al. Clinical features of colorectal cancer before diagnosis: a population-based case-control study. Br J Cancer, 2005, 93(4):399-405.
6. Sepulveda AR, Hamilton SR, Allegra CJ, et al. Molecular biomarkers for the evaluation of colorectal cancer: Guideline from the American Society for Clinical Pathology, College of American Pathologists, Association for Molecular Pathology, and the American Society of Clinical Oncology. J Clin Oncol, 2017, 35(13):1453-1486.
7. Amin MB, Edge SB, Greene F, et al.AJCC Cancer Staging Manual, 8th ed. New York:Springer, 2017.
8. Japanese Society for Cancer of the Colon and Rectum. Japanese Classification of Colorectal, Appendiceal, and Anal Carcinoma: The 3d English Edition. J Anus Rectum Colon, 2019, 3(4):175-195.

9. Japanese Society for Cancer of the Colon and Rectum. Japanese Society for Cancer of the Colon and Rectum (JSCCR) Guidelines 2019 for the Treatment of Colorectal Cancer.Int J Clin Oncol, 2020, 25(1):1-42.

10. National Comprehensive Cancer Network, Clinical Practice Guidelines in Oncology (NCCN Guidelines) Colorectal Cancer, Version 1, 2020.

11. 国家卫生计生委医政医管局, 中华医学会肿瘤学分会. 中国结直肠癌诊疗规范(2017年版). 中国实用外科杂志, 2018, 38(10):1089-1103.

12. 中华医学会外科学分会结直肠外科学组, 中华医学会外科学分会腹腔镜与内镜外科学组. 直肠癌经肛全直肠系膜切除专家共识及手术操作指南（2017版). 中国实用外科杂志, 2017, 37(9):978-984.

13. 中华医学会外科学分会. 结直肠切除术后消化道重建技术专家共识. 中国实用外科杂志, 2014, 34(3): 217-221.

14. 刘荫华, 姚宏伟. 第7版日本《大肠癌诊疗规范》解读与结直肠癌手术实践. 中国实用外科杂志, 2012, 32(9): 709-713.

15. 李国新, 赵丽瑛. 结肠癌切除标准化手术——完整结肠系膜切除术. 中华胃肠外科杂志, 2012,15(1): 14-16.

16. 叶颖江, Hohenberger, 王杉.结肠癌完整结肠系膜切除—规范化质量控制手术的趋势. 中国实用外科杂志, 2011, 31(6): 470-472.

17. den Dulk M, Marijnen CA, Collette L, et al. Multicentre analysis of oncological and survival outcomes following anastomotic leakage after rectal cancer surgery. Br J Surg, 2009, 96(9):1066-1075.

18. Takeda M, Takahashi H, Haraguchi N, et al. Factors predictive of high-output ileostomy: a retrospective single-center comparative study. Surg Today, 2019, 49(6):482-487.

19. Nagashima Y, Funahashi K, Ushigome M, et al. Comparative outcomes between palliative ileostomy and colostomy in patients with malignant large bowel obstruction. J Anus Rectum Colon, 2019, 3(2):73-77.

20. Tamura K, Matsuda K, Yokoyama S, et al. Defunctioning loop ileostomy for rectal anastomoses: predictors of stoma outlet obstruction. Int J Colorectal Dis, 2019, 34(6):1141-1145.

21. Sun X, Han H, Qiu H, et al.Comparison of safety of loop ileostomy and loop transverse colostomy for low-lying rectal cancer patients undergoing anterior resection: A retrospective, single institute, propensity score-matched study. J BUON, 2019, 24(1):123-129.

22. Kasparek MS, Hassan I, Cima RR, et al. Quality of life after coloanal anastomosis and abdominoperineal resection for distal rectal cancers: sphincter preservation vs quality of life. Colorectal Dis, 2011, 13(8):872-877.

23. 刘沂, 祁薇, 刘宝华. 保护性回肠造口术在低位直肠癌保肛手术中应注意的问题. 临床外科杂志, 2020, 28(2): 187-190.

24. Desch CE, Benson AB 3rd, Somerfield MR, et al. American Society of Clinical Oncology. Colorectal cancer surveillance: 2005 update of an American Society of Clinical Oncology practice guideline. J Clin Oncol, 2005, 23(33):8512-8519.

25. Chau I, Allen MJ, Cunningham D, et al. The value of routine serum carcino-embryonic antigen measurement and computed tomography in the surveillance of patients after adjuvant chemotherapy for colorectal cancer. J Clin Oncol, 2004, 22(8):1420-1429.

26. van der Stok EP, Spaander MCW, Grünhagen DJ, et al. Surveillance after curative treatment for colorectal cancer. Nat Rev Clin Oncol, 2017, 14(5):297-315.

27. 国家卫生计生委医政医管局, 中华医学会肿瘤学分会. 中国结直肠癌诊疗规范(2020年版). 中国实用外科杂志, 2020, 40(6): 601-625.

28. 王健, 宋秀宇, 徐文贵. 18F-FDGPET/CT显像在结直肠癌诊断中的应用价值. 国际医学放射学杂志, 2016, 39 (3):291-295.

29. 王春艳, 崔丽君, 邓敏, 等. 基于微信平台的延续性护理对直肠癌造口术后患者康复的影响. 结直肠肛门外科, 2017, 23(6): 788-791.

第二章　结直肠癌规范化手术应用解剖

第一节　结肠癌规范化手术应用解剖

一、结肠的形态及分段

（一）结肠的形态

结肠表面有 3 种解剖学特征，即结肠带、结肠袋和肠脂垂。

1.结肠带　结肠带沿肠壁的纵轴走行，为肠壁的纵行平滑肌增厚而形成，共有 3 条，分别为独立带、系膜带和网膜带。独立带是位于肠管表面唯一可见的结肠带，在盲肠、升结肠、降结肠及乙状结肠位于肠管前面，而在横结肠则位于肠管下缘，翻起大网膜并上提横结肠，可见独立带。系膜带被肠系膜附着并覆盖而不可见，在盲肠、升结肠、降结肠及乙状结肠，位于肠管后中部，在横结肠则位于肠管后缘。网膜带是因横结肠段肠管被大网膜覆盖而得名，位于横结肠前上缘，在盲肠、升结肠、降结肠及乙状结肠则位于肠管后外侧缘（图 2-1）。

> **注意**
>
> 结肠带在盲肠、升结肠及横结肠较为清楚，从降结肠至乙状结肠逐渐不明显，到直肠后结肠带则完全消失。

2.结肠袋　结肠袋是由于结肠带长度短于结肠肠管长度而形成的囊袋状膨出（图 2-1）。

> **注意**
>
> 由于结肠带比附着的结肠短 1/6，因而结肠壁缩成了许多囊状袋。

3.肠脂垂　肠脂垂是沿结肠带两侧分布的脂肪组织凸起，表面被覆浆膜（图 2-1）。

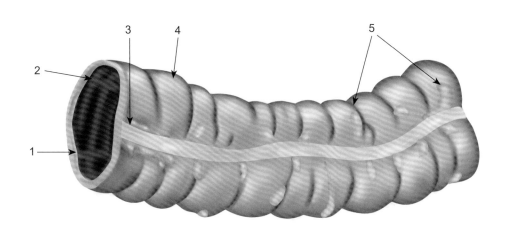

图 2-1　结肠表面的解剖学特征
1.结肠系膜带；2.结肠网膜带；3.结肠独立带；4.结肠袋；5.肠脂垂

注意

在结肠壁上，尤其是在结肠带附近有多数肠脂垂，在乙状结肠较多并有蒂。肠脂垂的外面为腹膜所包裹，有时内含脂肪量过多，可发生扭转，甚或陷入肠内，引起肠套叠。

（二）结肠的分段

结肠起自盲肠，终于直肠，围绕在空肠和回肠周围，可分为四个部分，即升结肠、横结肠、降结肠和乙状结肠（图 2-2）。

1. 盲肠　盲肠是大肠的起始部分，平均长约 6 cm，因其下端为膨大的盲端而得名。盲肠属于腹膜内位器官，系膜很短，多数位于右髂窝内。少数系膜较长者的盲肠活动度较大，称为移动性盲肠，临床上可出现盲肠扭转或肠梗阻。盲肠上接升结肠，左侧与回肠末端相连通，下端可见阑尾开口，临床上常说的回盲部即为回肠末端、盲肠、阑尾的统称（图 2-3）。

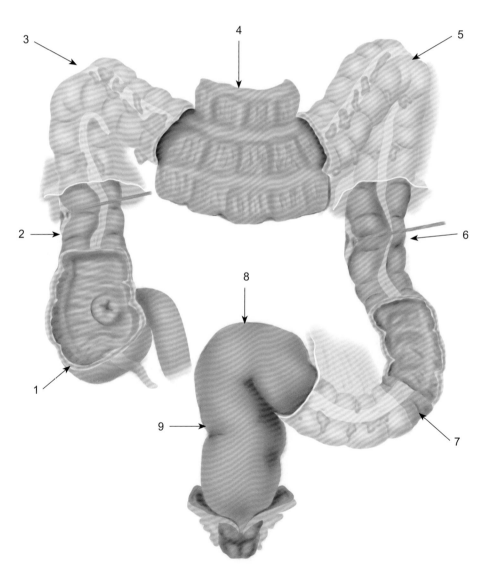

图 2-2　结肠的分段

1.盲肠；2.升结肠；3.结肠肝曲；4.横结肠；5.结肠脾曲；6.降结肠；7.乙状结肠；8.直肠乙状结肠交界；9.直肠

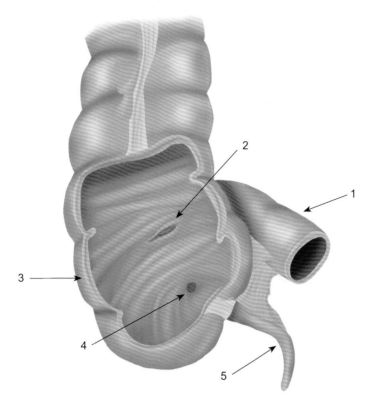

图 2-3 回盲部
1.回肠末端；2.回盲瓣；3.盲肠；4.阑尾开口；5.阑尾

外科临床意义

　　大多数人的盲肠位于右髂窝内，但是在少部分人群中，盲肠的位置可出现变异，位置较高的盲肠可在髂窝上方，甚至到达肝右叶下方，位置较低的盲肠可到达小骨盆内。如果盲肠腹膜覆盖较多而系膜较长时，甚至可以成为滑动性疝而成为腹股沟疝的内容物，临床上应该意识到存在此类情况的可能性。此外，阑尾根部的位置很大程度上取决于盲肠的位置，临床上对于阑尾炎患者行阑尾切除术，如果遇到寻找阑尾十分困难时，应考虑到移动性盲肠这一概念，具有非常重要的参考意义。

　　回肠末端与盲肠以"端侧吻合"的形式相连，开口称为回盲口，开口周围的环行肌增厚并覆盖黏膜而形成半月形的皱襞称为回盲瓣。回盲瓣为单向瓣，

瓣的作用为阻止小肠内容物过快地流入大肠，以便食物在小肠内充分消化吸收，同时并可防止盲肠内容物逆流到回肠。

外科临床意义

　　回盲瓣具有一定程度的抗反流阻力，其临床意义不仅在于控制小肠内容物进入大肠的速度，更重要的是防止结肠内容物向回肠逆流。临床上行钡灌肠时可见钡剂充盈结肠各段，回盲瓣始终未开放，回肠末端不会显影。但若是临床上遇到低位肠梗阻患者胃肠减压引流出浑浊恶臭或粪渣样液体，则提示肠梗阻非常严重，回盲瓣抗反流作用已经消失，此时影像学上常可见结肠及回肠末端扩张十分明显。若结直肠手术中切除回盲瓣后，患者术后常会出现消化功能障碍、排便功能障碍等。

2.升结肠 升结肠长约 15 cm，起自盲肠上端，向上沿腰方肌及右肾前方上行，至肝脏右叶下缘折向左前下方，移行为横结肠。转折处弯曲称为结肠肝曲（又称结肠右曲）（图 2-4）。升结肠为腹膜间位器官，肠管前方及侧方被覆浆膜，后方借结缔组织与腹后壁相连。

外科临床意义

升结肠为腹膜间位器官，前方及两侧被腹膜覆盖，后方借疏松结缔组织与腹膜后壁相连，故升结肠的位置相对比较固定。

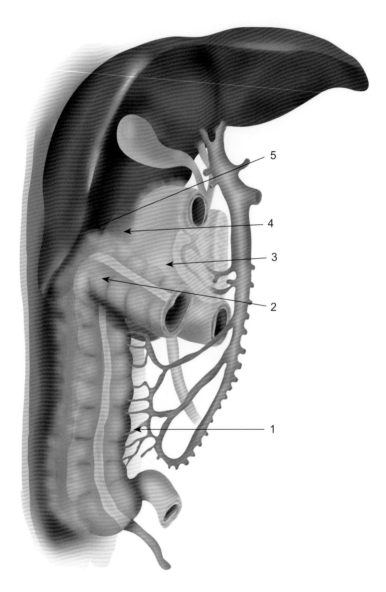

图 2-4 升结肠及结肠肝曲

1.升结肠；2.结肠肝曲；3.十二指肠；4.右肾；5.肝结肠韧带

3.横结肠 横结肠长约50 cm，自结肠肝曲向左走行至脾脏下缘，转折成结肠脾曲（又称结肠左曲）（图2-5），移行为降结肠。横结肠为腹膜内位器官，活动度较大，中间部分可下垂至脐部甚至脐下方。横结肠及其系膜将腹腔划分为结肠上区和结肠下区。

4.降结肠 降结肠长约25 cm，自结肠脾曲沿左肾及腰方肌前面向下方延伸至左侧髂嵴处，移行为乙状结肠。降结肠与升结肠类似，为腹膜间位器官，肠管前方及侧方被覆浆膜，后方借结缔组织与腹后壁相连。

外科临床意义

横结肠系膜在肝曲及脾曲逐渐变短，而中间较长，致使横结肠呈弓状下垂。其下垂程度可因生理情况的变化而有所差别，其最低位可达脐下，甚至可下降到盆腔。临床上横结肠肿瘤的发病率较低，对于早期病变，横结肠较长时，可行肠段切除术，无须游离结肠肝曲和脾曲，相对而言降低了手术难度。

外科临床意义

与升结肠类似，降结肠也是腹膜间位器官，前方及两侧均由腹膜覆盖，固定在腹后壁上，左半结肠切除手术在后腹膜和肾前筋膜之间向结肠内侧进行钝性剥离时，应注意走行在结肠内侧的睾丸动、静脉或卵巢动、静脉，以及左侧输尿管。

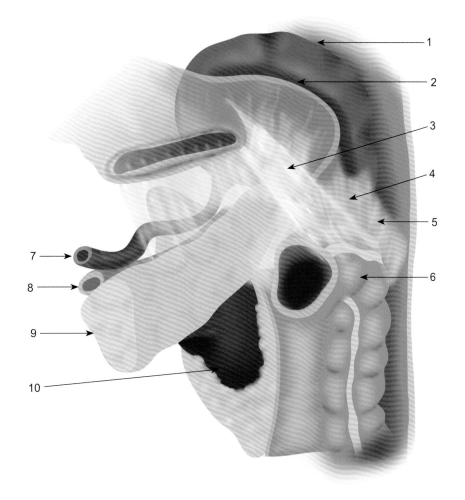

图2-5 横结肠及结肠脾曲

1.脾；2.脾胃韧带；3.胃结肠韧带；4.脾结肠韧带；5.膈结肠韧带；6.结肠脾曲；7.脾动脉；8.脾静脉；9.胰腺；10.左肾

5.乙状结肠 乙状结肠长约40 cm，起自降结肠，沿左侧髂窝进入盆腔，因走行呈"乙"字形弯曲而得名，至第3骶椎平面移行为直肠。乙状结肠为腹膜内位器官，活动度较大，容易发生扭转。乙状结肠肠管直径约为2 cm，是结肠中肠管最窄处。

外科临床意义

类似于盲肠，临床上乙状结肠长度的变异较常见，活动度也较大，有时可见乙状结肠活动至右髂窝处，甚至可见乙状结肠与小肠之间的粘连（图2-6）。

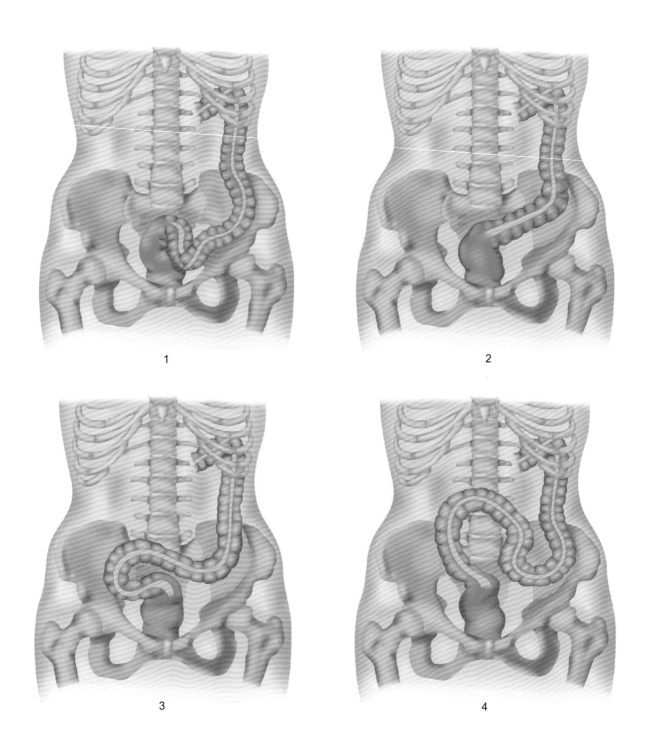

1

2

3

4

图2-6 乙状结肠的走行及变异

1.经典型；2.短直型；3.形成肠袢至盆腔右侧；4.形成肠袢至上腹部

6.右半结肠与左半结肠 临床工作中常从肿瘤学角度出发，以结肠脾曲为界将结肠划分为右半结肠和左半结肠。右半结肠包括盲肠、升结肠和近端2/3的横结肠，左半结肠包括远端1/3的横结肠、降结肠、乙状结肠。

外科临床意义

从组织胚胎学来看，右半结肠起源于中肠并由肠系膜上动脉供血，而左半结肠起源于后肠并由肠系膜下动脉供血，提示两者组织学和遗传学上存在一定差异。从临床学角度看，右半结肠癌患者的腹泻、梗阻、出血等症状较少，确诊时的肿瘤分期更晚。从肿瘤学预后角度来看，右半结肠癌患者的预后要差于左半结肠。

二、结肠的毗邻脏器、韧带及筋膜间隙

（一）结肠的毗邻脏器、韧带

1.盲肠及升结肠 盲肠及升结肠后方毗邻腰大肌及生殖血管（男性为右侧睾丸动、静脉，女性为右侧卵巢动、静脉）和右侧输尿管，在右半结肠切除术分离结肠系膜后方层面时应注意避免损伤（图2-7）。

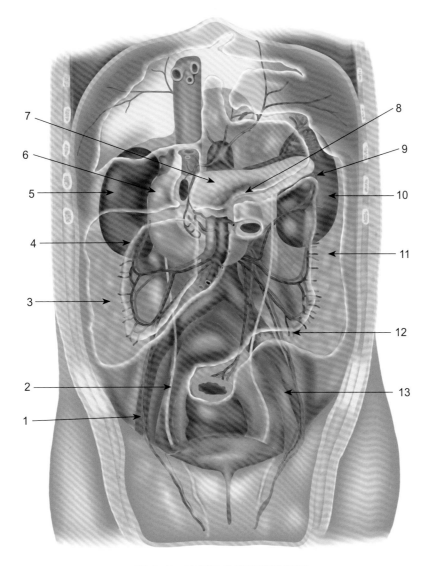

图2-7 结肠的毗邻脏器及韧带

1.生殖血管；2.输尿管；3.升结肠位置；4.结肠肝曲位置；5.右肾；6.十二指肠；7.胰腺；8.横结肠系膜根部；9.结肠脾曲位置；10.左肾；11.降结肠位置；12.乙状结肠系膜根部；13.髂外动、静脉

从胚胎学上看，升结肠在胚胎发育的早期实际上是腹膜内位器官，也存在肠系膜，但是在胚胎中期逐渐演变为腹膜间位器官，经过复杂旋转的升结肠系膜和后腹膜相互融合而形成了Toldt筋膜。

虽然升结肠并没有通常意义上的典型系膜结构，但癌细胞淋巴转移的路径仍然是通过原始系膜演化结构中的淋巴管和淋巴结，因此彻底清除胚胎时原始系膜中的结构是完整结肠系膜切除术（complete mosocolon excison，CME）的基础原理。

2.结肠肝曲　结肠肝曲毗邻肝脏右叶下缘、胆囊及十二指肠。结肠肝曲借助肝结肠韧带与肝脏右叶下缘相连，借助膈结肠韧带与右侧膈肌和侧腹壁相连。因此，右半结肠切除术需要切断肝结肠韧带和膈结肠韧带，才能完整游离结肠肝曲（图2-7）。

结肠肝曲附近解剖结构较为复杂，周围毗邻脏器众多，稍有不慎则极易发生手术误伤。从筋膜层次结构来看，结肠肝曲是右侧结肠后间隙向横结肠后间隙的转换。

3.横结肠　横结肠下方连接大网膜，上方通过胃结肠韧带与胃大弯相连。横结肠系膜根部附着于十二指肠降段、胰腺表面，手术中应注意避免损伤十二指肠和胰腺（图2-7）。

4.结肠脾曲　结肠脾曲位置较结肠肝曲高且偏后，上方借胃结肠韧带、脾结肠韧带附着胃大弯左侧和脾下极，侧方借膈结肠韧带固定于侧腹壁，后方借助于横结肠系膜固定于胰腺尾部。临床上行横结肠切除术或左半结肠切除术时需切断上述韧带及系膜方能完全游离结肠脾曲（图2-7）。

与结肠肝曲类似，结肠脾曲附近解剖结构同样较为复杂，周围毗邻脏器众多，稍有不慎则极易发生手术误伤，尤其是脾撕裂伤，可导致不易控制的出血，甚至会因此不得不行脾切除术。

从筋膜层次结构来看，结肠脾曲是横结肠后间隙向左侧结肠后间隙的转换。

5.降结肠和乙状结肠　降结肠和乙状结肠后方毗邻腰大肌及生殖血管（男性为睾丸动、静脉，女性为卵巢动、静脉）和输尿管，在左半结肠切除术分离结肠系膜后方层面时应注意避免损伤（图2-7）。

与升结肠类似，降结肠在胚胎早期为腹膜内位器官，也有肠系膜，在胚胎中期转变为腹膜间位器官，复杂的肠系膜和筋膜的融合，形成了它们现在的模样。降结肠癌根治术也必须彻底清除胚胎时原始系膜中的结构。

乙状结肠肠管长度及位置存在很大程度的个体差异性，其系膜在肠管旋转过程中与后腹膜存在不完全融合，两侧融合筋膜间可形成乙状结肠窝，临床上分离左侧结肠后间隙时应注意这一点。

（二）结肠的筋膜间隙

从胚胎发育学角度而言，结肠后间隙可分为右结肠后间隙、横结肠后间隙和左结肠后间隙。

1.右结肠后间隙　右结肠后间隙为右半结肠切除术中游离盲肠、升结肠及结肠肝曲的筋膜间隙，上界为十二指肠降段及水平段，下界为回盲部肠系膜，外侧界为右侧结肠旁沟，内侧界为肠系膜上静脉，前方为回盲部、升结肠及结肠肝曲系膜，后方为右侧肾前筋膜（图2-8）。

2.横结肠后间隙　横结肠后间隙是左、右结肠后间隙的交通处，上界为胰腺下缘及十二指肠附着处，下界为十二指肠水平段，右界为十二指肠降段，左界为胰尾处（图2-8）。

3.左结肠后间隙 左结肠后间隙为左半结肠切除术中游离结肠脾曲、降结肠及乙状结肠的筋膜间隙，上界为胰腺体尾部下缘，下界为骶骨岬处，外侧界为左侧结肠旁沟，内侧界为降结肠及乙状结肠系膜根部，前方为降结肠及乙状结肠系膜，后方为左侧肾前筋膜（图2-8）。

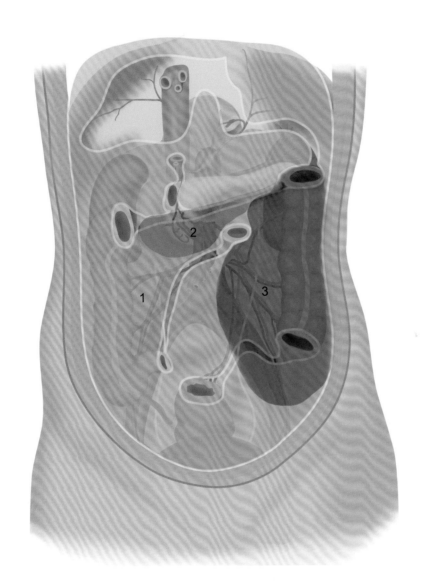

图2-8 结肠的筋膜间隙

1.右结肠后间隙（绿色区域）；2.横结肠后间隙（紫色区域）；3.左结肠后间隙（蓝色区域）

需要理解的几个筋膜

Toldt 筋膜其实际上是在胚胎发育时结肠旋转过程中结肠系膜腹侧与后腹膜融合而成，位于肾前筋膜前面。左、右侧 Toldt 筋膜相互连续，在侧腹壁处与壁层侧腹膜相延续。由于 Toldt 筋膜前方为结肠系膜的脂肪层，到达侧腹壁后延续为腹横筋膜和壁腹膜，在腹腔镜下为黄色脂肪层与白色壁腹膜相交界，呈现明显的"黄白交界线"。

通过 Toldt 间隙切开融合筋膜，可见融合筋膜与肾前筋膜之间潜在的疏松组织间隙，即融合筋膜间隙。融合筋膜间隙内有少量疏松结缔组织，有极细小血管、神经通过。

融合筋膜间隙以肾长轴附近最窄，肾外缘处最宽，可因体位不同而改变；至中线附近间隙逐渐消失，不与对侧同名间隙明显相通。沿融合筋膜间隙从外向内钝性分离，能轻松地将升、降结肠及其原始结肠系膜向内翻起，完成结肠游离，或显露后方的肾前筋膜。左侧的融合筋膜间隙向上达胰腺上缘后方，向下至降结肠下端；右侧的融合筋膜间隙向上达结肠肝曲平面，向下至盲肠下端。

Gerota 筋膜又称肾前筋膜，是一层覆盖于肾、输尿管和生殖血管表面的致密的纤维结缔组织膜性结构，紧贴于腹膜外脂肪，越过腹主动脉及下腔静脉的前方，与对侧的肾前筋膜相延续；向下消失于腹膜外筋膜中；向外侧与侧腹壁的腹横筋膜相延续，在十二指肠水平段水平及其头侧，走行于胰头后方，与膈下筋膜延续。肾前筋膜是腹腔镜结肠切除术中重要的筋膜平面，手术一般不可突破此筋膜平面，若破坏此筋膜，则会导致严重的误损伤。

三、结肠的动脉

总体而言，结肠的动脉起源于肠系膜上动脉和肠系膜下动脉。肠系膜上动脉发出回结肠动脉、右结肠动脉及中结肠动脉，供应右半结肠及横结肠，肠系膜下动脉发出左结肠动脉和乙状结肠动脉供应左半结肠。

（一）肠系膜上动脉分支

1.回结肠动脉 回结肠动脉是肠系膜上动脉的终末支，在十二指肠水平部下方发出，向下向右走行，分成回肠支和结肠支。回肠支动脉供应回肠末端、盲肠和阑尾，结肠支供应盲肠和升结肠下段。回结肠动脉变异极少，恒定存在（图 2-9）。

外科临床意义

右半结肠切除术中，中间入路处理血管时常规从处理回结肠动脉开始，因其变异少且位置比较恒定，易于辨认。

若回结肠动脉走行于肠系膜上静脉（SMV）腹侧时需要格外小心，显露 SMV 时应逐层切开其前方的腹膜及脂肪。注意辨认回结肠动脉，避免将其切断而导致较难控制的出血。若回结肠动脉走行于 SMV 背侧，则在 SMV 右缘离断回结肠动脉即可，不必强求自 SMA 根部分支处离断。

2.右结肠动脉 右结肠动脉发自肠系膜上动脉的中部，回结肠动脉的头侧，中结肠动脉的下方，向右横向走行至升结肠附近分为升支和降支。升支多与中结肠动脉的右支吻合形成边缘弓，降支与回结肠动脉升支吻合形成边缘弓，供应升结肠及结肠肝曲。右结肠动脉变异较多，约25%的患者起自肠系膜上动脉，约75%的患者缺如，和中结肠或回结肠共干（图 2-9）。

3.中结肠动脉 中结肠动脉为肠系膜上动脉最先发出的结肠动脉，在胰腺下缘发出走行于横结肠系膜，分出左、右两支，分别与左、右结肠动脉的分支吻合。人群中约3%中结肠动脉缺如，横结肠

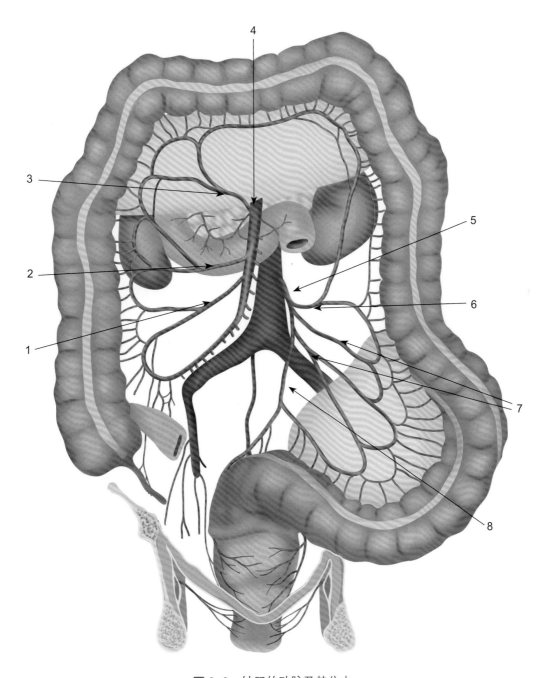

图 2-9 结肠的动脉及其分支

1.回结肠动脉；2.右结肠动脉；3.中结肠动脉；4.肠系膜上动脉；5.肠系膜下动脉；6.左结肠动脉；7.乙状结肠动脉；8.直肠上动脉

血供由左、右结肠动脉的分支供应；约10%的人有副结肠中动脉，发自肠系膜上动脉的左侧壁或肠系膜下动脉，供应横结肠左半部及结肠脾曲（图2-9）。

外科临床意义

横结肠系膜常与网膜囊后壁融合，行胃切除手术分离网膜囊或胰腺手术结扎大血管而切开横结肠系膜时，切忌误伤中结肠动脉。此外，还应注意有无副结肠中动脉，同样需保留而尽量避免误伤。

（二）肠系膜下动脉分支

肠系膜下动脉在十二指肠空肠曲下方起自腹主动脉，向左下方走行，发出左结肠动脉、乙状结肠动脉和直肠上动脉。

1. 左结肠动脉　左结肠动脉在十二指肠下方自肠系膜下动脉左侧发出，向外向上走行分成升、降两支。升支上行与中结肠动脉左支吻合，供应结肠脾曲和横结肠末端；降支下行与乙状结肠动脉分支吻合，供应降结肠（图2-9）。

2. 乙状结肠动脉　乙状结肠动脉自肠系膜下动脉发出后斜向左下方走行，发出1~3个分支，多数为2个分支，进入乙状结肠系膜内分为升、降两支。升支与左结肠动脉的降支吻合，降支与直肠上动脉吻合，供给乙状结肠血液（图2-9）。

3. 直肠上动脉　直肠上动脉是肠系膜下动脉的终末支，一般定义为肠系膜下动脉发出乙状结肠动脉分支以下的延续（图2-9）。

4. 边缘动脉弓及直动脉　供应结肠血液的5支主干动脉在结肠内缘相互吻合连续而形成动脉弓，即边缘动脉弓。边缘动脉弓可保证肠管在某一分支切断后仍能从其他分支动脉获得血供。边缘动脉弓发出数支直动脉作为终末动脉进入肠壁，直动脉彼此之间无吻合，常分出长支和短支，与肠管呈垂直方向进入肠壁。短支直接进入系膜侧，供应系膜缘侧的2/3肠壁血液；长支从两侧包绕肠管，供应对系膜侧1/3肠壁血液（图2-10）。

5. Riolan弓　Riolan弓是中结肠动脉左支与左结肠动脉升支之间的吻合，出现率小于10%，是肠系膜上动脉与肠系膜下动脉的重要侧支循环动脉

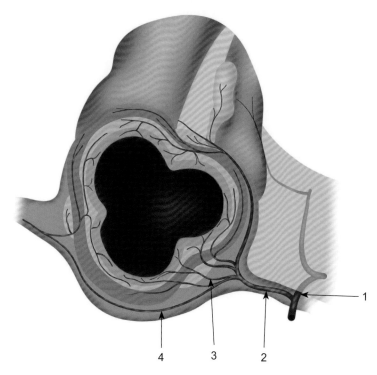

图2-10　结肠边缘动脉的分支分布
1.边缘动脉；2.终末动脉；3.短支；4.长支

（图 2-11）。通常情况下，Riolan 弓相对细小，但当肠系膜上动脉或肠系膜下动脉发生狭窄或闭塞时，该动脉弓则会代偿性地扩张。

外科临床意义

虽然肠系膜上动脉与肠系膜下动脉之间存在吻合交通支，但是在临床上常会遇到吻合不佳或者中断，若中结肠动脉有损伤，有的可引起部分横结肠坏死。因此，行结肠手术时，某段肠管能否保留，取决于肠壁的终末动脉是否有搏动，而不可过于依赖动脉间的吻合支。

四、结肠的静脉

结肠的静脉均与结肠同名动脉伴行。右半结肠的静脉包括回结肠静脉、右结肠静脉和中结肠静脉，均汇入肠系膜上静脉。左半结肠的静脉包括左结肠静脉、乙状结肠静脉和直肠上静脉，均汇入肠系膜下静脉。肠系膜下静脉经胰腺后方入脾静脉，与肠系膜上静脉汇合成门静脉。

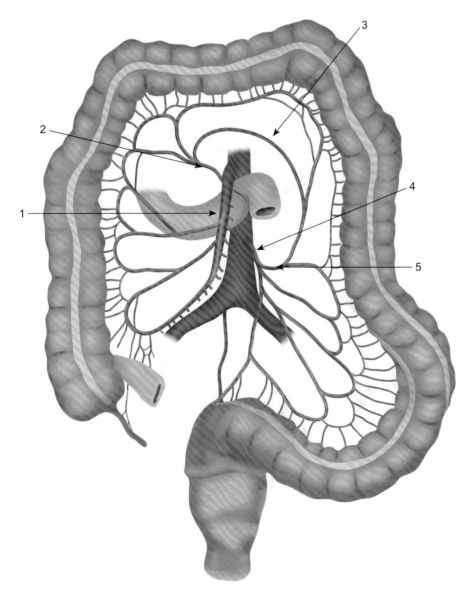

图 2-11 Riolan 弓

1.肠系膜上动脉；2.中结肠动脉；3.Riolan 弓；4.肠系膜下动脉；5.左结肠动脉

（一）肠系膜上静脉属支

1.回结肠静脉　回结肠静脉是由盲肠静脉和阑尾静脉汇合而成的静脉。与回结肠动脉伴行，向上汇入肠系膜上静脉主干（图2-12）。

2.右结肠静脉　右结肠静脉收集升结肠区域血流，可单独汇入肠系膜上静脉，亦可汇入胃结肠静脉干。有时亦存在副右结肠静脉，主要收集结肠肝曲区域血流，汇入胃结肠静脉干（图2-12）。

3.中结肠静脉　中结肠静脉收纳横结肠的静脉血，左支是与左结肠静脉吻合的静脉，右支与右结肠静脉相连，注入肠系膜上静脉或胃结肠静脉干（图2-12）。

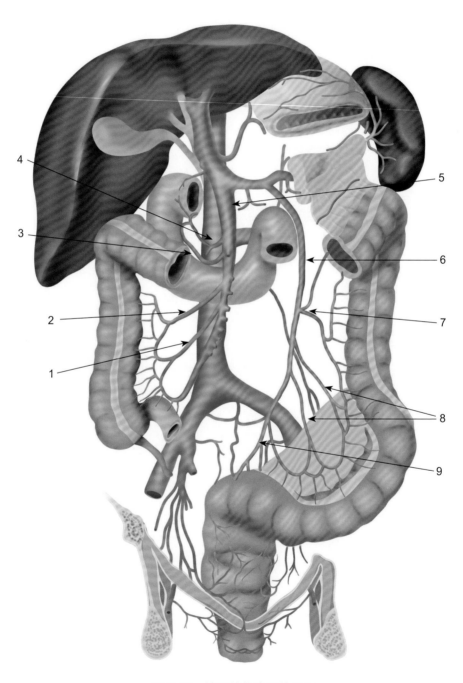

图2-12　结肠的静脉及其属支

1.回结肠静脉；2.右结肠静脉；3.中结肠静脉；4.胃结肠静脉干（Henle干）；5.肠系膜上静脉；6.肠系膜下静脉；7.左结肠静脉；8.乙状结肠静脉；9.直肠上静脉

4.胃结肠静脉干　胃结肠静脉干又称 Henle 干，是由胃网膜右静脉和右结肠静脉形成的共干，汇入肠系膜上静脉，亦可见胰十二指肠上前静脉、副右结肠静脉或中结肠静脉共同汇入。胃结肠静脉干位于横结肠后间隙，胰腺前方，分离显露 Henle 干是根治性右半结肠切除术的关键步骤。临床上可见胃结肠静脉干的汇合属支多种多样。根据胃网膜右静脉、右结肠静脉、副右结肠静脉、胰十二指肠上静脉及中结肠静脉等的汇合情况不同，Henle 干分为多种类型（图 2-13）。

外科临床意义

临床上发现 Henle 干变异较大，手术中分离操作时应当十分小心，尽量完全显露其属支后再进行离断，其常见类型为 3 个属支汇合而成，即胃网膜右静脉、右结肠静脉及胰十二指肠上前静脉，各个属支分别位于不同的筋膜层面内，且相应的系膜均较短，术中牵拉时应动作轻柔，力度适中，避免暴力牵拉导致不易控制的出血。在右半结肠切除术中，应仅离断右结肠静脉，在扩大右半结肠切除术中，要离断右结肠静脉和胃网膜右静脉，保留胰十二指肠上前静脉。一般不建议根部离断 Henle 干。

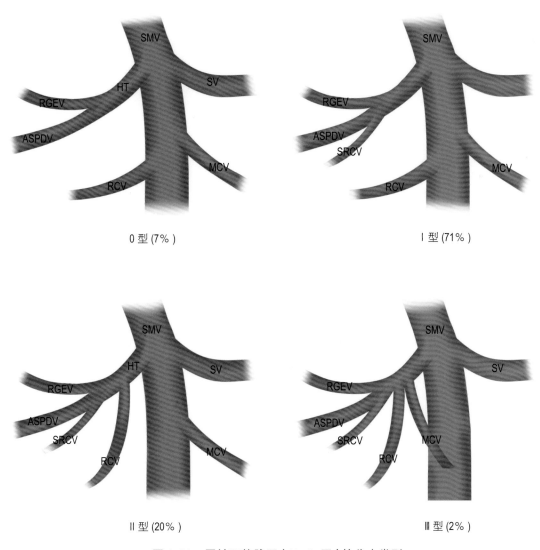

图 2-13　胃结肠静脉干（Henle 干）的分支类型

1. RGEV：胃网膜右静脉；2. ASPDV：胰十二指肠上前静脉；3. RCV：右结肠静脉；4. SRCV：上右结肠静脉（又称副右结肠静脉，ARCV）；5. MCV：中结肠静脉；6. HT：胃结肠静脉干；7. SMV：肠系膜上静脉；8. SV：小肠静脉

（二）肠系膜下静脉属支

肠系膜下静脉属支包括左结肠静脉、乙状结肠静脉及直肠上静脉，在左半结肠切除术中可与动脉一同结扎处理（见图2-12）。

1. 左结肠静脉　左结肠静脉常和同名动脉伴行，汇入肠系膜下静脉。

2. 乙状结肠静脉　乙状结肠静脉常与同名动脉伴行，汇入肠系膜下静脉。

3. 直肠上静脉　直肠上静脉常与同名动脉伴行，汇入肠系膜下静脉，最终汇入门静脉。

五、结肠的淋巴引流

结肠的淋巴引流系统包括结肠壁内淋巴结、结肠上淋巴结、结肠旁淋巴结、中间淋巴结及主淋巴结（图2-14）。

（一）结肠壁内淋巴结

大肠的淋巴管存在于固有膜深层或黏膜肌层附近，结肠壁内小淋巴管将淋巴液汇流入结肠上淋巴结。

（二）结肠上淋巴结

结肠上淋巴结离肠壁最近，位于结肠壁浆膜下，亦有人认为存在肠脂垂内，淋巴结体积很小。

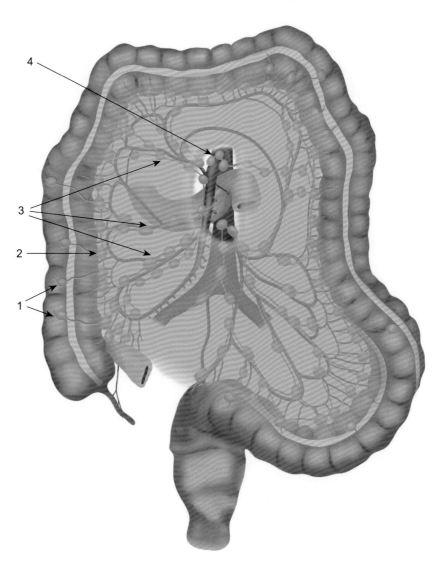

图2-14　结肠的淋巴结引流

1.结肠上淋巴结；2.结肠旁淋巴结；3.中间淋巴结；4.主淋巴结

（三）结肠旁淋巴结

结肠旁淋巴结收集结肠上淋巴结的淋巴液，位于边缘动脉和肠壁之间，是结肠癌转移的第 1 站。

（四）中间淋巴结

中间淋巴结主要是沿各结肠动脉分支排列，如回结肠淋巴结、右结肠淋巴结、中结肠淋巴结、左结肠淋巴结和乙状结肠淋巴结。该淋巴结的淋巴液汇入各主结肠淋巴结。

（五）主淋巴结

主淋巴结位于各结肠动脉的根部和肠系膜上、下动脉根部。

（六）淋巴回流

结肠淋巴回流路径即肠壁淋巴管→结肠上淋巴结→结肠旁淋巴结→中间结肠淋巴结→主结肠淋巴结→肠系膜上、下淋巴结。但是同级淋巴结之间和不同级淋巴结之间均可存在直接通路，所以结肠癌患者有时可发生跳跃转移或逆向播散等。

六、结肠的神经支配

结肠的神经属于自主神经，包括交感神经和副交感神经。具体来说结肠的神经支配主要由肠系膜上、下神经丛支配，这两者分别盘绕着肠系膜上、下血管，它们所含的交感神经纤维来自腰交感神经节，分布于全部结肠（图 2-15）。迷走神经纤维仅分布于结肠脾曲以上的结肠，降结肠和乙状结肠则由骶 2~4 脊髓节的副交感神经分布。

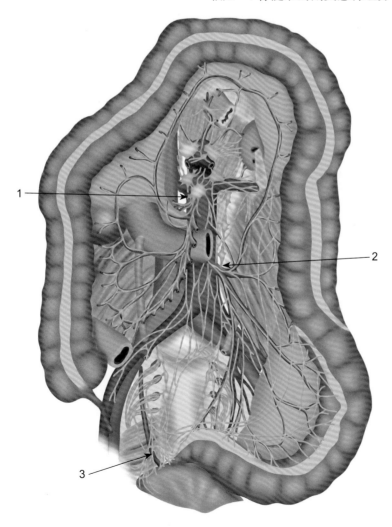

图 2-15　结肠的神经支配

1.肠系膜上神经节及肠系膜上神经丛；2.肠系膜下神经节及肠系膜下神经丛；3.盆丛

第二节 直肠癌规范化手术应用解剖

一、直肠的形态及分段

（一）直肠的形态

直肠是隶属于大肠末端的一部分，其近端起自第 3 骶椎平面，与乙状结肠相延续，远端与肛管相连接，长 12~15 cm。直肠沿骶骨和尾骨前方下降，从矢状面上观察可见直肠形成和骶骨及尾骨相同的曲度，称为直肠骶曲。直肠末端穿过肛提肌时以近似 90° 的直角转折绕过尾骨尖延续为肛管，形成直肠会阴曲，此处是节制排便的重要机制之一。与结肠截然不同，直肠形态上没有结肠带、结肠袋、肠脂垂等解剖学特征。总体而言，直肠呈现两端细窄，中间膨隆的特征。在直肠乙状结肠交界处管腔较窄，向下端扩大部分称为直肠壶腹，具有储存粪便的功能，至尾骨尖前方 2~3 cm 稍下方穿过盆膈处又再次变窄与肛管相连续（图 2-16）。直肠并非严格意义上的垂直正中走行，从冠状面上看有 3 个侧曲，由上至下分别凸向左、右和左；从矢状面上看有 2 个弯曲，呈 "S" 形，即前述的直肠骶曲和会阴曲。

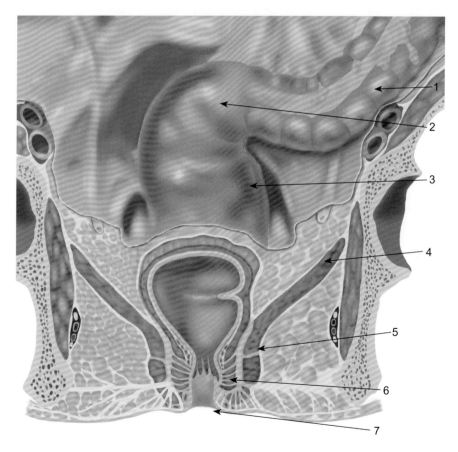

图 2-16 直肠的形态
1.乙状结肠；2.直肠乙状结肠交界；3.直肠；4.肛提肌；5.肛门外括约肌；6.肛门内括约肌；7.肛门

（二）直肠的分段

　　从直肠与腹膜的关系来看，直肠大致可分为上、中、下 3 段，上段前方和两侧均被覆腹膜，为腹膜内位；中段仅前方有腹膜覆盖，为腹膜间位，在男性向前返折成直肠膀胱陷凹（图 2-17），在女性向前返折成直肠子宫陷凹（图 2-18）；下段无腹膜覆盖，完全位于腹膜外，为腹膜外位。直肠壶腹部黏膜一般有上、中、下 3 个横行皱襞，为直肠黏膜和

环行肌纤维共同形成并凸向管腔的半月形结构，称直肠瓣（又称 Houston 瓣），分别对应直肠冠状面上的 3 个侧曲，其中直肠壶腹中瓣常对应于腹膜返折平面。直肠瓣具有阻止粪便排出的重要生理功能，在直肠接纳并储存粪便而膨胀时则消失。按照距肛缘距离，临床上常将直肠划分为 3 段，上段距肛缘 10～15 cm，中段距肛缘 7～10 cm，下段距肛缘 7 cm 以下至肛管（图 2-19）。

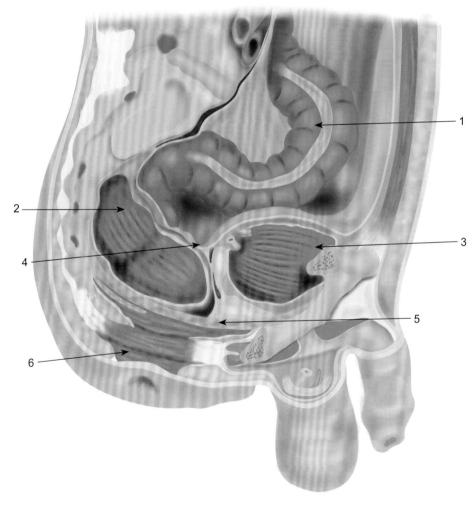

图 2-17　直肠（男性）
1.乙状结肠；2.直肠；3.膀胱；4.直肠膀胱陷凹；5.肛提肌；6.肛门外括约肌

53

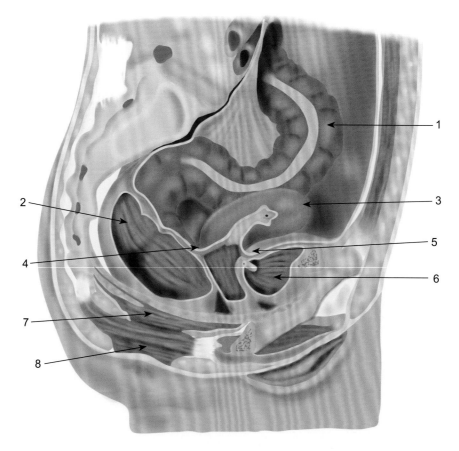

图 2-18　直肠（女性）

1. 乙状结肠；2. 直肠；3. 子宫；4. 直肠子宫陷凹；5. 膀胱子宫陷凹；6. 膀胱；7. 肛提肌；8. 肛门外括约肌

外科临床意义

日本《大肠癌诊断治疗规约》中将直肠分为 3 部分，分别为直肠乙状结肠交界部（Rs）、直肠上段（Ra）和直肠下段（Rb）。

直肠乙状结肠交界部（简称直乙交界）为乙状结肠下端移行为直肠的肠管，一般长约 3 cm。直乙交界起始部多数位于第 1 骶椎的上缘，即骶骨岬的位置。从该部位起，结肠的解剖学特征即结肠带、结肠袋和肠脂垂均消失，肠腔明显变窄，黏膜皱襞消失。直肠乙状交界部在临床上具有重要的意义，它是全部结肠中最为狭窄之处，乙状结肠在此处以近乎直角的形式转折为直肠，是恶性肿瘤的常见好发部位之一。但是此处的恶性肿瘤常发生漏诊和误诊，结直肠外科医师在临床上应当提高警惕。

直肠上段和直肠下段的分界是以腹膜返折为界，而腹膜返折处常对应于直肠壶腹第 2 条横行皱襞。

二、直肠的毗邻脏器、筋膜间隙及韧带

（一）直肠的毗邻脏器

直肠前方的脏器毗邻关系在男性和女性中存在较大区别。在男性，直肠前方的腹膜返折向膀胱后壁而形成直肠膀胱陷凹，在腹膜返折下方由上至下毗邻关系依次为膀胱后壁、输尿管末端、输精管壶腹、精囊腺和前列腺（图 2-17）。在女性，直肠前方的腹膜返折向子宫及阴道后穹隆而形成直肠子宫陷凹，在腹膜返折以下借直肠阴道隔与阴道后壁相毗邻（图 2-18）。

直肠后方毗邻关系为骶前疏松结缔组织中的骶丛、交感神经干、骶正中血管等。直肠上部两侧为腹膜返折形成的直肠旁沟，直肠下部两侧被盆膈（即肛提肌）包绕。

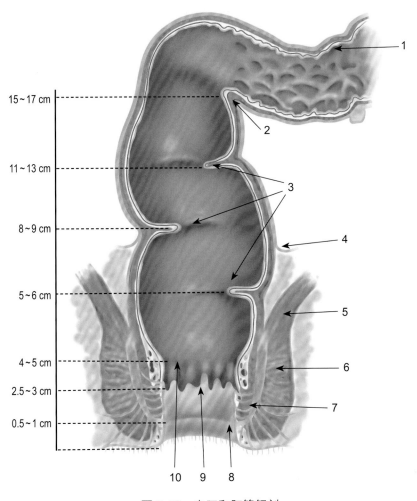

图 2-19　直肠和肛管解剖

1. 乙状结肠；2. 直肠乙状结肠交界；3. 直肠横襞（上、中、下直肠瓣）；4. 腹膜返折；5. 肛提肌；6. 肛门外括约肌；7. 肛门内括约肌；8. 白线；9. 齿状线；10. 肛柱上缘

外科临床意义

　　理解并熟练掌握直肠与周围脏器的解剖毗邻关系，在直肠癌行全直肠系膜切除术时，可避免损伤周围组织脏器，降低术中大出血的发生率及术后功能性障碍等并发症的比例。例如，熟知直肠腹膜返折以下前方的毗邻脏器，就可以在分离直肠前方时避免损伤精囊和前列腺，以及两侧的盆神经丛，降低术后性功能障碍的发生率；熟知直肠后方与骶血管的毗邻关系，在游离直肠后方时即可避免层面过深，从而能减少因骶前静脉破损导致大出血的风险。

（二）直肠周围的筋膜及筋膜间隙

　　1. 直肠深筋膜　通俗来讲，直肠深筋膜是直肠系膜脂肪的包膜。从组织胚胎发育学上来看，直肠深筋膜属于盆腔脏层筋膜的一部分，主要存在于腹膜折返以下、盆膈以上，包绕直肠中上段的后外侧及下段全周，形成袖套状纤维薄膜。直肠深筋膜内含直肠的血管、淋巴管、神经以及脂肪组织（图 2-20）。临床上常讲的全直肠系膜切除术（total mesorectal excision，TME）即指切除直肠深筋膜包裹的所有组织，包括直肠、直肠系膜以及淋巴、血管及神经等。

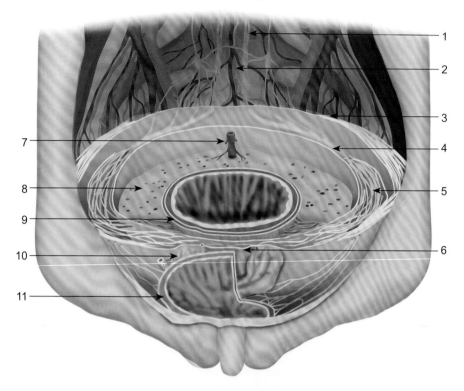

图 2-20 直肠周围筋膜

1. 下腹下神经；2. 骶正中动脉；3. 骶前筋膜（盆筋膜壁层）；4. 直肠深筋膜（盆筋膜脏层）；5. 下腹下丛（盆神经丛）；
6. Denonvilliers 筋膜；7. 直肠上动脉；8. 直肠系膜；9. 直肠；10. 精囊腺；11. 膀胱

外科临床意义

直肠系膜为直肠深筋膜包绕直肠上动静脉、上腹下神经丛的分支（左、右腹下神经）、淋巴管、脂肪等一起共同构成的结构。直肠深筋膜在后面包绕直肠系膜，而直肠系膜向上与乙状结肠系膜相融合；两侧向外伸展包绕直肠。TME 手术理念的创立者 Heald 教授将直肠深筋膜定义为盆腔脏层筋膜，直肠 TME 手术时需要以直肠深筋膜为界完整切除直肠系膜，从而降低局部复发概率。

2. 骶前筋膜 从组织胚胎学上讲，骶前筋膜是腹膜下筋膜在盆腔的延续，属于盆腔壁层筋膜，在直肠深筋膜后方覆盖骶骨及骶部的血管和神经，是一层较为厚实的筋膜（图 2-20）。骶前筋膜与周围的组织筋膜相互移行，向上延续至上腹下神经丛的起始处，绕过骶骨岬与腹膜后的肾前筋膜相延续；向

两侧延伸至梨状肌筋膜和肛提肌筋膜；向下延伸与直肠系膜的深筋膜和肛尾韧带融合。

外科临床意义

英国的 Heald 教授将骶前筋膜称为盆腔壁层筋膜。综合组织胚胎学及解剖学来看，左、右腹下神经和下腹下神经丛位于骶前筋膜表面，骶前静脉则在骶前筋膜后面。直肠癌手术时如果在骶前筋膜后方层面解剖容易损伤骶前静脉导致出血。而骶前静脉破损后不易控制，常发生大出血，因为静脉壁外膜部分附着在筋膜后表面，无法收缩，出血可能很严重，最常用的止血方法是纱布填塞压迫止血。

3. Denonvilliers 筋膜 又称直肠膀胱隔或直肠阴道隔，包含弹性纤维和胶原纤维，是一层较为坚韧的结缔组织筋膜。该筋膜位于直肠深筋膜前方，上

方起自直肠膀胱陷凹（女性为直肠子宫陷凹），下方达会阴中心腱并与其相连，两侧与直肠系膜融合达直肠侧韧带（图 2-21）。在男性，Denonvilliers 筋膜位于膀胱、输精管壶腹、精囊腺及前列腺后方；在女性，Denonvilliers 筋膜与阴道后壁紧密相连。实际手术时，Denonvilliers 筋膜与前列腺被膜致密贴合，游离较为困难，常导致不易控制的出血，因此术中游离 Denonvilliers 筋膜至前列腺上缘时即可考虑横断 Denonvilliers 筋膜至直肠前间隙进行游离，以避免损伤前列腺以及左、右侧盆神经的交通支。

临床争议

临床上对于 Denonvilliers 筋膜的组织学起源及分层一直存在较大争议。多数专家认为 Denonvilliers 筋膜由前叶和后叶组成，将直肠与前列腺或阴道的间隙分成前、后两部分，即 Denonvilliers 筋膜前间隙和后间隙。Denonvilliers 筋膜前间隙位于筋膜前叶与被覆前列腺、精囊腺（或阴道）后方的被膜之间，也有人称之为前列腺后间隙。Denonvilliers 筋膜后间隙位于筋膜后叶与直肠深筋膜之间，也称为直肠前间隙。但是也有部分学者认为 Denonvilliers 筋膜为腹膜前后叶的融合，实际上应该为一层且无法分离。该筋膜是直肠肿瘤向前浸润的重要保护性屏障，直肠癌灶位于肠壁前方时建议应将该筋膜一并切除，以达到 TME 的要求。

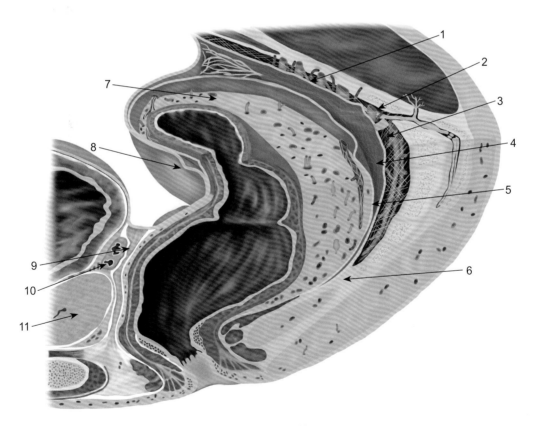

图 2-21 直肠周围筋膜间隙

1. 骶前筋膜；2. 骶前静脉；3. 骶前间隙；4. 直肠后间隙；5. 直肠深筋膜；6. 直肠骶骨筋膜（Waldeyer 筋膜）；7. 直肠系膜；8. 腹膜；9. Denonvilliers 筋膜；10. 精囊腺；11. 前列腺

4. Waldeyer 筋膜　该筋膜是骶前筋膜在第 4 骶骨水平向前方及尾侧延伸附着于直肠深筋膜形成的坚韧的膜状组织结构，故又称骶骨直肠筋膜。该筋膜将直肠系膜与骶前筋膜之间的直肠后间隙分为上、下两个间隙，上方为直肠后间隙，下方为肛提肌上间隙（图 2-22）。直肠癌 TME 手术中需要将 Waldeyer 筋膜切开方能将直肠后方完全游离。

外科临床意义

　　TME 手术时分离直肠后间隙时，到达骶 4 水平突然由疏松的结缔组织变为肥厚致密且坚韧的膜状组织，即到达 Waldeyer 筋膜。

5. 直肠后间隙　为骶前筋膜和直肠深筋膜之间的间隙，此间隙为潜在间隙，无血管，直肠癌根治术中将直肠向前方牵拉可见此间隙，呈蜂窝状，向四周扩展，是 TME 手术的分离层面（图 2-21）。

6. 骶前间隙　为骶前筋膜和骶骨之间的间隙，其内走行骶正中动脉和骶静脉丛（图 2-21）。直肠癌手术中分离时若误入此层面可能导致骶前静脉出血，该静脉外膜部分附着在筋膜后表面，因血管无法收缩而出血汹涌且不易控制，临床操作中应谨慎以避免发生此并发症。

（三）直肠侧韧带

　　直肠侧韧带是指直肠下方前外侧由盆壁连接直肠的黄色致密脂肪样组织，包括直肠中动、静脉和下腹下丛进出直肠的分支，有学者亦称之为直肠侧蒂（图 2-23）。直肠中动、静脉的分支管径较细或缺如，最大直径不超过 3 mm，不容易被发现，有时需要手术时充分牵拉显露才能发现。

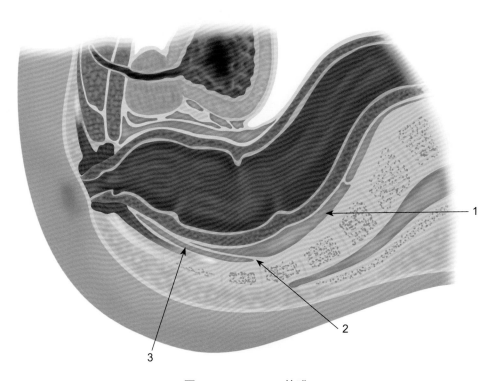

图 2-22　Waldeyer 筋膜
1. 直肠后间隙；2. Waldeyer 筋膜；3. 肛提肌上间隙

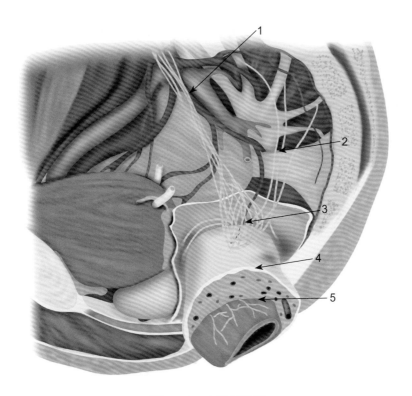

图 2-23　直肠侧韧带

1.腹下神经；2 盆内脏神经；3.下腹下丛及直肠中动脉；4.直肠深筋膜；5.直肠及系膜

外科临床意义

　　随着腹腔镜直肠癌手术的推广和普及，大家对直肠周围亚微结构解剖的认识和理解不断加深。在直肠侧韧带区域，直肠深筋膜无法完整包绕直肠系膜，而是呈"儿"字形包裹直肠侧韧带。侧韧带中的直肠中动、静脉分支均较细小，以电刀或超声刀即可离断。

　　由于侧韧带存在的缘故，相比直肠前间隙和直肠后间隙，直肠侧方间隙并无明显分界。因此，行直肠侧方游离时，建议先将直肠前、后间隙充分游离，保证一定程度张力的情况下再紧贴直肠深筋膜离断直肠侧韧带，避免因游离过浅而破坏直肠系膜的完整性，或因游离过深而伤及盆神经丛。

三、直肠的动脉

（一）直肠上动脉

　　直肠上动脉是肠系膜下动脉的终末支，肠系膜下动脉在发出乙状结肠动脉后延续为直肠上动脉（图2-24）。直肠上动脉在乙状结肠系膜内下降到盆腔，越过骶骨岬，进入直肠系膜，在第3骶椎水平分成两个分支。直肠上动脉起初位于直肠后侧壁，然后转向外侧进入直肠侧壁，终末支从直肠系膜水平穿入直肠壁肌层，从而进入直肠黏膜下层，与直肠下动脉升支吻合。

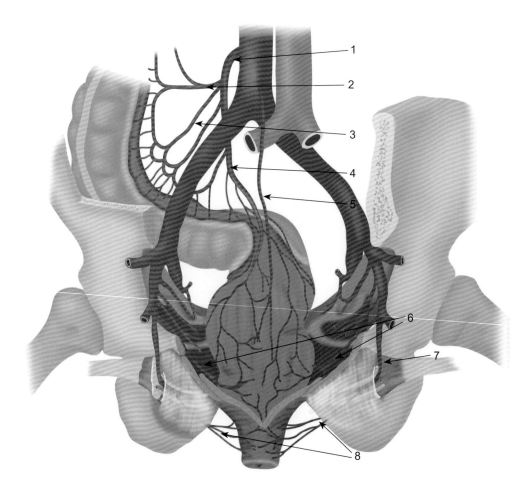

图 2-24 直肠的动脉

1.肠系膜下动脉；2.左结肠动脉；3.乙状结肠动脉；4.直肠上动脉；5.骶正中动脉；6.直肠中动脉；7.阴部内动脉；8.直肠下动脉

外科临床意义

左半结肠癌根治术中肠系膜上动脉切断后，直肠的血供也不会受到太大影响，因为从直肠下动脉发出的吻合支可以提供足够的血供。

外科临床意义

临床上，直肠中动脉变异较大，出现概率在20%~90%，部分患者常缺如或者管腔非常细小，腹腔镜手术中一般以电刀或超声刀即可处理，无须用血管夹闭合。

（二）直肠中动脉

直肠中动脉出现的概率各家报道不一，变异较大。直肠中动脉多数直接起源于髂内动脉或其分支，经直肠前外侧的侧韧带进入直肠系膜，为直肠中段和下段的管壁提供血供（图 2-24）。但是，直肠中动脉常缺乏与直肠上动脉和直肠下动脉的交通吻合支。

（三）直肠下动脉

直肠下动脉起源于髂内动脉的终末支，即阴部内动脉，穿过坐骨肛门窝，贯穿肛门外括约肌，在肛管上部的外侧进入，为肛门内外肛门括约肌、肛管和肛周皮肤提供血供（图 2-24）。

外科临床意义

　　腹会阴联合直肠切除术的会阴部操作时，经会阴部切口纵深切开坐骨直肠窝内脂肪时可见从外侧向内方走行的直肠下动脉，应予以结扎切断。

（四）骶正中动脉

　　骶正中动脉发自腹主动脉分叉处，紧贴骶骨前方下行，穿过骶前筋膜供应直肠末端后壁（图2-24）。

四、直肠的静脉

（一）直肠上静脉

　　直肠上静脉与同名动脉相伴行，起自直肠内血管丛，在直肠黏膜下层上升汇合形成直肠上静脉，伴随直肠上动脉向上沿着直肠系膜和乙状结肠系膜根部延伸，跨过左侧髂总血管，汇入肠系膜下静脉（图2-25）。

（二）直肠中静脉

　　直肠中静脉伴随直肠中动脉走行汇入骨盆侧壁上的髂内静脉（图2-25）。

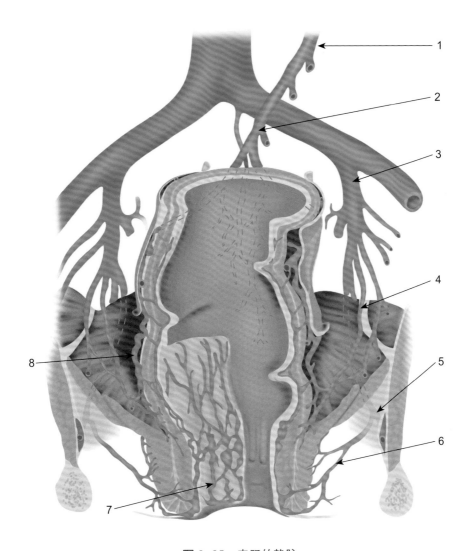

图2-25　直肠的静脉

1.肠系膜下静脉；2.直肠上静脉；3.髂内静脉；4.直肠中静脉；5.阴部内静脉；6.直肠下静脉；7.直肠内静脉丛；8.直肠肌周围静脉丛

（三）直肠下静脉

直肠下静脉与直肠下动脉伴行，汇入阴部内静脉，最终至髂内静脉（图2-25）。

五、直肠的淋巴引流

直肠的淋巴引流伴随血管走行，包括上方、侧方及下方三条引流途径（图2-26）。

（一）上方淋巴引流

上方淋巴结引流是直肠的主要淋巴引流路径，主要收集直肠上、中、下段的淋巴结引流。直肠壁及直肠旁淋巴结是第1站淋巴结，直肠上动脉旁淋巴结是第2站淋巴结，肠系膜下动脉旁淋巴结是第3站淋巴结。日本《大肠癌诊断治疗规约》中常说的D3手术即指要清扫肠系膜下动脉旁淋巴结。

（二）侧方淋巴引流

侧方淋巴引流主要是收集直肠中、下段的淋巴结引流，引流途径为沿着直肠中动脉至闭孔动脉、髂内动脉、髂总动脉淋巴结，直至腹主动脉旁淋巴结。

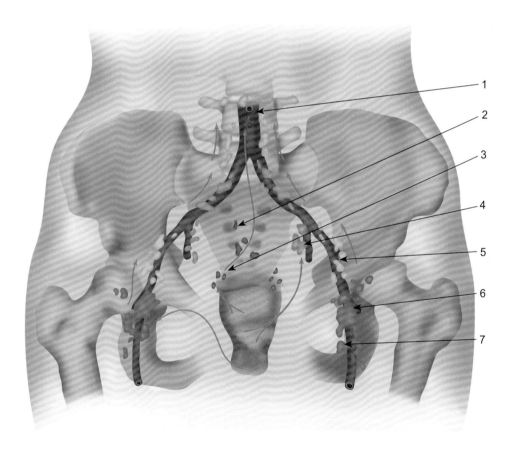

图2-26 直肠的淋巴引流

1.肠系膜下动脉旁淋巴结；2.直肠上动脉旁淋巴结；3.直肠旁淋巴结；4.髂内淋巴结；5.髂外淋巴结；6.腹股沟深淋巴结；7.腹股沟浅淋巴结

（三）下方淋巴引流

下方淋巴引流主要是收集肛门括约肌周围、肛管以及肛周皮下的淋巴引流，到达腹股沟淋巴结。

六、直肠的神经支配

（一）直肠的交感神经

直肠交感神经纤维起源于胸 11- 腰 4 组成的腹主动脉丛，沿腹主动脉下行，绕过肠系膜下动脉根部，至腹主动脉分叉处、骶骨前方形成上腹下神经丛，然后分叉为左、右腹下神经，在骨盆、髂内动脉内侧，循直肠深筋膜后外侧向前、向下走行至直肠侧韧带处，进入盆神经丛（图 2-27）。

（二）直肠的副交感神经

直肠的副交感神经起源于骶 2~ 骶 4 的内脏传入神经，两侧各有 3~4 支，由骶前孔发出进入盆神经丛后下角（图 2-27）。腹下神经和盆内脏神经构成盆神经丛，位于直肠中段偏下方深筋膜的两侧，呈菱形网络样神经板，前缘发出泌尿生殖丛分支支配精囊、前列腺、膀胱、阴茎（女性为子宫及阴道），直肠丛分支支配直肠。

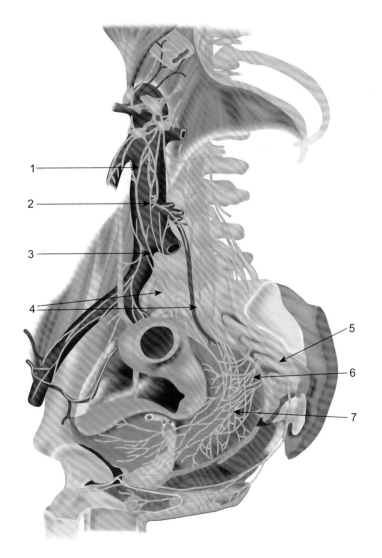

图 2-27 直肠的神经

1. 腹主动脉丛；2. 肠系膜下神经丛；3. 上腹下神经丛；4. 左、右腹下神经；5. 骶丛；6. 盆内脏神经；7. 盆神经丛

七、肛管解剖

　　由于直肠癌手术不可避免地涉及到肛管区域，因此，以下简要介绍肛管的解剖。

（一）肛管的形态

　　肛管是大肠的终末端，位于盆膈以下，介于直肠和肛门之间，长 2.5～4.0 cm，绕过尾骨向后下方开口于肛门，内含不随意的平滑肌（肛门内括约肌）和外面的随意肌（肛门外括约肌）。肛管内面观可看到以下结构：

　　（1）肛柱：肛管内面6～10条纵向走行的黏膜皱襞。

　　（2）肛管直肠线：肛柱上端连接形成的环形线，为直肠和肛管的分界线。

　　（3）肛瓣：相邻肛柱下端之间呈半月形的黏膜皱襞，有6～12个。

　　（4）肛窦：肛柱与肛瓣形成的小隐窝，窦口朝上，深3～5 mm，底部有肛腺的开口。窦内常可存留粪屑，易致肛窦炎，感染严重者可形成肛周脓肿等。

　　（5）齿状线或肛皮线：肛瓣的边缘和肛柱下界相连围成的锯齿状环形线。

　　（6）肛乳头：是肛管与肛柱相接区的圆锥体或三角形的小隆起，多为1～4个，数目、形态和大小个体差异性较大。

　　（7）肛梳：齿状线稍下方隆起的环状光滑区，宽约1 cm。

　　（8）肛门白线（Hilton line）：距肛缘上方约1 cm，又称内外括约肌间沟，此沟正对内括约肌下缘与外括约肌皮下部的交界部位。临床上一般看不到，但是可以触及到（图2-28）。

（二）肛管的分区

　　临床上常将肛管区域划分为"四线三区"（图2-28）。

　　所谓的四线是指：

　　（1）肛皮线：肛管与皮肤交界线，即肛门。

　　（2）肛门白线：又称 Hilton 线，位于肛皮线上方1 cm，内括约肌与外括约肌皮下部交界处，肉眼难以辨认。

　　（3）齿状线：距肛缘2.5～3.0 cm，是肛管中唯一肉眼可见的环形线。

　　（4）肛管直肠线：又称 Hermann 线，位于齿状线上方约1.5 cm。

　　所谓的三区是指：

　　（1）柱状区：位于肛管直肠线与齿状线之间，为0.5～1.5 cm的环形区，是肛柱所在部位。

　　（2）肛梳区：位于齿状线与白线之间，又称痔带。

　　（3）皮区：为白线和肛皮线之间的区域，被覆鳞状上皮。

（三）肛门括约肌

1.肛门内括约肌 肛门内括约肌是直肠壁内的环形肌部分增厚而成，故属于非随意肌，平时保持一定的肌张力而呈收缩状态，主要的作用是控制排便（图2-28）。

2.肛门外括约肌 肛门外括约肌包括3部分，分为皮下部、浅部及深部。皮下部肌束呈圆环状，与内括约肌的分界处即为肛管的白线；浅部肌束呈椭圆状，位于皮下部的上方，向前与会阴体相连，向后止于肛尾韧带；深部肌束呈环形，位于浅部的上方，与肛提肌相连（图2-28）。

3.联合纵肌 联合纵肌是由直肠固有肌层的纵行肌部分、肛提肌的部分肌束以及肛门外括约肌的部分肌束共同组成，呈相互交错的放射状肌束（图2-28）。

外科临床意义

联合纵肌是经肛全直肠系膜切除术（transanal total mesorectal excision，taTME）自下向上分离时的解剖学标志。

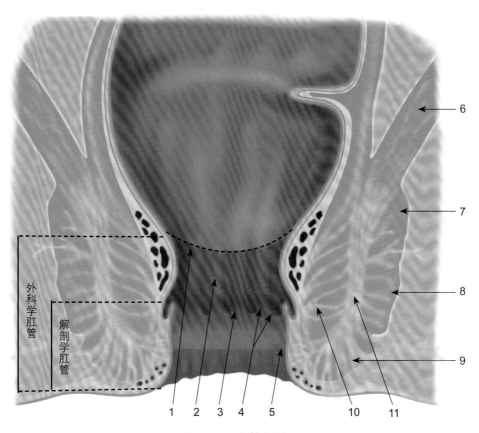

图2-28 肛管解剖

1.肛管直肠线（Hermann线）；2.肛柱；3.肛瓣；4.齿状线；5.括约肌间沟（Hilton线）；6.肛提肌；7.肛门外括约肌深部；8.肛门外括约肌浅部；9.肛门外括约肌皮下部；10.肛门内括约肌；11.联合纵肌。注：图中红色区域为柱状区，橙色区域为肛梳区，灰色区域为肛皮区

参考文献

1. Wind GG. 腹腔镜手术图谱解剖与进路. 曹华, 李贵心, 黄雄飞译. 福州: 福建科学技术出版社, 2004.
2. Frank HN. 奈特人体解剖学彩色图谱. 王怀经译. 北京: 人民卫生出版社, 2005.
3. 丁自海. 临床解剖学. 北京: 人民卫生出版社, 2014.
4. 韩方海, 詹文华, 张肇达, 等. 与结肠癌、直肠癌根治手术有关的腹腔和盆腔筋膜及其间隙. 中国现代手术学杂志, 2003, 7(4): 316-320.
5. Culligan K, Remzi FH, Soop M, et al.Review of nomenclature in colonic surgery-proposal of a standardized nomenclature based on mesocolic anatomy. Surgeon, 2013, 11(1): 1-5.
6. Bunni J, Coffey JC, Kalady MF. Resectional surgery for malignant disease of abdominal digestive organs is not surgery of the organ itself, but also that of the mesenteric organ. Tech Coloproctol, 2020, 24(7):757-760.
7. 汪建平, 杨祖力. 直肠癌外科治疗的现代解剖学基础. 中国实用外科杂志, 2002, 22(6):365-367.
8. 叶颖江, 王杉. 从腹盆腔系膜、筋膜、间隙解剖谈结直肠癌规范化外科治疗. 中国实用外科杂志, 2012, 32(9): 706-708.
9. 胡祥. 直肠周围间隙和盆底解剖. 中国实用外科杂志, 2019, 39(7): 663-667.
10. Hollabaugh RS, Steiner MS, Sellers KD, et al. Neuroanatomy of the pelvis:implications for colonic and rectal resection. Dis Colon Rectum, 2000, 43 (10): 1390-1397.
11. Lindsey I, Warren BF, Mortensen NJ. Denonvillier's fascia lies anterior to the fascia propria and rectal dissection plane in total mesorectal excision. Dis Colon Rectum, 2005, 48(1):37-42.
12. Zhang C, Ding ZH, Li GX, et al. Perirectal fascia and spaces: annular distribution pattern around the mesorectum. Dis Colon Rectum, 2010, 53(9): 1315-1322.
13. Kinugasa Y, Murakami G, Suzuki D, et al. Histological identification of fascial structures posterolateral to the rectum. Br J Surg, 2007, 94(5): 620-626.

第三章 结直肠癌规范化手术的临床思维及技术要点

第一节 结直肠癌规范化手术的临床思维

结直肠外科是外科学中应用性极强的一个专业分支，主要是解决结直肠恶性肿瘤相关的临床实际问题。而在临床实践过程中遇到的问题能否得到妥善合理的解决在很大程度上有赖于结直肠外科医师是否掌握及能否进行正确的临床思维。事实上，临床思维是人类思维活动在临床医学领域的特定应用，具有其自身的特殊性，包括可实践性、可重复性、可连续性、可添加性和可交叉性。正确的临床思维是结直肠外科医师获得临床知识、积累临床经验和提高手术技术水平的重要方法，是对患者做出正确诊断和恰当治疗的必由之路，也是避免疏漏甚至是失误的重要法宝。结直肠外科医师只有掌握正确的临床思维，才能够全面准确地了解病情，综合分析后做出精确诊断，全面且周密地制订手术治疗决策。总而言之，掌握正确的临床思维是结直肠外科医师高质量完成医疗实践工作的前提。

一、结直肠外科医师进行临床思维的前提是树立正确的工作态度

结直肠恶性肿瘤本身复杂多变，加之恶性肿瘤患者个体形形色色，差异性极大，因此要求结直肠外科医师必须具备正确的临床思维路线、程序和方法。而建立正确的临床思维的前提是树立正确的工作态度，也就是要有自觉性、积极性和主动性。如果结直肠外科医师对临床问题和临床实践不积极主动，实质上也就表明缺乏兴趣和毅力，就会对结直

肠恶性肿瘤及患恶性肿瘤的患者认识不足，造成诊断、治疗错误。只有树立正确的工作态度，对患者、对临床实践充满好奇心和求知欲，具备热情敬业的工作精神、细致认真的工作作风、踏实负责的工作原则，才能在临床医疗工作中有意识地进行临床思维训练。

具体来说，临床思维的基础是采集资料信息的全面性。临床医疗工作纷繁复杂，需要花费大量时间、耗费很多精力去采集原始的第一手资料，尽量追本溯源，为临床思维奠定坚实的基础。而结直肠恶性肿瘤的症状相对比较简明，如腹痛、腹胀、黑便、大便习惯改变，查体有腹部肿块、压痛，直肠指诊可见肿物，或结肠镜、组织学活检结果以及影像学检查提示相关病变，有时候容易根据这些方便获取的表面信息做出单一、片面的诊断，据此信息进行相关治疗甚至手术，而没有进一步深入挖掘疾病的相关信息，没有对获取的各种数据信息进行分析核实，没有做出正确而全面的思考，往往会走入歧途，造成不可挽回的损失。例如，我国结直肠癌的发病率逐年上升，胃癌的发病率也居高不下，在临床上屡见不鲜的情况是某个患者同时患有多种恶性肿瘤，如同时存在胃肠道肿瘤，或者是结直肠多发性肿瘤，因此结直肠肿瘤的患者不仅要做结肠镜检查，还要考虑做胃镜检查，而且结肠镜检查不能满足于看到主要病灶，还要对全大肠进行全面检查，并对可疑的病灶进行活检病理诊断。例如，结直肠肿瘤具有多原发性，且可能良恶性疾病并存，因此结直肠镜检查要做到规范、全面，尽量看清整个大

肠，避免遗漏病灶。再比如，结肠镜组织学活检病理的诊断并非总是正确，也会受到许多因素的影响，诸如患者肠道准备是否充分，内镜医师检查是否全面，镜下取材是否到位，病理诊断是积极还是保守等。因此，临床上结直肠外科医师不应满足于简单的一元论诊断，不能局限于思维的定势和惯性。

二、结直肠外科医师做出手术决策时要遵从临床思维的程序化

外科手术是结直肠恶性肿瘤的主要治疗手段，但是手术毕竟是一种有创性的方法，手术过程中的切除和重建改变了原有的解剖结构和生理功能，造成的解剖生理异常实际上是另一种病理状态，虽然能够延长生命，但有损患者的生活质量。因此，结直肠外科医师在做出手术治疗相关的一系列决策时应当慎之又慎、辩证分析、全面思考、权衡利弊，争取以最小的手术代价和最小的生理干扰来解决临床问题，以换取患者的最大获益。而妥善做出最佳的手术决策的关键在于要时刻遵从临床思维过程的程序化。

结直肠外科医师面对患者时经常需要考虑或回答的问题是患者需不需要手术，什么时候手术，做什么样的手术，术中或术后可能出现哪些问题，如何预防和处理术后并发症，手术后的近远期疗效如何，如何准确预测并及早预防和干预不良事件。这实际上就是一系列的手术决策问题，决策是否妥当直接决定患者的生命和预后。结直肠外科医师在做出手术决策之前应当在头脑中形成一套完整有序的临床思维程序，将上述一系列问题条理化、层次化，由浅及深，逐层解答，一丝不苟地完成临床思维过程后再做出合理决策，方能使患者获益最大化，化解潜在的危机，避免疏漏、差错甚至医疗事故。概括来说，手术决策临床思维的程序化依次包括以下五点：

（一）确定有无手术适应证

手术是治疗结直肠恶性肿瘤的主要治疗手段，

但绝非全部。随着内镜技术的迅速发展、放疗技术和设备的更新换代以及新的化疗药物、靶向药物及免疫制剂的投入使用，结直肠恶性肿瘤的治疗方法越来越多，效果也越来越好。因此，结直肠外科医师在确定患者有无手术适应证时应首先考虑有无手术以外的最佳治疗手段，如内镜下切除、新辅助放化疗、靶向治疗及免疫治疗等，评估其疗效及持续时间，最后方能确定是否具备手术适应证。例如，低位直肠癌行新辅助放化疗后 15%~30% 的患者可达到病理学完全缓解（pathological complete response，PCR），5 年生存率高达 90% 以上，这部分患者是否需要手术治疗值得商榷。国内外部分专家甚至建议可以实施"等待观察"（watch and wait）的非手术疗法。

（二）掌握恰当的手术时机

选择恰当的时机进行手术是保证患者生命安全的关键性因素。患者目前的状态能否耐受手术，手术是择期手术还是限期手术，是否需要做相关的准备工作，都是结直肠外科医师需要回答的问题。例如结直肠肿瘤患者常合并出血或慢性消耗，出现营养不良，高龄患者常合并心血管疾病、糖尿病、慢性阻塞性肺疾病等情况，这些均需要根据患者的原发肿瘤病情及全身整体状况进行综合评估，以制订术前准备方案，选择最佳的手术时机。结直肠肿瘤一旦出现肠梗阻或出血等急性状况，则需要手术医师当机立断，权衡病情发展及手术风险，辩证地判断手术时机。

（三）确定正确的手术方式

治疗结直肠恶性肿瘤常常有多种手术方式可供选择，而哪一种手术方式最佳往往因人而异。总的原则是结合患者的具体情况选择对患者最有利的手术方式，这需要结直肠外科医师在术前进行全面评估，权衡利弊，充分考虑包括根治性与姑息性、首选术式和备用方案、微创手术和传统开放手术、近期效果与长远疗效等因素。例如，目前结肠癌推荐完整结肠系膜切除术（complete mesocolic excision，CME），直肠癌推荐全直肠系膜切除术（total mesorectal excision，TME），从而将肿瘤局部复发率降到最低。再比如以低位直肠癌为例，结直肠外科医师和患者经常面临手术切除的根治性和保留肛门功能的两难选择。随着影像学诊断技术（直肠腔内超声内镜及磁共振）的进步、腹腔镜技术的推广（腔镜放大视野及亚微结构解剖）、吻合器技术的发展（腔镜直线切割闭合器及环形吻合器）、新辅助放化疗的成功应用以及对直肠癌局部侵犯及淋巴结转移规律认识的深入，越来越多的低位直肠癌选择内括约肌切除，保肛手术率大幅度提高，使得患者免于永久性腹壁造口的痛苦。但是，保肛手术的前提是保证肿瘤的根治性，以牺牲肿瘤根治而强行保肛手术是万万不可取的。保肛手术不仅要保留形式上的肛门，更要保留肛门的功能，若肛门排便控制功能丧失则会给患者带来无尽的痛苦，反而降低了术后生活质量，还不如行腹会阴联合切除术。

（四）熟稔各种术后并发症

结直肠外科医师应当对术后容易发生的并发症如出血、感染、吻合口瘘等了然于胸，熟稔各种防范和处理措施，尽量避免发生术后并发症。术后临床思维的目的在于及时发现各种术后并发症，结直肠外科医师的知识库中已经储备了这些并发症的相关知识，临床思维能够帮助外科医师掌握如何观察、如何发现及如何处理术后并发症，尽量减轻并发症的不良后果，将患者的损失降到最小化。例如吻合口瘘是结直肠外科手术常见的并发症，术后发生吻合口瘘并不可怕，只要严密观察引流液情况，及早发现吻合口瘘迹象，进行通畅引流，加强全身抗感染及营养支持，就可以尽量将吻合口瘘的危害降到最低。可怕的是未能及时发现，贻误吻合口瘘的治疗而造成腹腔感染甚至是感染性休克。

（五）预测近远期治疗效果

结直肠外科医师对于手术的完成情况是最了解的，对于近期效果及远期生存情况必然会有较为准确的判断。因此，我们必须实事求是，对患者术后是否需要辅助治疗以及如何复查随访都详细如实告知患者或其家属。

三、正确的临床思维有利于处理结直肠恶性肿瘤诊治中的各种矛盾关系

结直肠外科医师在具体的临床实践中常常会面临互相矛盾的情形，如疾病症状和体征不符，疾病表象与辅助检查不符，实验室检查与影像学检查不符等，如何分清主要矛盾，抓住主要问题，哪些临床表现和辅助检查是真正反映病情发展的，而哪些情况是次要的或可忽略的，这都需要结直肠外科医师掌握正确的临床思维，运用辩证思维的方法以解决各种矛盾问题，做出正确判断。具体来说，需要厘清以下三种关系：

（一）局部与整体

顾名思义，局部与整体的关系就是指病灶局部与全身情况的关系。在临床实际工作中，何为主次，孰轻孰重，先后处理顺序，都需要结直肠外科医师运用正确的临床思维进行辩证地分析而做出正确的决策。一般来说，结直肠恶性肿瘤患者诊治的主要诉求是处理局部病灶，但是在处理局部病变尤其是采取手术治疗措施时，需要兼顾到患者的全身情况，尤其是局部对整体造成较为严重的负面影响时，要在保证安全性的前提下进行手术，必要时需要先解决整体情况后才能进行局部的手术切除。否则的话，不仅局部问题无法有效解决，还容易将患者置于非常危险的境地，甚至付出生命的代价。例如右半结肠癌的患者常伴有出血或慢性消耗，如果出现中重度贫血或低蛋白血症，血红蛋白 < 80 g/L 时手术是不安全的，术中抗休克的能力也大幅度减弱，需要术前进行红细胞的输注以及白蛋白的补充，改善患者全身情况之后再进行手术方为最佳选择。

（二）手术与非手术

外科医师，包括结直肠外科医师，对手术存在天然的热情，尤其是在艰难的情况下完成高难度肿瘤的完整切除术所带来的心理上的成就感和满足感是其他行业无法体验的。但是，我们应该有自我否认的意识，即手术并非万能的。尤其是随着医疗新

技术的出现、创新药物迅速发展以及基因测序技术的普及，非手术治疗手段如靶向药物及免疫治疗日新月异，以此治疗恶性肿瘤方为上策。大范围的根治性手术不一定会提高治愈率，反而会造成近期术后并发症风险和远期生活质量的下降。例如低危早期直肠癌（T_1 期）完全可以采取经肛门局部切除术或内镜下黏膜下切除术，以最小的创伤切除肿瘤，患者术后生活质量不受影响。可以预见，未来结直肠外科医师面临的挑战和压力会越来越大。但是，目前手术仍然是结直肠恶性肿瘤的主要治疗手段，以手术为主，手术与非手术治疗方法的多学科有机结合仍然是未来很长一段时间的发展主题。

（三）代价与获益

结直肠外科医师往往追求根治性手术祛除疾病的理想效果，而忽略其他方面的风险和代价。如果手术能够使患者获得长期生存，付出降低生活质量的代价是值得的。如早期低位直肠癌行腹会阴联合直肠切除术，尽管患者付出的代价是肛门的丧失，代之以腹部的永久性人工肛门，但是获得了长期生存的机会也是令人欣慰的。但如果恶性肿瘤已发展为晚期，手术的获益很小或存在很大的不确定性，承担极大的手术风险，若执意进行手术，不但手术风险大，术后并发症的发生率也高，不仅不能延长患者的生存时间，反而付出代价后仅能达到很小的获益或者未能获益甚至是有害。因此，结直肠外科医师做出手术决策时要全面思考，辩证地分析正反两方面的因素，权衡代价与获益，使患者在付出最低代价的情况下得到最大的获益。

四、结直肠外科医师应重视总结和反思的作用，养成良好的总结和反思习惯

事后总结和反思是结直肠外科医师培养临床思维能力、获取临床经验和促进手术提高最有效的方法和途径。结直肠外科医师在临床工作中若只是被动感知，则只能在脑海中形成不牢固的浅印象，仅能获取零散的不系统的感性经验，而若是主动思考、总结和反思并上升为理性思维，则能在头脑中烙下深刻、完整且切合临床实际的理性经验。在实际工作中，我们常会发现同年资的外科医师之间水平往往差别很大，虽然他们经过相同的临床实践和专业培训，管理诊治的患者例数及参加的手术例数及类型相差无几甚至完全相同，但是多年以后达到的医疗水平和手术技能差别极大。究其原因，是否主动进行事后总结和反思并进行理性思维是水平高低的关键。水平高的外科医师重视事后总结和反思，主动运用理性思维进行经验总结，水平低的与外科医师则没有进行积极有效的事后总结和反思，只是消极被动地形成点滴片面的感性印象。

结直肠外科医师若想有所成就，达到较高的医疗水平尤其是手术水平，就必须养成良好的总结和反思习惯。手术作为一门实践性极强的技艺，每一个手术步骤、每一个操作动作都值得外科医师事后回过头来反思总结是否合适、是否完美、有无缺憾，尤其是关键的手术步骤和不顺利的步骤，是否有漏洞，如何改进，如何预防和处理。例如右半结肠切除术中发生胃结肠静脉干出血，应该反思为什么出血，是显露不充分，还是解剖层次或标志辨认错误，抑或是手术配合欠默契；哪一个分支血管出血，是胃结肠静脉干撕裂，还是副右结肠静脉或胰十二指肠上前静脉损伤，又或者是胃网膜右静脉误伤；如何止血，压迫止血，结扎或缝扎止血，腹腔镜下是否需中转开腹止血；止血是否确切完善，术后是否需继续应用止血药物等；以后碰到类似情况如何预防。这样的反思对手术技艺的提高大有裨益。我们常常将每一天手术完成后的总结和反思类比为脑海中放电影，将手术过程中的每一步操作、每一个细节像放电影一样进行一幕一幕的重现，随时总结和反思得与失，获取理性思维经验，日积月累，坚持不懈，潜移默化，必可使手术技术达到炉火纯青的境界。尤其是目前腹腔镜手术均可以存储手术视频，更方便对手术过程进行全面的复盘反思。

进入 21 世纪以来，各种高新影像检查技术如 CT、MRI 及 PET/CT 等发展迅猛，人工智能及大数

据在医疗领域迅速渗透，腹腔镜微创技术的普及推广和以 5G 为代表的信息高速公路的应用，结直肠恶性肿瘤的定性诊断和定量诊断似乎轻而易举即可得出，根据各大治疗指南、随机对照试验（RCT）以及专家共识，似乎治疗方案也无须过多考虑，结直肠外科医师好像已无进行复杂的临床思维的必要。尤其是年轻一代的结直肠外科医师，存在思维惰性的不在少数。他们认为只要把手术学会就可以成为一名好的外科医师，而对围手术期的诸多问题视而不见或不深入思考。要知道，一个外科医师如果不勤于思考、乐于思考、善于思考，就无法快速有效地提升医疗业务水平。最终充其量也只能是大家通俗说的"开刀匠"，且极大可能不是一个好"开刀匠"。因为即使是要做好单纯的操作性外科医师，也需要用脑思考，进行总结和反思，才能提高手术技艺水平。况且我们鼓励年轻一代应该成为学院派的结直肠外科医师，除了做好各种标准性手术以外，还要善于运用正确的临床思维进行总结和反思，多读书，勤学习，结合临床实践中遇到的实际问题开展相关性研究工作，努力钻研，开拓进取，全面提高自身医疗业务水平，从而才能更好地为广大结直肠恶性肿瘤患者服务。

第二节　结直肠癌规范化手术的技术要点

一、放置Trocar的技术要点

放置 Trocar 时应该垂直于腹壁，可以方便手术器械向各个方向活动。若 Trocar 以倾斜角度穿过腹壁，会导致手术器械操作费力、别扭甚至是操作困难。

腹腔镜结直肠手术常取脐部作为腹腔镜观察孔的穿刺部位（图 3-1），但我们的经验是腹腔镜右半结肠切除术时建议取脐下 3~5 cm 处，可方便获得较大范围手术视野，避免太靠近手术靶区，同时可减轻扶镜手因竖起腹腔镜所致的疲劳感（图 3-2A、B）。

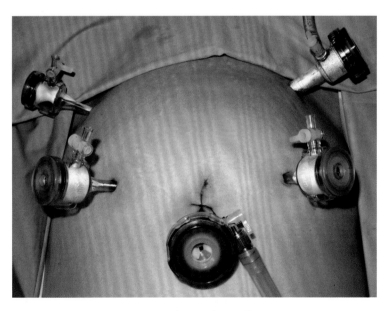

图 3-1　脐部腹腔镜观察孔

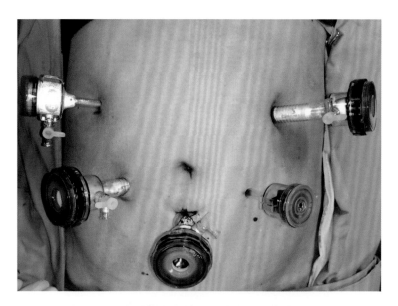

图 3-2A　腹腔镜右半结肠切除术中观察孔的位置

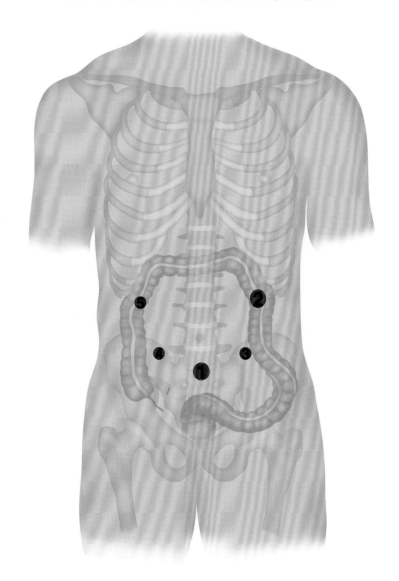

图 3-2B　腹腔镜右半结肠切除术中观察孔位置示意图

观察孔的放置建议采取开放式技术（即 Hasson 法），手术刀切开皮肤，电刀切开皮下组织至腹白线，切开腹白线后以止血钳夹住白线两侧，向上提起，电刀切开腹膜外脂肪及腹膜，直视下进入腹腔（图 3-3）。置入 Trocar 后以缝线将其固定于腹壁，以防止术中移位（图 3-4）。与封闭式气腹针技术（即 Veress 针）相比，开放 Hasson 技术风险低，可避免腹腔脏器损伤，尤其是在腹腔或脐周存在粘连的情况时。

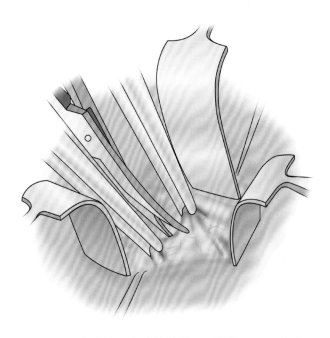

图 3-3　腹腔镜观察孔的放置——开放 Hasson 技术

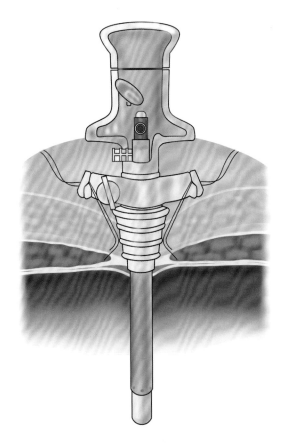

图 3-4　固定腹腔镜观察孔 Trocar

放置其他部位的 Trocar 可在腹腔镜进入腹腔后指引下选择合适的穿刺点，尤其是脐下要避开腹壁下动、静脉的走行，我们的经验是在放置 Trocar 时可将手术室灯关闭，以腹腔镜光源透视腹壁，辨认清楚腹壁下血管走行，从而可避免穿刺时损伤腹壁血管而出现难以控制的出血（图 3-5）。

放置原则：①同侧两个操作孔之间的距离尽量不要太近，建议至少间隔 10 cm；②同侧操作孔纵轴不要在一条直线上，相互要错开约 2 cm，从而尽量避免手术器械之间的相互干扰而影响术中操作（图 3-6）。

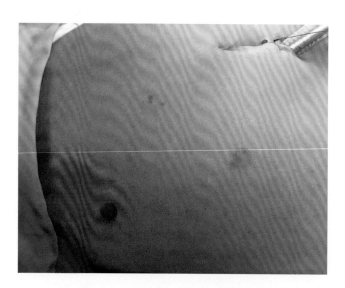

图 3-5　腹腔镜光源透视腹壁血管

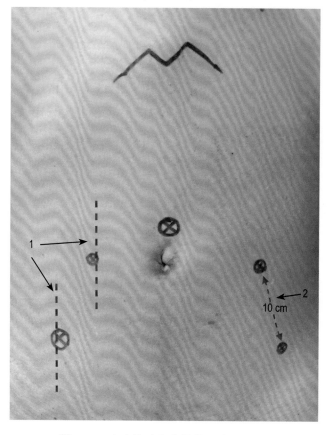

图 3-6　腹腔镜手术中操作孔放置原则

二、显露手术野的技术要点

　　灵活变换患者体位以显露手术操作视野。行腹腔镜右半结肠切除术时，采取头低脚高位，将横结肠及大网膜翻向头侧，移至肝下缘或肝表面。在胃充气扩张的情况下则很难将横结肠及大网膜恒定于胃前方。此时应放置胃管，充分吸引胃内容物。然后采取左倾体位，将小肠从右侧和盆腔移向左上腹，充分显露右半结肠系膜（图3-7）。行腹腔镜左半结肠切除术、乙状结肠切除术及直肠低位前切除术时，手术开始取头低脚高位并右倾位，通过重力作用将横结肠和大网膜移至头侧，将小肠移至右上腹部，排除肠管干扰，显露手术野3个解剖学标志，即十二指肠水平部、肠系膜下动脉根部及腹主动脉分叉处（图3-8）。

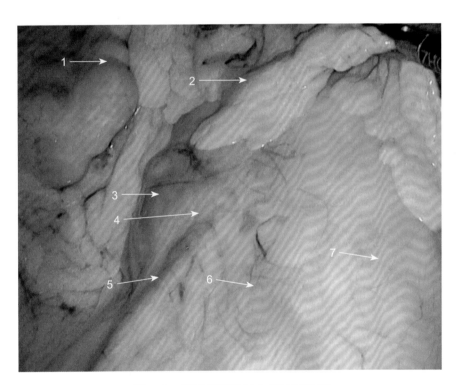

图 3-7　腹腔镜下显露右半结肠系膜
1.横结肠；2.大网膜；3.十二指肠；4.右半结肠系膜；5.回结肠静脉；6.肠系膜上静脉；7.小肠系膜

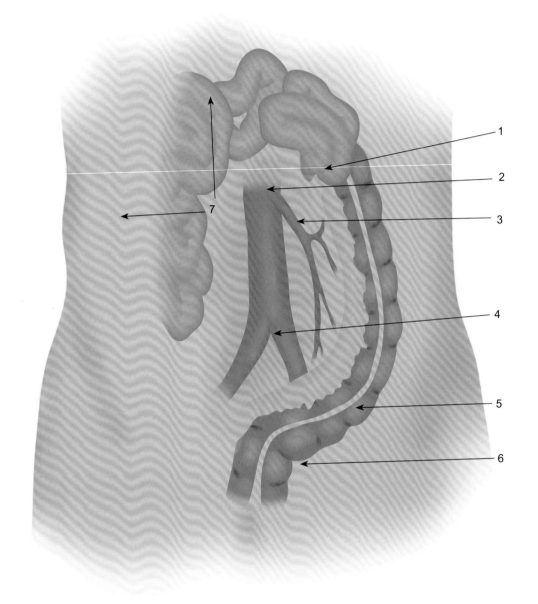

图 3-8　腹腔镜下显露左半结肠系膜示意图

1.十二指肠起始部；2.腹主动脉；3.肠系膜下动脉；4.腹主动脉分叉部；5.乙状结肠；6.直肠；7.将小肠移向头侧及右侧腹部

充分利用纱布的阻挡作用显露术野。腹腔镜左半结肠、乙状结肠及直肠切除术中，显露肠系膜下动脉并清扫血管根部淋巴结时，光滑的上段空肠常会下垂遮挡术野，干扰术者的操作，此时可利用纱布增加摩擦力，将空肠挡开至头侧，以充分显露手术操作区域（图3-9）。

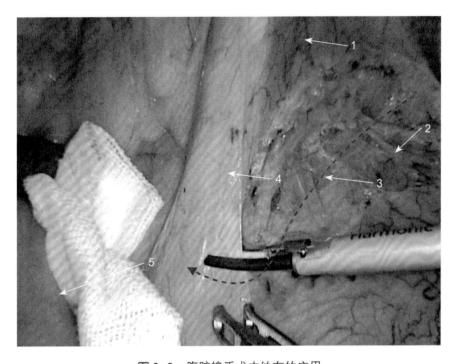

图 3-9　腹腔镜手术中纱布的应用

1. 乙状结肠系膜；2. 骶骨岬；3. 乙状结肠系膜右侧根部切开线；4. 肠系膜下动脉；5. 小肠系膜根部

利用悬吊技术充分显露术野。行腹腔镜直肠前切除术，尤其是低位前切除术时，下段直肠操作区域常受膀胱或子宫的遮挡而无法充分显露，此时可采取膀胱悬吊或子宫悬吊技术，将其提拉至前上方并固定于前腹壁，从而便于术者进行手术操作（图3-10）。

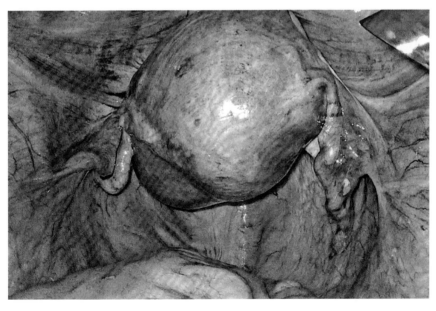

图 3-10　悬吊子宫

三、配合技巧

（一）助手的配合技巧

1. 对抗牵拉技巧　助手的主要作用就是帮助术者显露术野并保持术野的清洁，关键是要掌握对抗牵拉技巧。助手要挑选合适的手术器械，考虑牵拉的部位和力度，被抓持脏器组织的坚韧性，通过合适的器械，适度的张力，抓持恰当的组织部位，为术者创造理想、持久、稳定的手术操作区域。例如腹腔镜直肠前切除术，内侧中间入路处理肠系膜下动脉并清扫淋巴结时，助手左手持钳夹住肠系膜下动脉血管蒂，右手持钳夹住直肠乙状结肠交界处系膜中间部位，同时向腹侧提拉，充分展开乙状结肠系膜，保持一定张力，以方便术者切开乙状结肠系膜根部并进入正确的分离层面（图3-11）。牵拉抓持要轻柔，张力太大容易造成组织损伤，保留侧组织损伤的话会造成出血或肠管损伤，切除侧损伤则会导致系膜破损或肿瘤破碎。

2. 三维牵拉技巧　腹腔镜结直肠癌手术的关键在于采用正确的手术技巧，进入正确的外科层面，不

但出血少，手术视野干净清爽，而且可做到完整切除，手术完美流畅。而进入正确外科层面的关键在于三维牵拉技巧，即助手向两个不同方向牵拉手术部位，与术者形成三维立体牵拉。例如腹腔镜低位直肠前切除术中，由于直肠侧方的游离界限其实并非十分明确，尤其是在腹膜返折以下侧方至前方存在自盆壁发出的支配泌尿生殖系统的神经血管束，在显露直肠侧方系膜过程中极易被牵拉向直肠侧，手术中需要术者与助手形成三维牵拉配合，避免误伤，以免患者术后出现排尿及性功能障碍。具体操作为直肠右侧方游离时助手左手持钳抓住肠系膜下动脉向头侧牵拉，右手持肠钳呈"八"字形张开向左侧推挡直肠系膜，术者左手持钳做对向牵引，从而清晰显露直肠右侧方的黄白交界处（图3-12）。直肠左侧方游离时操作手法与右侧恰好相反，即术者持钳呈"八"字形张开向右侧推挡直肠系膜，助手右手持钳做对向牵引，从而清晰显露直肠左侧方的黄白交界处。

（二）扶镜手的配合技巧

1. 维持术野清晰　腹腔镜手术中扶镜手的作用就如同术者的双眼，因此扶镜手要做到始终保持术

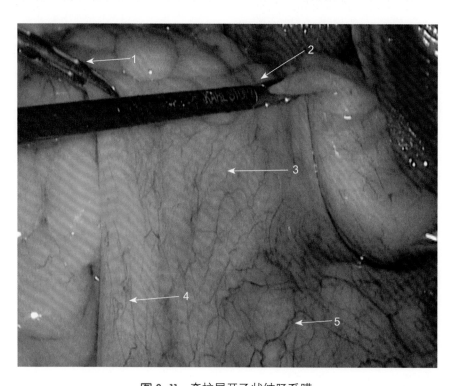

图3-11　牵拉展开乙状结肠系膜
1.助手左手钳；2.助手右手钳；3.乙状结肠系膜；4.肠系膜下动脉；5.后腹膜

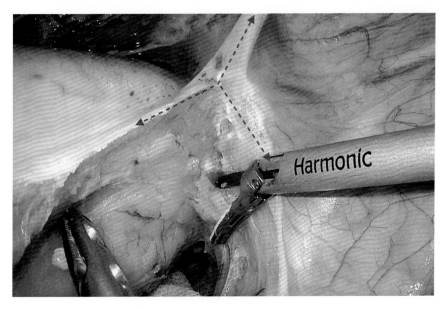

图 3-12　分离直肠右侧壁时的三维牵拉

野清晰，增强视觉分辨力，让术者感到舒适愉悦。保持术野清晰的要点在于掌握"泡"和"擦"。"泡"就是指充分预热镜头，一般要用 60～70 ℃的热水浸泡镜头 60 秒，可避免镜头起雾；擦是指术中要用干净纱布及时快速擦拭镜头，去除血迹或污迹，保持镜头始终干净清晰。

2.端正术野角度　腹腔镜手术的视野原则上和开腹手术中观察习惯一致，即掌握"平"和"中"。"平"是指保持视野的水平，例如腹腔镜右半结肠和横结肠切除术中，保持肝脏和胰腺的水平（图 3-13）；腹腔镜直肠前切除术中盆腔操作时保持骶膀胱皱襞水平

（图 3-14）；腹部操作中分离肠系膜下血管时保持腹主动脉水平（图 3-15）。"中"是指将术者的观察或操作目标放置于屏幕中央，以便于术者仔细观察，确切操作，让术者感到和谐舒适（图 3-16）。

3.保持配合默契　腹腔镜操作中扶镜手就是术者的双眼，眼睛与大脑要时刻保持一致，这样才能配合默契，手术才能流畅。其中关键是要掌握与术者共"进""退"，想术者之所想，灵活旋转腹腔镜光纤，立体观察操作目标，尤其是在游离血管和肠管时，便于术者获得理想的操作视野。

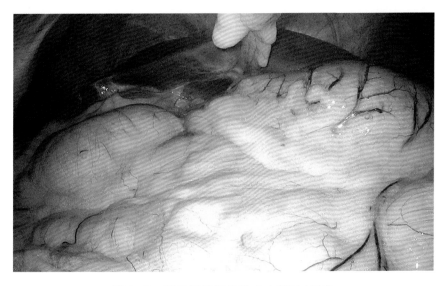

图 3-13　腹腔镜结肠切除术中视野水平位

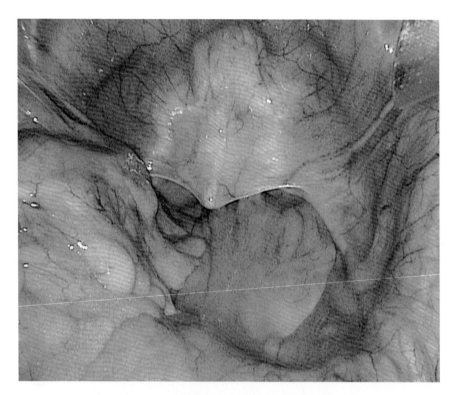

图 3-14 腹腔镜直肠切除术中视野水平位

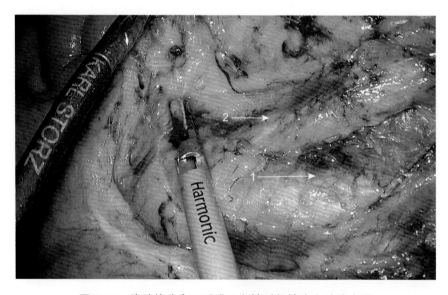

图 3-15 腹腔镜分离肠系膜下血管时保持腹主动脉水平
1.腹主动脉；2.肠系膜下动脉

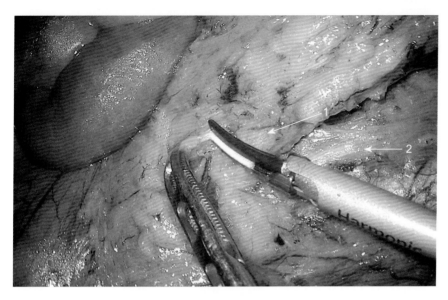

图 3-16　腹腔镜手术操作目标居中
1. 肠系膜下动脉；2. 上腹下神经丛

四、操作技巧

（一）超声刀与电刀

1. 超声刀　超声刀是利用超声波传导至尖端刀片振动产生的机械能切割凝固组织，可以有效凝固切断淋巴管及小血管，止血效果较好。超声刀的使用技巧关键在于工作刀头朝外，非工作刀头置入深处，这样能够避免超声刀的空洞效应误伤深处组织器官（图3-17）。详细的操作技巧包括：夹持组织不要过多，不要大口钳夹，要掌握小步快走，即每次用刀头前端 1/2 夹持组织进行凝固切断；夹持组织时掌握适度的压力，工作刀头和非工作刀头对组织的夹持压力过大时虽可保证切割速度，但是止血效果欠佳，可能

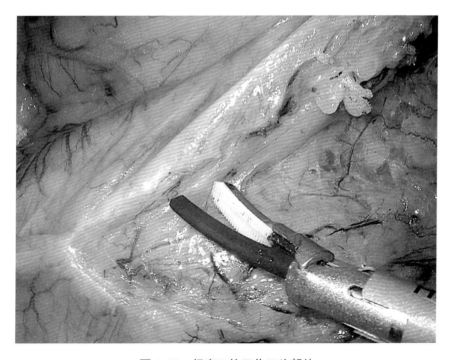

图 3-17　超声刀的工作刀头朝外

会发生延迟性出血；而夹持压力过小时虽止血效果确切，但是切割速度较慢，影响手术进度。切割组织时保持适当的张力，张力的大小直接影响到超声刀的切割止血效果，组织过度牵拉时虽然有利于切割，但止血效果不佳，组织牵拉张力不足时则切割速度慢，刀头容易起焦痂。国内李国新教授将超声刀的使用技巧总结为九种方法，即剪、断、推、切、剔、拨、剥、分、戳，对新学习使用超声刀的外科医师极有帮助。腹腔镜下分离显露肠系膜下动脉根部并清扫淋巴结时，建议使用超声刀而非电刀，因为此处组织致密，小血管众多，极易出血，使用超声刀可以确切止血，保证手术视野清洁（图3-18）。

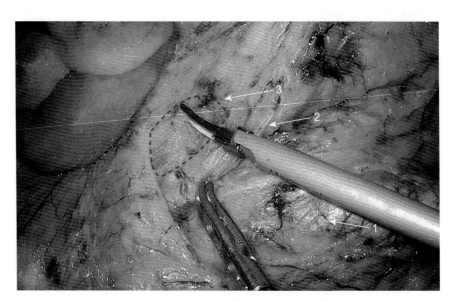

图 3-18　超声刀行肠系膜下动脉根部淋巴结清扫
1. 腹主动脉；2. 肠系膜下动脉；3. 肠系膜下动脉根部淋巴结区域

2. 电刀　电刀是开腹手术中应用最为广泛的手术工具，具有良好的切开止血效果，同时还可用于组织的游离。在腹腔镜结直肠手术开展初期，超声刀应用尚未普及时，电设备应用广泛，包括电钩、电铲等，具有非常好的解剖分离作用，尤其对于结直肠系膜后间隙的分离显露具有间隙准确、速度较快的优势。术者需要对电刀的特性具有深刻的理解，包括电刀接触的力度和深度，被接触组织的张力等均可影响电刀的使用效果。组织张力较强时，电刀可以快速切开组织，而组织张力不足时，电刀切割时组织容易发生凝固而很难切开。例如腹腔镜直肠前切除术中，乙状结肠系膜右侧根部的切开就建议使用电钩或电铲。助手左手持钳夹住肠系膜下动脉血管蒂，右手持钳夹住直肠乙状结肠交界处系膜，同时向腹侧提拉，充分展开乙状结肠系膜，保持一定张力。术者左手持钳夹住系膜根部右侧后腹膜，做对抗牵拉，选取骶骨岬前方为第一刀切开点，利用电刀的良好切割作用可以准确辨识并进入正确的外科层面，即左侧 Toldt 间隙（图 3-19）。但是在显露裸化血管以及清扫淋巴结的操作时，电刀操作的出血风险较大，此时采用超声刀操作更合适。

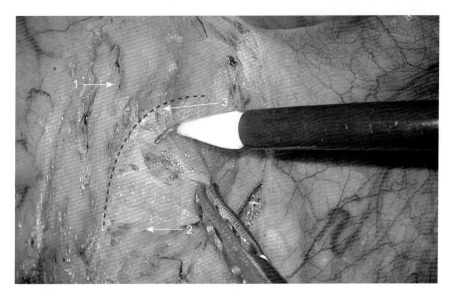

图 3-19　电钩切开左侧 Toldt 间隙
1. 左侧结肠系膜；2. 肾前筋膜；3. 左侧 Toldt 间隙

（二）钝性分离与锐性分离

1. 钝性分离　是指用手或使用手术器械的非尖锐端如手术刀柄等通过物理的方法完成组织分离的一种外科手术操作方法。具体在腹腔镜结直肠手术中，主要是采用超声刀、电钩的背侧或者纱布做成的剥离子对无血管的天然间隙进行分离。例如腹腔镜右半结肠切除术中，右结肠后间隙为右结肠系膜背侧与肾前筋膜之间的间隙，两者来自不同的组织胚胎学起源，其间隙为无血管间隙，通过超声刀的挑和拨等钝性分离技术即可将两层组织游离开（图 3-20）；左半结肠切除术中左结肠后间隙的分离，以及直肠后间隙和肛提肌上间隙的分离等亦是如此（图 3-21）。

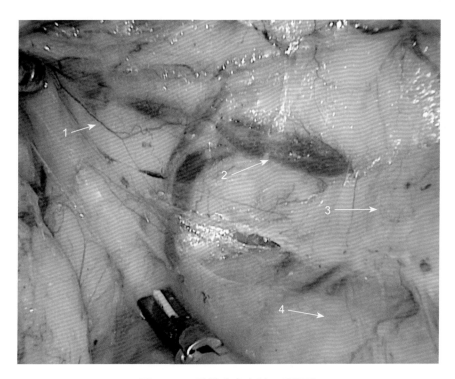

图 3-20　钝性分离右结肠后间隙
1. 右结肠系膜；2. 右结肠静脉；3. 胰腺；4. 十二指肠

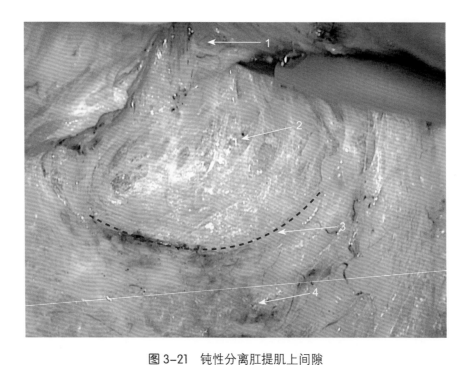

图 3-21 钝性分离肛提肌上间隙

1. 直肠深筋膜；2. 肛提肌上间隙；3. 切断的骶骨直肠筋膜（Waldeyer 筋膜）；4. 骶前筋膜

2.锐性分离 锐性分离是指用手术刀、剪刀等传统冷兵器，或电刀及超声刀等能量器械进行细致的切割与剪开，适用于精细地解剖和分离比较致密的组织。腹腔镜结直肠手术中，锐性分离多用于显露裸化血管及清扫淋巴结等操作，例如腹腔镜右半结肠切除术中回结肠血管根部的显露，以超声刀逐层切开血管周围组织并清扫根部淋巴结，显露回结肠静脉至肠系膜上静脉汇合处（图 3-22）。腹腔

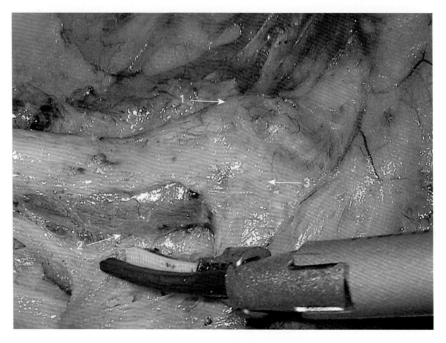

图 3-22 锐性分离回结肠血管

1. 回结肠动脉；2. 回结肠静脉；3. 肠系膜上静脉

镜低位直肠切除术中，直肠前壁的游离应以锐性分离为主，以超声刀小心分离 Denonvilliers 筋膜与精囊及前列腺中下部，到达前列腺上缘时应切断 Denonvilliers 筋膜，进入直肠前间隙，继续向下分离至肛提肌裂孔上缘（图 3-23）。女性患者直肠前间隙较致密，无法钝性分离，更应以锐性分离，过程中避免损伤阴道。

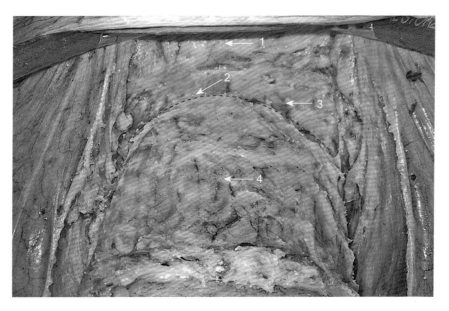

图 3-23 锐性分离直肠前间隙
1. 前列腺；2. Denonvilliers 筋膜切断处；3. 直肠；4. Denonvilliers 筋膜

五、团队协作

手术需要团队集体协作才能完成，尤其是腹腔镜结直肠癌手术，一定要有团队协作的意识和精神。无论是手术野的显露、组织的牵拉、张力的维持以及钝锐性分离等，均需要术者与助手的分工协作，默契配合，才能完成一台清晰流畅的手术。其中，术者是团队的灵魂和领军人物，起着最主要的作用。术者要具有专业性、包容性和极强的组织协调能力。术者不仅需要对整个手术过程有清晰透彻的理解，能够非常熟练地合理运用各种手术器械进行恰当的分离、切开、离断、结扎及缝合等操作，同时还要充分调动助手的积极性，指挥助手如何良好地完成显露及牵拉等操作，而且要在出现出血或损伤等意外情况时能够稳定军心，保持士气，克服困难，转危为安。助手需要熟悉手术步骤，清楚手术进程中应该显露什么及如何显露，保持术野清晰及牵拉张力稳定，为术者创造良好的操作条件。如果缺少助手的协助，仅靠术者甚至无法完成最简单的手术。此外，手术中充分调动护士和麻醉师的主观能动性，也是完成一台完美流畅手术必不可少的环节。

参考文献

1. 朱斌, 张能维. 普通外科专业学位研究生培养中应遵循的临床思维基本原则. 继续医学教育, 2016, (2): 35-36.

2. 黄莚庭. 关于外科医生经验积累的临床思维. 中华外科杂志, 2006, 44(19):1321.

3. 吕宪玉, 王剑, 杨喜珍, 等. 临床思维能力培养在外科教学中的实施. 局解手术学杂志, 2003, (3): 228-229.

4. 季加孚, 武爱文. 对微创外科在直肠癌应用现状及未来趋势的思考. 中华外科杂志, 2017, 55(7): 481-485.

5. 武爱文, 王林, 杜长征, 等. 中低位直肠癌新辅助治疗后等待观察或器官保留手术的单中心35例报告. 中华胃肠外科杂志, 2017, (4): 417-424.

6. 季加孚, 范彪, 步召德. 精准医学在胃肠肿瘤外科中的内涵与临床实践. 中华普外科手术学杂志(电子版), 2016, 10(3): 185-188.

7. 符涛, 步召德, 季加孚. 同时性结直肠癌肝转移的外科治疗热点与思考. 国际外科学杂志, 2014, 41(11): 725-728.

8. 李国新. 超声刀在腹腔镜胃肠手术中的使用技巧. 中华胃肠外科杂志, 2013, 16(10): 919-921.

9. 王亚楠, 余江, 张策, 等. 腹腔镜胃肠手术的持镜技巧. 腹腔镜外科杂志, 2011, 16(1): 71-72.

10. 骆成玉, 张键, 季晓昕, 等. 腹腔镜结直肠手术中暴露和分离的技巧. 中华外科杂志, 2008, 46(6): 418-419.

11. 池畔, 陈致奋. 腹腔镜TME术中直肠前间隙的解剖分离技巧. 中华结直肠疾病电子杂, 2015, (6): 591-595.

12. 秦诚, 陈延林, 苏庆, 等. 腹腔镜辅助电凝钩法直肠癌根治术的疗效分析. 中华消化外科杂志, 2016, 15(8): 789-794.

第四章 根治性右半结肠切除术

一、概述

近年来，结肠癌发病部位呈现逐渐"右移"之势，即右半结肠癌发病率及占全部结肠癌的比例逐渐升高。从目前来看，外科手术仍是右半结肠癌的主要治疗手段。随着手术理念的更新、手术技术的提高以及手术设备的创新和改良，根治性右半结肠切除术的疗效较前有显著提高，局部复发率及远处转移率进一步降低，远期生存率逐渐升高。但是，不可否认根治性右半结肠切除术的演进过程中一直存在诸多争议，如完整结肠系膜切除（complete mesocolic excision，CME）和D3淋巴结清扫术有何区别？血管根部淋巴结清扫是静脉导向还是动脉导向？腹腔镜手术与开放手术孰优孰劣？结肠肝曲肿瘤清扫幽门下区淋巴结的必要性在哪？目前，大家的共识是根治性右半结肠切除手术的规范和标准逐渐统一为CME手术和D3淋巴结清扫术。规范化的根治性右半结肠切除手术是普外科医师，尤其是结直肠外科医师必须熟练掌握的技能。临床实践以及文献报道的右半结肠切除术的手术入路众多，常见的大致可分为4种，即中间入路（又称为内侧入路）、外侧入路、尾侧入路、头侧入路。此外，还包括各种入路之间的相互联合。随着腹腔镜微创手术的推广和普及，中间入路逐渐成为应用最广泛的经典入路，尾侧入路和头侧入路在特定情况下可以降低手术难度，减少手术风险，而外侧入路常为传统开腹手术所采用。

二、解剖要点

右半结肠毗邻器官较多，血管解剖复杂且变异较多，筋膜层次不易掌握。因此，根治性右半结肠切除术要求术者透彻理解并熟练掌握手术区域内的解剖关系，由此方能安全、快速、高质量地完成手术。无论采取何种入路，规范化根治性右半结肠切除术的基础是熟练掌握血管解剖和筋膜间隙。根治性右半结肠切除术的关键血管就是肠系膜上静脉，手术中应以肠系膜上静脉为中心，在游离肠系膜上静脉过程中进行血管的游离、淋巴结的清扫及筋膜间隙的分离。肠系膜上静脉起自右髂窝，向左上方走行，至胰颈下缘进入胰后间隙，沿途接纳回结肠静脉、右结肠静脉、胃结肠静脉干（Henle干）和中结肠静脉（图4-1）。右半结肠的动脉分支常走行于肠系膜上静脉的前方或后方，在显露肠系膜上静脉过程中应注意逐层切开血管表面的系膜组织，避免误损伤动脉分支而造成出血。筋膜间隙也就是手术中常说的外科层面，进入正确的外科层面可以降低手术难度，减少出血，避免十二指肠、生殖血管及输尿管等的损伤。右半结肠切除术中的关键外科层面包括右结肠后间隙、横结肠后间隙和胃结肠系膜间隙。总体而言，根治性右半结肠切除手术的重点和难点就是横结肠后间隙的显露和胃结肠静脉干的游离。

3D腹腔镜根治性右半结肠切除术

开腹根治性右半结肠切除术

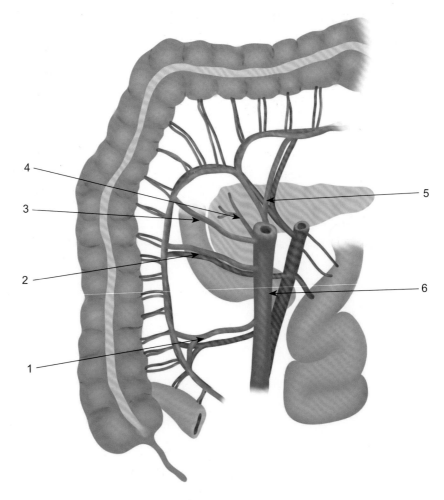

图 4-1　肠系膜上血管及其属支

1.回结肠动静脉；2.右结肠动静脉；3.副右结肠静脉；4.胃结肠静脉干；5.中结肠动静脉；6.肠系膜上动静脉

三、适应证

适应证为阑尾、盲肠、升结肠及结肠肝曲的恶性肿瘤。

四、禁忌证

禁忌证为肿瘤发生远处转移者或全身情况差如严重心、肺、肝、肾等疾病致不能耐受手术者。腹腔镜手术的禁忌证还包括既往腹腔手术致腹腔严重粘连或妊娠期结肠肿瘤患者；肿瘤横径 > 6 cm 或侵犯多个毗邻器官者；腹腔内淋巴结广泛转移、腹腔镜下清扫困难者；急诊手术如肠梗阻、穿孔等。

五、术前评估与准备

（一）术前评估

右半结肠癌根治性手术的术前评估主要包括肿瘤的评估以及患者身体功能的评估。

1.肿瘤评估　包括定性诊断和定量诊断。常规行结肠镜检查以观察病变距肛缘距离、大小、形态、浸润范围，并取活体组织病理学检查（活检），明确诊断。同时除外结肠其他部位有无肿瘤及息肉，必要时对其他病变也可行活检病理，息肉可行内镜下处理。常规行胸腹盆部增强 CT 明确肿瘤定位，局部 T 分期和 N 分期以及远侧转移情况，结肠肝曲肿瘤尤其要注意有无侵犯十二指肠，可疑肝脏转移时应进一步行肝脏 MRI 辅助确诊。有条件的医院，术前可行 CT 造影血管成像，显示肠系膜上动静脉及其分支血管的走行以及变异情况，对于术中淋巴结清扫范围及保留肠管血运具有十分重要的参考价值。肿瘤局限于肠壁肌层以内（T_2 期以下）的患者倘若行腹腔镜手术，术中无法用手触摸，常难以判断肿瘤的位置，因此务必在术前进行肿瘤定位标记，可选择染色标记或金属夹标记。我们中心的常规做法是术前一天行肠镜检查，以金属夹标记肿瘤下缘（肛门侧），以协助术者在术中判断具体的切除范围，必要时可行术中肠镜定位。

2.患者身体功能评估　包括常规的查体及实验室检查，判断有无贫血、营养不良、电解质紊乱、肿瘤标志物异常，评估心、肝、肺、肾等脏器功能，从而综合判断患者能否耐受手术及麻醉，必要时应于术前予以纠正。此外，尚需检查四肢及躯体有无畸形、活动范围是否受限，确保手术体位固定及术中旋转时无相关问题。

（二）术前准备

术前准备包括设计手术切除范围，确定患者体位，画定手术切口及腹腔镜穿刺孔位置。

1.手术切除范围

（1）取决于肿瘤所在部位，肿瘤位于盲肠和升结肠者需切除 10~15 cm 末端回肠、阑尾、盲肠、升结肠和右侧 1/3 横结肠（图 4-2）；而肿瘤位于结肠肝曲者需切除右侧 2/3 横结肠（图 4-3）。

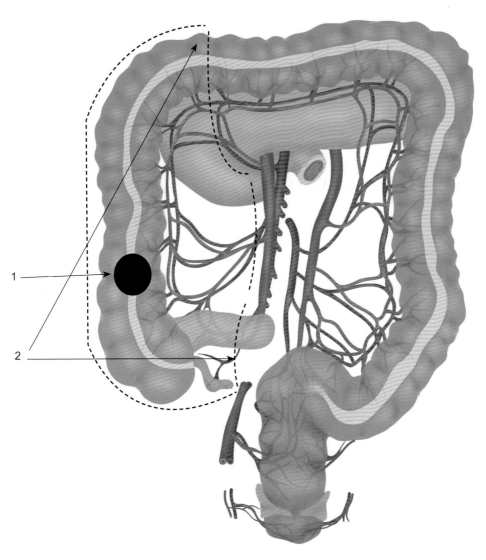

图 4-2　手术切除范围 1

1.肿瘤；2.切除范围

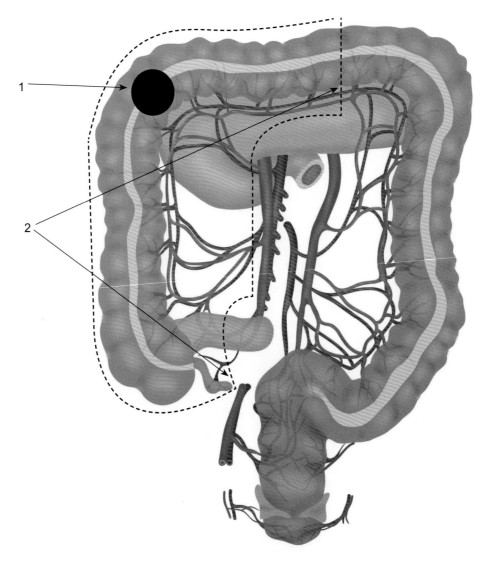

图 4-3　手术切除范围 2

1. 肿瘤；2. 切除范围

（2）根部切断回结肠动静脉、右结肠动静脉以及中结肠动静脉的右侧分支或根部离断中结肠动静脉，清扫血管周围淋巴结，切除相应的肠系膜。

（3）切除与横结肠对应的部分大网膜。

2. 体位　开放手术患者取常规平卧位。腹腔镜手术患者需双上肢内收于躯干两侧，双下肢水平分开。手术中术者和助手的站位多种多样，各有其优缺点，本中心较常采用的站位是术者站于患者左侧，助手站于患者右侧，扶镜手站于患者两腿之间（图 4-4），这样能够最大程度地利用空间范围，尽量减少或避免术者与助手之间的相互干扰。

3. 手术切口及穿刺孔位置　开放手术取右侧经腹直肌切口，上达肋弓下，下达髂前上棘水平（图 4-5）。腹腔镜原则上采用 5 孔法（图 4-6），不同于大多数医学中心选择经脐部打孔置入腹腔镜，本中心的经验是观察孔建议取脐下 3~5 cm，可方便获得较大范围手术视野，避免距手术靶区太近，同时可减轻扶镜手因竖起腔镜所致的疲劳感；术者主操作孔取左侧肋缘下 3 cm 锁骨中线处，选择 12 mm Trocar，便于纱布、血管夹及腔镜直线切割闭合器进出；副操作孔取左侧髂前上棘与脐连线中外 1/3 处，选择 5 mm Trocar。助手的操作孔分别于右侧取

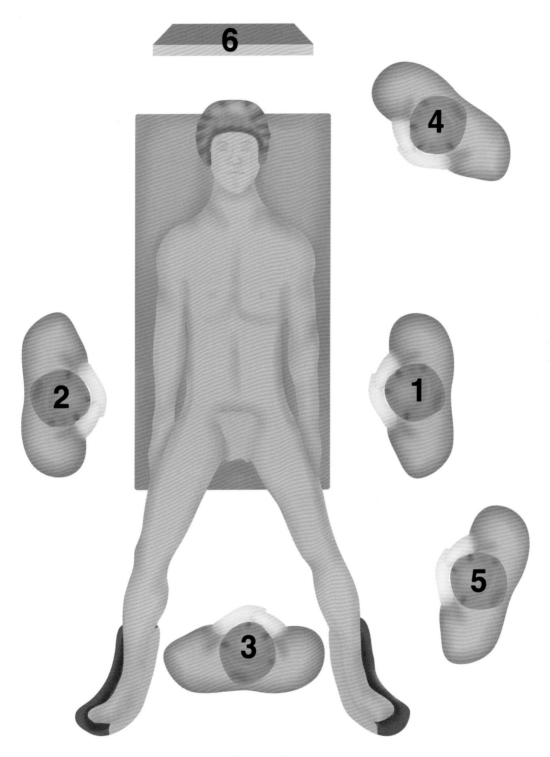

图 4-4　术中站位

1. 术者；2. 助手；3. 扶镜手；4. 麻醉医师；5. 器械护士；6. 显示屏

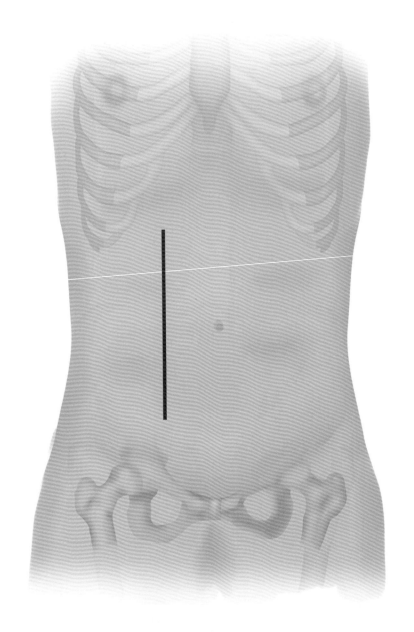

图 4-5　开放手术切口

与术者的主、副操作孔对称的位置，均选择 5 mm Trocar。同侧两个操作孔之间的距离不要太近，建议至少间隔 10 cm，且纵轴不要在一条直线上，相互要错开约 2 cm，从而避免手术器械之间的相互干扰而影响术中操作。

技巧

腹腔镜手术进行脐下操作孔穿刺时，必需确认腹壁下动静脉的走行。本中心的经验是在放置 Trocar 时可将手术室灯关闭，以腹腔镜光源透视腹壁，辨认清楚腹壁下血管走行，从而可避免穿刺时损伤腹壁血管而出现难以控制的出血。再者就是 Trocar 应垂直于腹壁穿入，避免在腹壁内倾斜潜行，否则会导致腹腔镜器械操作费力。

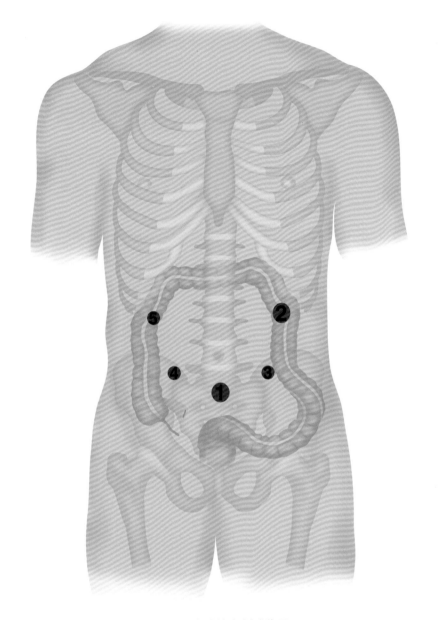

图 4-6　腹腔镜穿刺孔位置
1. 观察孔；2. 术者主操作孔；3. 术者副操作孔；4. 助手主操作孔；5. 助手副操作孔

六、手术步骤

（一）中间入路

中间入路是目前应用最广泛的标准入路，该入路首先从肠系膜上静脉根部高位结扎处理右半结肠血管，清扫相应淋巴结，减少对肠管的接触及系膜的牵拉，符合外科学结肠癌 CME 切除中的血管根部结扎原则、D3 淋巴结清扫原则及肿瘤学的无接触原则（no touch principle）。对于腹腔镜右半结肠切除

术的初学者而言，中间入路有一定难度，如果对解剖不熟悉时，辨认、分离显露血管以及掌握进入正确的外科间隙及层面有一定困难，最主要的技术难点在于横结肠后间隙的游离以及胰头部表面胃结肠静脉干及其属支的显露。

1. 探查　全面且详细探查腹腔，遵循由远及近的原则。首先探查有无腹水，有无腹膜及网膜转移结节，有无肝脏转移结节，有无盆腔转移；其次探查右侧结肠系膜淋巴结转移情况，包括边缘淋巴结、中间淋巴结及系膜血管根部淋巴结；最后探查肿瘤位置，大小，有无浆膜侵犯，有无毗邻器官如十二指肠、胰腺、右肾、输尿管、生殖血管等侵犯，判断肿瘤的可切除性。

2.中间入路　处理血管遵循以肠系膜上静脉为标志，从根部结扎切断右半结肠动静脉的原则。

（1）处理回结肠动静脉并清扫淋巴结：调整患者体位，采取头低脚高并左倾体位，将横结肠及大网膜翻向头侧，将小肠从盆腔垂向左上腹，充分显露右半结肠系膜（图4-7A、B）。从右侧结肠系膜腹侧面可透视十二指肠降段及水平段起始部，以十二

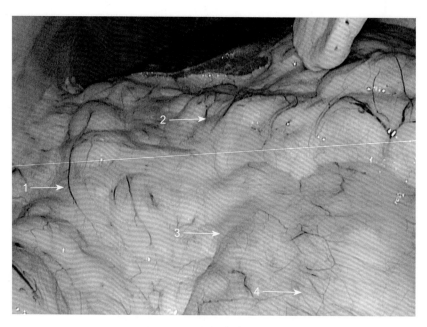

图 4-7A　腹腔镜显露右半结肠系膜

1.升结肠；2.横结肠；3.右半结肠系膜；4.肠系膜上静脉

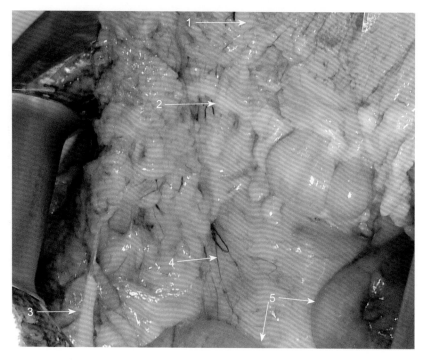

图 4-7B　开腹显露右半结肠系膜

1.大网膜；2.横结肠；3.升结肠；4.右半结肠系膜；5.小肠

指肠水平段为解剖标志，其下方向回盲部走行的索条状隆起的较肥厚结构即为回结肠血管（图4-8A、B）。助手抓住回结肠血管的中间部位系膜并向腹侧及尾侧提起，术者距回结肠血管下方2 cm沿右结肠

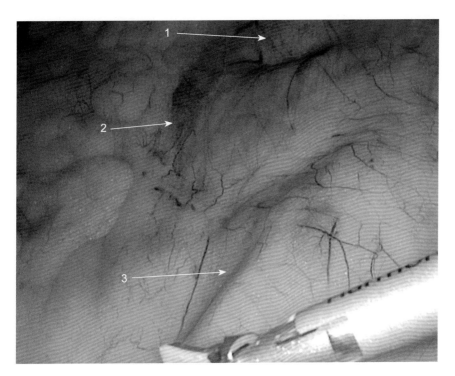

图 4-8A　腹腔镜回结肠血管投影

1. 胰腺；2. 十二指肠；3. 回结肠血管

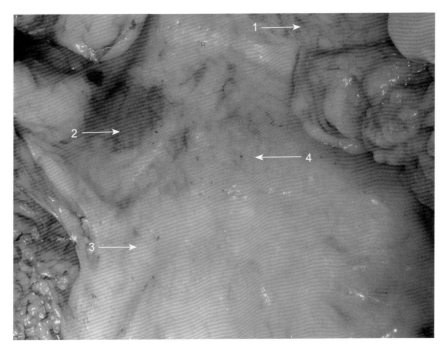

图 4-8B　开腹回结肠血管投影

1. 横结肠；2. 十二指肠；3. 回结肠血管；4. 肠系膜上静脉

系膜和小肠系膜的自然皱褶处切开结肠系膜，进入结肠后间隙（图4-9A、B），即结肠系膜和肾前筋膜间的融合间隙（Toldt间隙）。沿此间隙向周围拓展，头侧至十二指肠及胰头前方，右侧至生殖血管外侧，

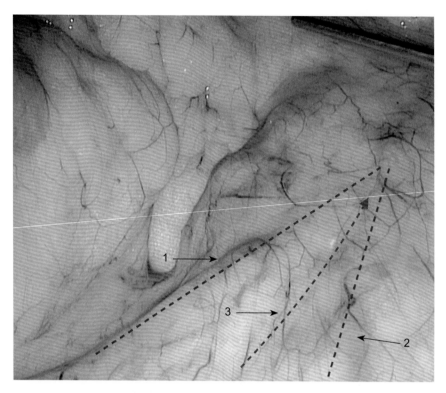

图4-9A　腹腔镜切开回结肠血管下方右半结肠系膜
1.回结肠血管隆起；2.肠系膜上静脉；3.结肠系膜切开线

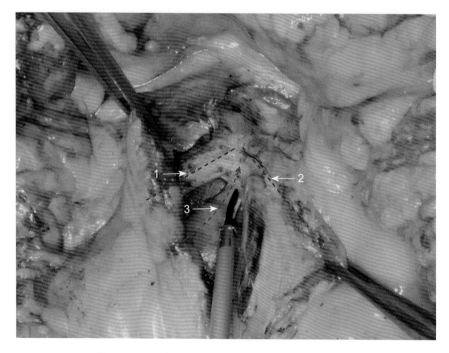

图4-9B　开腹切开回结肠血管下方右半结肠系膜
1.回结肠血管；2.肠系膜上静脉；3.结肠系膜切开线

左侧至肠系膜上静脉（图 4-10A、B）。术者以回结肠系膜背侧为指引，切开系膜腹侧，分离回结肠静脉，显露至其根部汇入肠系膜静脉右缘处。小心逐层切开前方的脂肪组织，显露肠系膜上静脉，并继

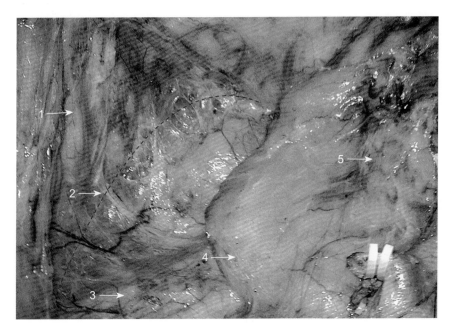

图 4-10A　腹腔镜拓展右结肠后间隙
1. 右结肠系膜；2. Toldt 间隙；3. 肾前筋膜；4. 十二指肠；5. 胰腺

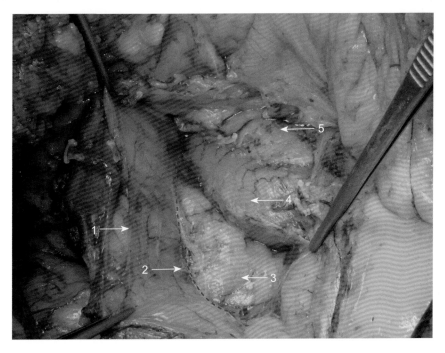

图 4-10B　开腹拓展右结肠后间隙
1. 右结肠系膜；2. Toldt 间隙；3. 肾前筋膜；4. 十二指肠；5. 胰腺

续向头侧扩展显露肠系膜上静脉（图4-11A、B）。清扫回结肠静脉根部淋巴结，以血管夹闭合后离断（图4-12A、B）。回结肠动脉与静脉伴行，多数位于静脉头侧，从腹侧跨过肠系膜上静脉，少数可见从

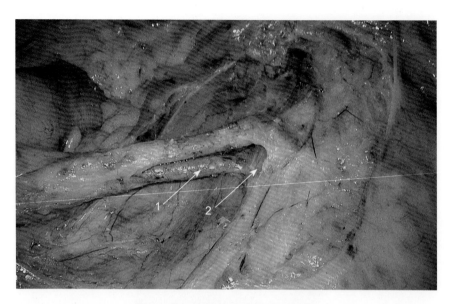

图4-11A 腹腔镜分离回结肠静脉

1.回结肠静脉；2.肠系膜上静脉

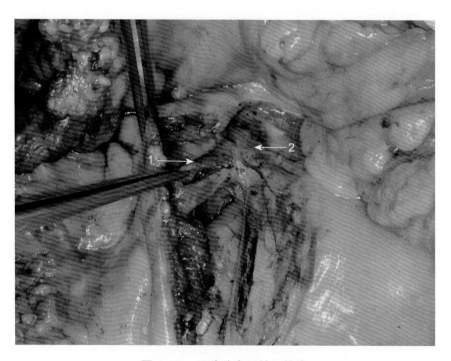

图4-11B 开腹分离回结肠静脉

1.回结肠静脉；2.肠系膜上静脉

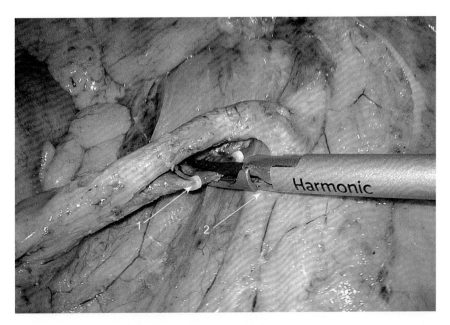

图 4-12A　腹腔镜闭合切断回结肠静脉

1.回结肠静脉断端；2.肠系膜上静脉

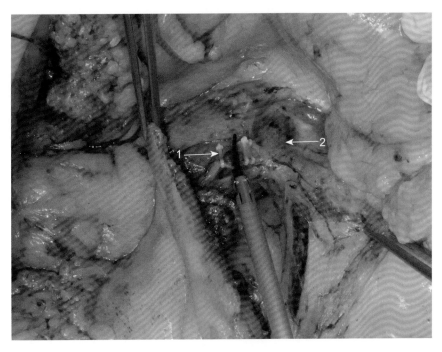

图 4-12B　开腹闭合切断回结肠静脉

1.回结肠静脉；2.肠系膜上静脉

肠系膜上静脉背侧穿出（图4-13A、B）。若回结肠动脉走行于肠系膜上静脉腹侧时，切开肠系膜上静脉前方的腹膜时应小心逐层切开，避免误损伤回结肠动脉，仔细游离回结肠动脉后清扫其根部淋巴结，以血管夹闭合后切断（图4-14A、B）。

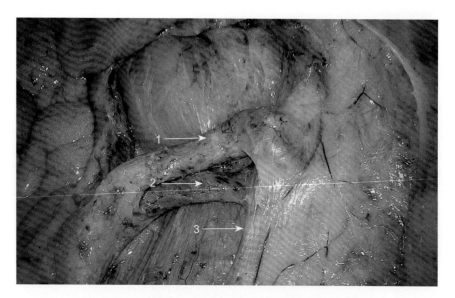

图4-13A　分离回结肠动脉（走行于肠系膜上静脉前方）
1.回结肠动脉；2.回结肠静脉；3.肠系膜上静脉

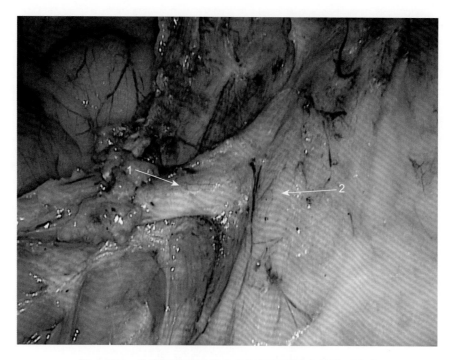

图4-13B　分离回结肠动脉（走行于肠系膜上静脉后方）
1.回结肠动脉；2.肠系膜上静脉

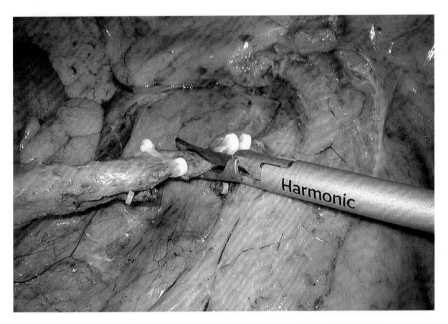

图 4-14A　闭合切断回结肠动脉（走行于肠系膜上静脉前方）

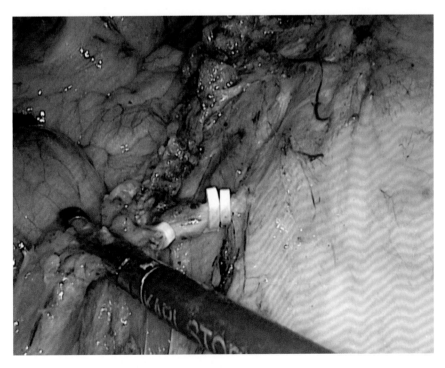

图 4-14B　闭合切断回结肠动脉（走行于肠系膜上静脉后方）

技巧

　　腹腔镜右半结肠切除术中，助手牵拉的部位、力度和方向至关重要。我们的经验是助手牵拉回结肠血管中间部位系膜，可便于调整牵拉力度及方向；同时向腹侧及尾侧牵拉，便于辨认右半结肠系膜与小肠系膜的交界线。

　　术者打开回结肠血管下方系膜时会遇到腹膜下及肠系膜的小滋养血管，可用超声刀凝固切断，以避免出血，影响手术视野，导致层面辨认不清。

　　肠系膜上静脉前方的小出血可用超声刀凝固，注意刀头向外，避免损伤肠系膜上静脉（SMV），如出血点不明时不可盲目凝固，应先用纱布按压止血。

　　右结肠后间隙以钝性分离为主，进入正确层面分离时一般不会出血，如果遇到细小血管可使用超声刀等能量器械离断止血。分离过程中避免损伤十二指肠、输尿管及生殖血管。

提示

　　回结肠动脉走行于 SMV 腹侧时需要格外小心，显露 SMV 时应逐层切开其前方的腹膜及脂肪，注意辨认回结肠动脉，避免将其切断而导致较难控制的出血。

　　（2）处理右结肠动静脉并清扫淋巴结：助手夹持回结肠血管断端，向腹侧牵拉。从结肠系膜背侧可见右结肠静脉，常为 1 支，有时可为 2 支，汇入胃结肠静脉干或肠系膜上静脉，清扫其根部淋巴结，以血管夹闭合后离断（图 4-15A、B）。右结肠静脉常汇入的胃结肠静脉干又称 Henle 干，通常是由胃网膜右静脉和右结肠静脉汇合，变异较多，3 支型较多见，典型属支是胃网膜右静脉、右结肠静脉和胰十二指肠上前静脉（图 4-16）。右结肠动脉出现率各家报道不一，多数缺如，仅约 1/4 的患者存在。沿肠系膜上静脉向头侧游离可定位右结肠动脉，清扫其根部淋巴结，以血管夹闭合后离断（图 4-17A、B）。

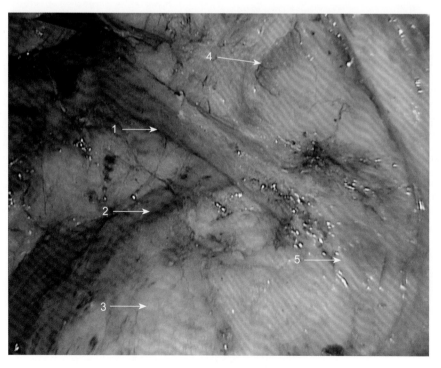

图 4-15A　分离显露右结肠静脉
1. 右结肠静脉；2. 胰十二指肠上前静脉；3. 胰腺；4. 胃网膜右静脉；5. 胃结肠静脉干（Henlen 干）

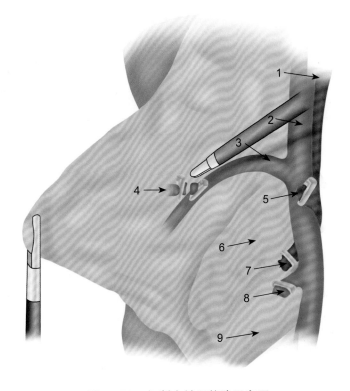

图 4-15B　切断右结肠静脉示意图

1.肠系膜上动脉；2.肠系膜上静脉；3.胃结肠静脉干；4.右结肠静脉；5.右结肠动脉；6.胰腺；7.回结肠动脉；8.回结肠静脉；9.十二指肠水平段

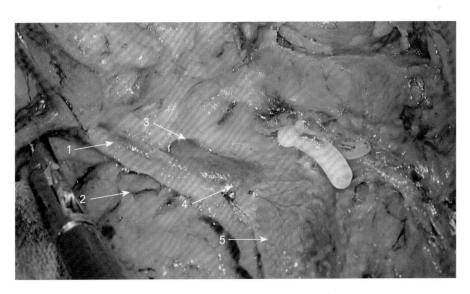

图 4-16　胃结肠静脉干（Henle 干）

1.右结肠静脉；2.胰十二指肠上前静脉；3.胃网膜右静脉；4.胃结肠静脉干；5.肠系膜上静脉

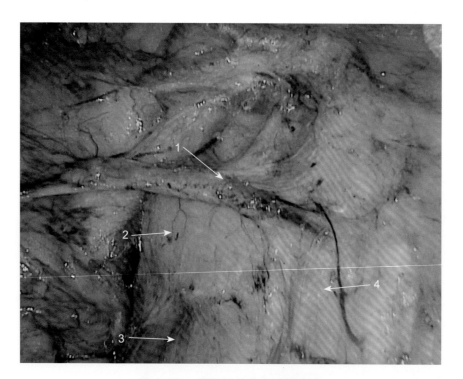

图 4-17A 腹腔镜分离右结肠动脉

1.右结肠动脉；2.胰腺；3.十二指肠；4.肠系膜上静脉

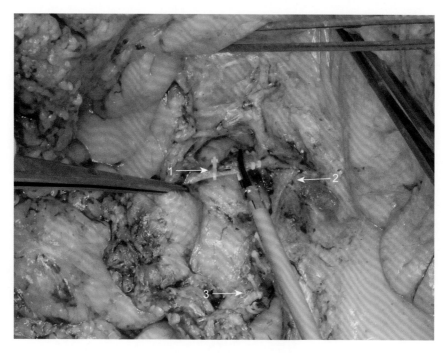

图 4-17B 开腹切断右结肠动脉

1.右结肠动脉；2.肠系膜上静脉；3.回结肠血管断端

经验

右结肠静脉多数汇入 Henle 干，直接汇入 SMV 者较少见。Henle 干常见类型为 3 个属支汇合而成，即胃网膜右静脉、右结肠静脉及胰十二指肠上前静脉，各个属支分别位于不同的筋膜层面内，且相应的系膜均较短，术中牵拉时应动作轻柔，力度适中，避免暴力牵拉导致不易控制的出血。

Henle 干汇入肠系膜上静脉处相对固定，沿肠系膜上静脉解剖至胰腺下缘可看到汇入处。在回盲部和升结肠恶性肿瘤，仅需切断右结肠静脉属支，保留胰腺、胃网膜右属支；在结肠肝曲恶性肿瘤，可在根部夹闭切断胃结肠静脉干，也可保留胰腺分支，分离时需注意避免损伤血管导致不可控制的出血。

（3）处理中结肠动静脉并清扫淋巴结：沿肠系膜上静脉继续向头侧分离，至胰颈下缘可见中结肠血管。多数情况下，中结肠动脉多位于中结肠静脉的腹侧偏左方向（图 4-18A、B）。若肿瘤位于盲肠和升结肠者，可自中结肠血管根部清扫淋巴结，在中结肠动静脉右侧分支处离断；若肿瘤位于结肠肝曲者，可自中结肠血管根部离断。

经验

中结肠动脉是 SMA 自胰腺下缘发出的第一支动脉，中结肠静脉是 SMV 在进入胰腺后方时的最后一支属支。中结肠静脉常位于动脉后方，多数汇入 SMV，亦可见汇入 Henle 干者。

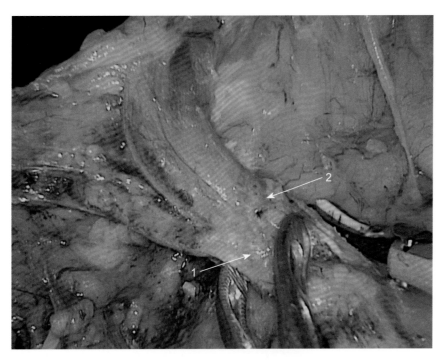

图 4-18A　腹腔镜显露中结肠血管

1. 中结肠动脉；2. 中结肠静脉

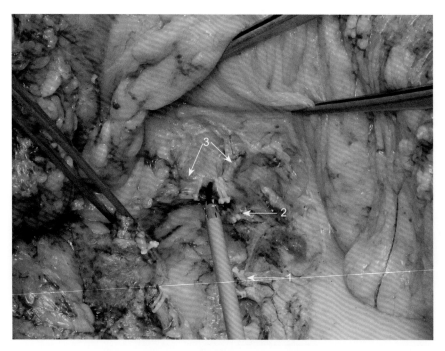

图 4-18B　开腹显露中结肠血管

1. 回结肠血管断端；2. 右结肠血管断端；3. 中结肠动脉左、右支

3. 结肠游离

（1）回肠系膜根部切开：取头低脚高位，助手将阑尾及回肠末端系膜腹侧及头侧牵拉并保持适度的张力，术者在右髂总血管偏头侧切开回肠系膜根部的腹膜，与之前打开的结肠后间隙贯通，向内侧切开小肠系膜根部直至十二指肠水平部（图 4-19A、B）。

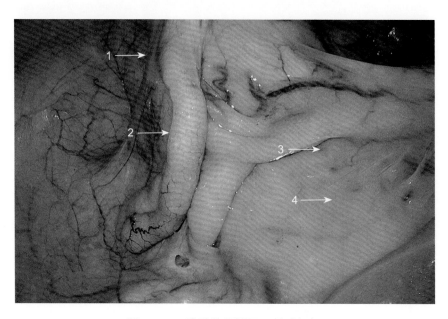

图 4-19A　腹腔镜显露回肠系膜根部

1. 盲肠；2. 阑尾；3. 回肠；4. 回肠系膜

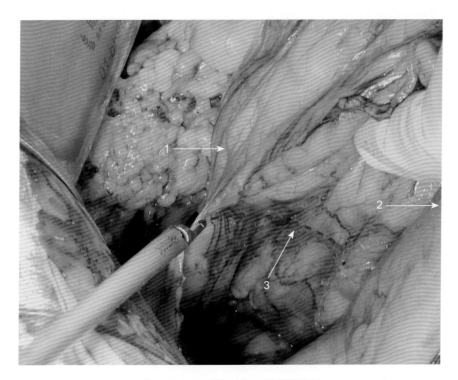

图 4-19B　开腹显露回肠系膜根部
1. 盲肠；2. 回肠；3. 回肠系膜切开线

（2）升结肠外侧游离：助手将末端回肠向头侧及中线侧牵拉，术者从回盲部开始切开结肠系膜与腹膜愈合处，即"monk's white line"，也就是常说的黄白交界线，直至结肠肝曲，切断右侧膈结肠韧带及肝结肠韧带（图 4-20A、B）。助手夹持升结肠翻转推向中线侧，术者自外向内游离拓展结肠系膜后方间隙，与前述分离的结肠后间隙贯通。

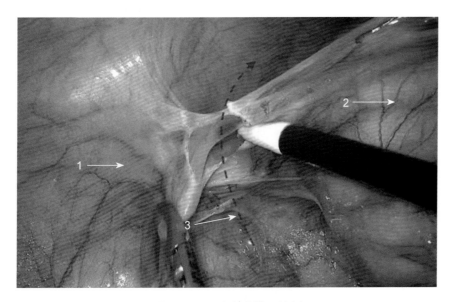

图 4-20A　游离升结肠外侧
1. 壁腹膜；2. 结肠系膜；3. 黄白交界线

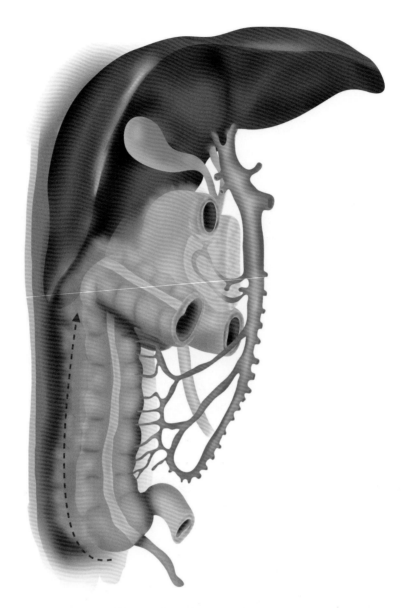

图 4-20B　游离升结肠外侧示意图

（3）横结肠游离离断：横结肠系膜在十二指肠降部、水平部及胰头前方附着，在胰腺前方与结肠后间隙贯通（图 4-21）。

技巧

　　结肠的游离只需谨记一点，即始终保持在正确的外科层面游离，既不破坏结肠系膜腹侧面，又能保持肾前筋膜的完整性，避免损伤其后方的肾、输尿管、生殖血管及神经等。

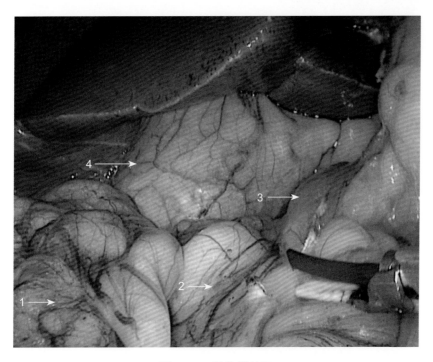

图 4-21　游离横结肠

1. 横结肠；2. 横结肠系膜；3. 十二指肠；4. 胆囊

4. 切除标本　腹腔镜采用上腹正中 5 cm 小切口，置入切口保护套，先取出回盲部肠管，然后依次取出升结肠、结肠肝曲及横结肠和部分大网膜（图 4-22）。

（1）回肠修整：距回盲部 10~15 cm 切断回肠边缘弓血管，处理直动静脉，切断回肠，裸化肠管约 1 cm。回肠末端边缘弓血管呈多层袢状，直血管较多且短，修整时需耐心，避免误伤导致回肠断端血供受损（图 4-23）。

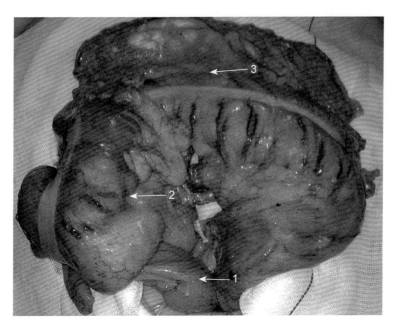

图 4-22　小切口取出标本

1. 回肠末端；2. 盲肠及升结肠；3. 横结肠及大网膜

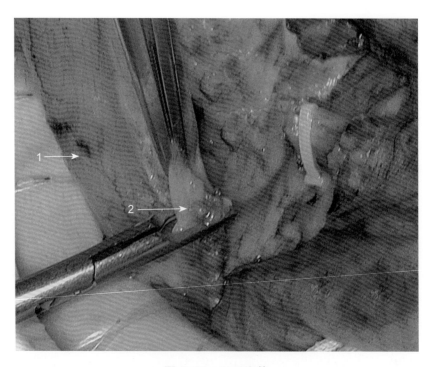

图 4-23　回肠修整
1. 回肠末端；2. 回肠边缘弓血管

（2）结肠修整：距肿瘤 10 cm 处切断结肠边缘弓血管，处理直血管，切断横结肠，裸化肠管约 1 cm（图 4-24）。

5. 吻合　根据术者习惯可选择端端吻合、端侧吻合和侧侧吻合。

本中心习惯选用端侧吻合：距回盲部 10~15 cm 回肠末端拟切断处上荷包钳，穿荷包线（图 4-25），放入抵钉座，结扎后形成待吻合状态（图 4-26）。横

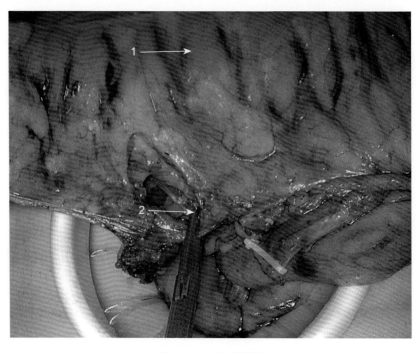

图 4-24　结肠修整
1. 横结肠；2. 结肠边缘弓血管

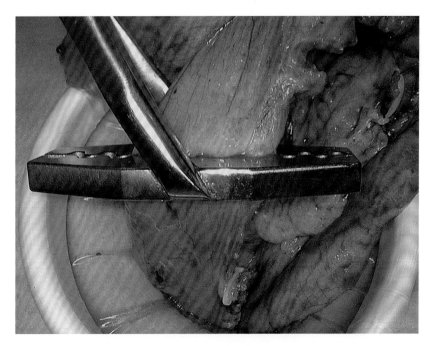

图 4-25　回肠断端上荷包钳

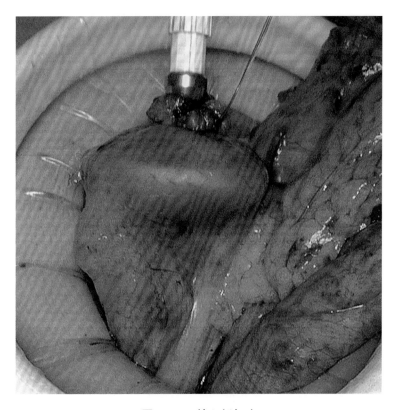

图 4-26　放入抵钉座

结肠取待吻合近端 5 cm 处切开对系膜缘，置入管状吻合器，于预定吻合处对系膜缘穿出中心杆，将回肠末端抵钉座与中心杆对合，然后击发，完成吻合（图 4-27）。在吻合口近端 3 cm 处以直线闭合器闭合（图 4-28）。

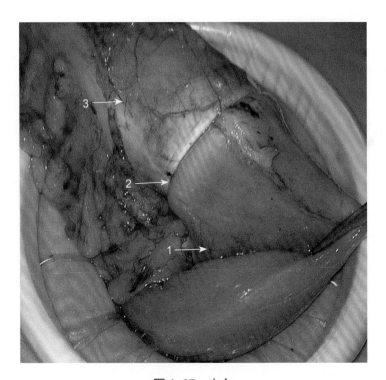

图 4-27　吻合

1.回肠；2.吻合口；3.横结肠

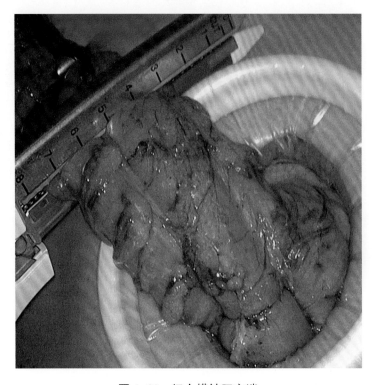

图 4-28　闭合横结肠盲端

6. 放置引流、关闭切口 全面检查术野，观察有无出血，有无肠管扭转，有无内疝。冲洗腹腔，于肝肾隐窝处放置引流管，自右下腹引出固定（图4-29）。逐层缝合关闭切口（图4-30）。

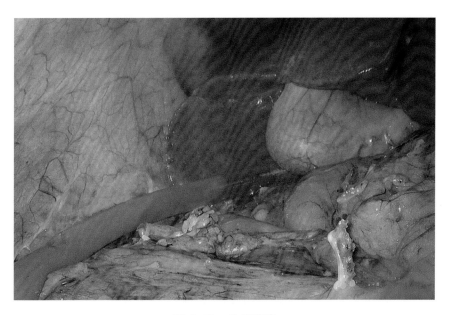

图4-29 放置引流

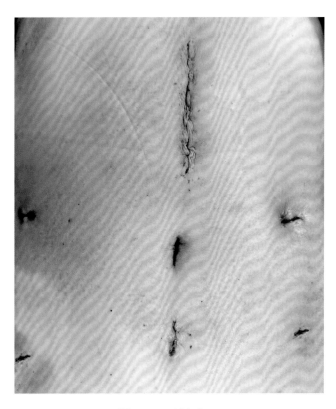

图4-30 关闭切口

（二）其他手术入路

1. 外侧入路　外侧入路是腹腔镜结肠癌手术开展初期借鉴于传统的开腹手术方式，特别适用于肥胖患者或结肠系膜肥厚、水肿的患者，此时行中间入路时难以明确识别血管解剖标志，可选择外侧入路。外侧入路的思路是先从右侧结肠旁沟进入结肠后间隙，由外向内游离结肠及其系膜，然后再从中间侧根部处理右半结肠系膜血管并清扫相应的淋巴结（图 4-31）。外侧入路适用于开腹经验丰富但尚处于腹腔镜右半结肠切除术学习曲线初期的外科医师，但该入路缺点是容易进入错误的层面，甚至误入肾后间隙，误伤生殖血管、输尿管等。术中应注意仔细分辨手术层面，而且对手术助手的要求比较高，需要充分牵拉结肠肠管并保持恰当的张力。

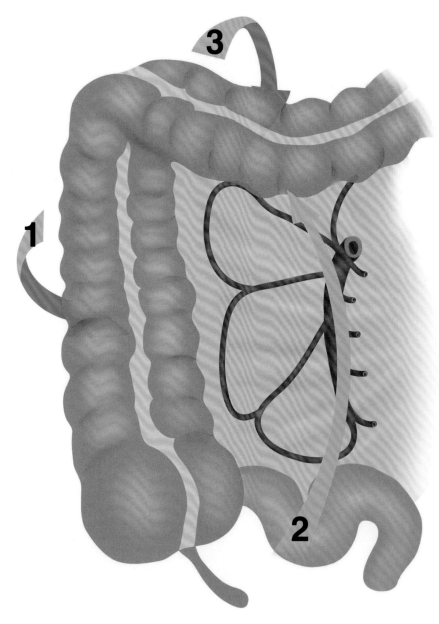

图 4-31　外侧入路示意图

2.尾侧入路　所谓的"尾侧"是指进入右侧结肠后间隙的方向，即从小肠系膜根部切开进入右结肠后间隙，然后分别向内、外及头侧游离拓展 Toldt 间隙：内侧以肠系膜上静脉为标志，外侧达右侧结肠旁沟，头侧至十二指肠水平部；再回到中间侧分别离断右半结肠系膜、血管（图 4-32）。该入路的优势

在于右半结肠尾侧解剖结构比较简单，容易寻找到正确的外科层面，从而能准确地进入右结肠后间隙，有助于充分显露肠系膜上静脉及其右半结肠属支，而且回肠末端的系膜游离后也有利于后续回肠和结肠的吻合，比较适合于腹腔镜右半结肠切除术的初学者。

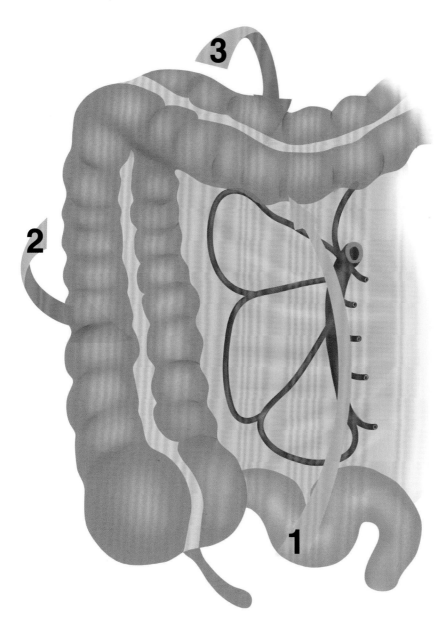

图 4-32　尾侧入路示意图

3.头侧入路 所谓的"头侧"入路是指手术开始首先切开胃结肠韧带进入网膜囊，然后分离胃系膜和横结肠系膜间隙，自上而下解剖显露胃结肠静脉干和中结肠血管，易于识别胃结肠静脉干及其各个属支，从而降低了胃结肠静脉干及其属支的处理难度（图4-33）。头侧入路主要是基于右半结肠头侧与胰腺、十二指肠、横结肠及大网膜都有关系，解剖关系复杂，手术从胃结肠间隙开始更易于分离各个脏器，显露胃结肠静脉干等重要血管。

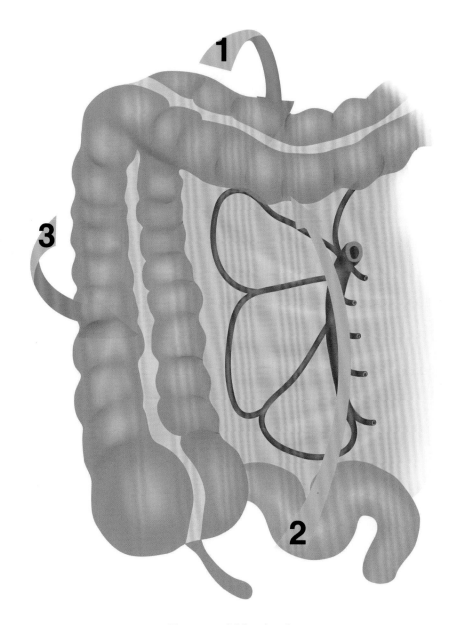

图4-33 头侧入路示意图

七、术后处理

观察引流情况，通过引流液的性状判断有无腹腔出血、感染、乳糜漏等并发症，如无异常可在引流量小于 100 ml 时拔除。观察患者肠道功能恢复情况，排气后可进水，第 3 天可进半流质饮食。抗生素使用至手术次日。鼓励患者早期下地活动，一般术后第 1 天即可下地运动锻炼，促进肠功能恢复，降低肺部感染及静脉血栓等术后并发症的发生率。

术后应注意的并发症包括：

（1）切口感染：较少见，若切口出现红肿或硬结，应敞开切口，观察有无脓液，以便充分引流。

（2）肠梗阻：若出现腹胀、恶心、呕吐，应考虑肠梗阻可能，应行腹部平片或 CT 检查，明确诊断后予以禁食水、胃肠减压、补液及静脉营养支持，多数经保守治疗后缓解。

（3）吻合口瘘：与其他部位结肠切除术中结肠结肠吻合不同，右半结肠切除术为回肠结肠吻合，术后极少发生吻合口瘘。若患者术后出现腹膜刺激症状时，应怀疑吻合口瘘的可能，诊断延误可导致腹膜炎或脓毒血症，甚至危及生命。因此，应密切监测患者腹部体征、血液检测，必要时行腹部 CT 检查，明确诊断后积极处理。

参考文献

1. West NP, Hohenberger W, Weber K, et al. Complete mesocolic excision with central vascular ligation produces an oncologically superior specimen compared with standard surgery for carcinoma of the colon. J Clin Oncol, 2010, 28(2):272-278.

2. Strey CW, Wullstein C, Adamina M, et al. Laparoscopic right hemicolectomy with CME: standardization using the "critical view" concept. Surg Endosc, 2018, 32(12):5021-5030.

3. Ye K, Lin J, Sun Y, et al. Variation and treatment of vessels in laparoscopic right hemicolectomy. Surg Endosc, 2018, 32(3):1583-1584.

4. Matsuda T, Iwasaki T, Mitsutsuji M, et al. Cranial-to-caudal approach for radical lymph node dissection along the surgical trunk in laparoscopic right hemicolectomy. Surg Endosc, 2015, 29(4):1001.

5. Benz S, Tam Y, Tannapfel A, et al. The uncinate process first approach: a novel technique for laparoscopic right hemicolectomy with complete mesocolic excision. Surg Endosc, 2016, 30(5):1930-1937.

6. Alsabilah JF, Razvi SA, Albandar MH, et al. Intraoperative archive of right colonic vascular variability aids central vascular ligation and redefines gastrocolic trunk of Henle variants. Dis Colon Rectum, 2017, 60(1):22-29.

7. Lee SJ, Park SC, Kim MJ, et al. Vascular anatomy in laparoscopic colectomy for right colon cancer. Dis Colon Rectum, 2016, 59(8):718-724.

8. 中国抗癌协会大肠癌专业委员会腹腔镜外科学组, 中华医学会外科学分会腹腔镜与内镜外科学组. 腹腔镜结肠直肠癌根治手术操作指南(2006版). 外科理论与实践, 2006, 11(5):462-465.

9. 郑民华, 马君俊. 腹腔镜右半结肠完整结肠系膜切除术. 中华腔镜外科杂志(电子版), 2015, (01):1-4.

10. 郑民华, 马君俊. 2018版《腹腔镜结直肠癌根治手术操作指南》更新要点. 中华外科杂志, 2019, 57(3):224-226.

11. 童宜欣, 龚建平. 右半结肠癌D3+CME关键技术. 中华结直肠疾病电子杂志, 2017, 6(4):280-283.

第五章　根治性横结肠切除术

一、概述

临床实践中常把结肠大体分为两部分，即右半结肠和左半结肠，两者的分界线为横结肠右 2/3 与左 1/3 交界处。横结肠肿瘤多数位于中线的右侧或左侧，恰好位于中部者极少。当肿瘤偏右侧近肝曲时，涉及到胃、十二指肠、大网膜、肝脏、胆囊等，常需行扩大右半结肠切除术；当肿瘤偏左侧近脾曲时，涉及到胃、大网膜、胰腺、脾等，常需行扩大左半结肠切除术。因此，当肿瘤位于横结肠中部时行单纯的横结肠切除术并不多见，原则上只要保证足够的切缘，彻底清扫淋巴结并且吻合时无张力，即可行横结肠切除术。若横结肠肿瘤位置恰好在横结肠中央，而患者的横结肠又较为冗长时，行横结肠切除术则较为简单容易。

根治性横结肠切除术需要在中结肠动脉根部清扫淋巴结并离断，且术中需要大范围游离结肠系膜，不仅包括横结肠系膜，还涉及结肠肝曲和脾曲的游离。而横结肠动静脉血管变异较多，血管根部的淋巴结清扫难度较大，尤其是采用腹腔镜手术时操作更加困难。但是腹腔镜横结肠癌根治术的优点在于术中的放大视野可清晰显示精细的解剖结构，并可通过平行视角及镜头翻转显示各个方向的筋膜层次，有利于完成完整结肠系膜切除术的要求，提高根治性程度。当然，目前尚缺乏大样本前瞻性随机对照研究以比较腹腔镜横结肠切除术与开放横结肠切除术的临床疗效。

3D 腹腔镜根治性横结肠切除术

二、解剖要点

横结肠平均长约 40 cm，但个体差异性较大。与升结肠及降结肠不同，横结肠属于腹膜内位器官，活动度较大。结肠肝曲及结肠脾曲位置均较深在，尤其是结肠脾曲向左后上方走行，位于左侧肋弓深部，周围解剖关系复杂，以胃结肠韧带与胃大弯左侧相连，以膈结肠韧带固定于左侧膈肌，通过脾结肠韧带与脾下极相连，通过横结肠系膜左侧固定于胰腺体尾部（图 5-1）。横结肠切除术中需要分别显露并离断上述韧带、系膜、网膜等，手术难度较大。横结肠的支配血管主要为肠系膜上动脉发出的中结肠动脉，在胰腺下缘发出后走行于横结肠系膜中；此外还可见副中结肠动脉（临床上出现概率较低）和肠系膜下动脉发出的左结肠动脉的吻合支。日本学者报道中结肠动脉可分为 3 种类型，分别称为结肠肝曲动脉、中结肠动脉及副中结肠动脉（图 5-2）。横结肠的回流血管为中结肠静脉，经胰腺下缘回流至肠系膜上静脉，变异情况下可见回流入胃结肠静脉干。手术中牵拉显露时应掌握恰当的张力，动作轻柔，避免暴力撕裂静脉导致不可控制的出血。

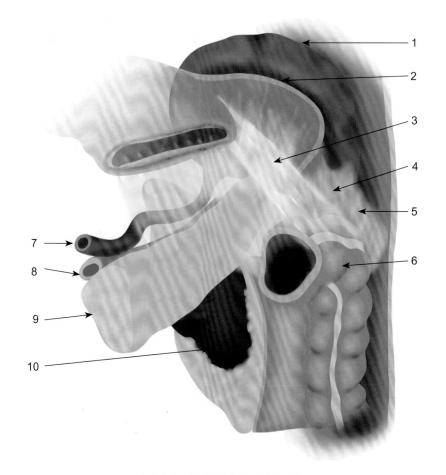

图 5-1 结肠脾曲的毗邻关系

1.脾；2.脾胃韧带；3.胃结肠韧带；4.脾结肠韧带；5.膈结肠韧带；6.结肠脾曲；7.脾动脉；8.脾静脉；9.胰腺；10.左肾

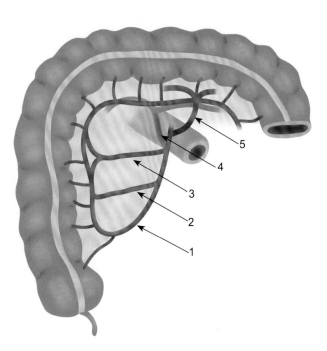

图 5-2 中结肠血管分支类型

1.回结肠动脉；2.右结肠动脉；3.结肠肝曲动脉；4.中结肠动脉；5.副中结肠动脉

三、适应证

横结肠中段恶性肿瘤。

四、禁忌证

发生远处转移者或全身情况差如严重心、肺、肝、肾等疾病致不能耐受手术者。腹腔镜手术的禁忌证还包括既往腹腔手术致腹腔严重粘连或妊娠期结肠肿瘤患者；肿瘤横径＞6 cm或侵犯多个毗邻器官者；腹腔内淋巴结广泛转移、腹腔镜下清扫困难者；急诊手术如肠梗阻、穿孔等。

五、术前评估与准备

（一）术前评估

术前评估主要包括肿瘤评估以及患者身体功能评估。

1.肿瘤评估　包括定性诊断和定量诊断。常规行结肠镜检查以观察病变与肛缘的距离、大小、形态、浸润范围，并取活体组织病理学检查，明确诊断，同时除外结肠其他部位肿瘤以及息肉，必要时对其他病变也可行活检病理，息肉行内镜下处理。常规行胸腹盆部增强CT明确肿瘤定位，局部T分期和N分期以及远侧转移情况。根据增强CT结果的具体情况可考虑追加行肝脏MRI检查以及PET/CT检查，明确术前临床分期。对于有条件的医院，建议术前行CT造影血管成像，显示横结肠动静脉

及其分支血管的走行，对于术中淋巴结清扫范围及保留肠管血运具有十分重要的参考价值。肿瘤局限于肠壁肌层以内（T_2期以下）的患者倘若行腹腔镜手术，术中无法用手触摸，常难以判断肿瘤的位置，因此务必在术前进行肿瘤定位标记，可选择染色标记或金属夹标记。我们中心的常规做法是术前一天行肠镜检查，以金属夹标记肿瘤下缘（肛门侧），以协助术者在术中判断具体的切除范围，必要时可行术中肠镜定位。

2.患者身体功能评估　包括常规的查体及实验室检查，判断有无贫血、营养不良、电解质紊乱、肿瘤标志物异常，评估心、肝、肺、肾等脏器功能，从而综合判断患者能否耐受手术及麻醉。此外，尚需检查四肢及躯体有无畸形、活动范围是否受限，确保手术体位固定及术中旋转时无相关问题。

（二）术前准备

包括设计手术切除范围，确定患者体位，画定手术切口及腹腔镜穿刺孔位置。

1.手术切除范围（图5-3）

（1）横结肠，原则上需要切除肿瘤近侧及远侧各10 cm肠管。

（2）根部切断中结肠动静脉，清扫血管周围淋巴结，切除相应的肠系膜。

（3）切除与横结肠相连的大网膜。

2.体位　开放手术患者取常规平卧位。腹腔镜手术患者需双上肢内收于躯干两侧，双下肢水平分开。术者站于患者左侧，助手站于患者右侧，扶镜手站于患者两腿之间（图5-4）。必要时，术者和助手可互换位置。

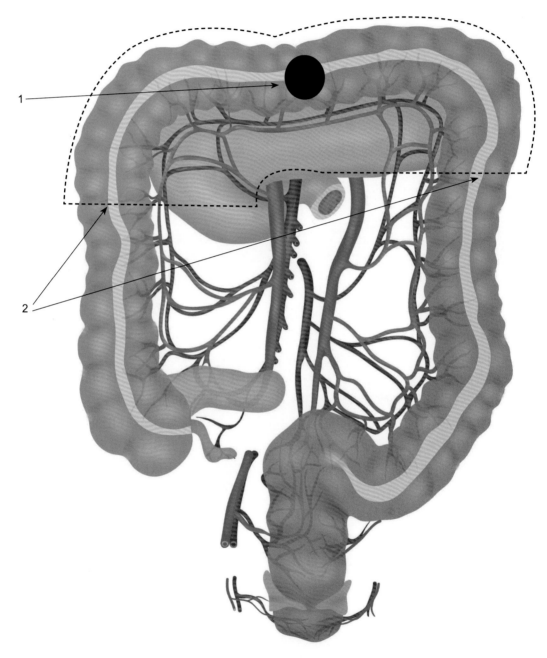

图 5-3　手术切除范围示意图

1. 肿瘤；2. 切除范围

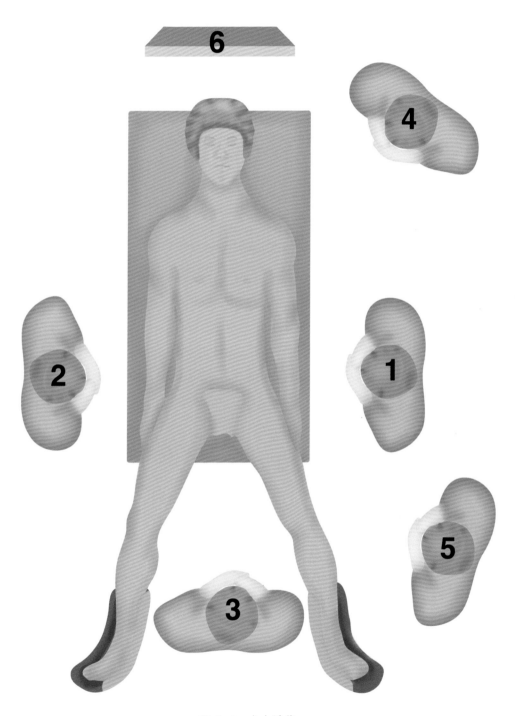

图 5-4　术中站位

1. 术者；2. 助手；3. 扶镜手；4. 麻醉医师；5. 器械护士；6. 显示屏

技巧

　　腹腔镜根治性横结肠切除术中，术者可根据手术中操作的需要适时变换站位，如处理结肠脾曲时可站于患者右侧，处理结肠肝曲时可站于患者左侧，而处理中结肠动静脉时可以考虑站于患者两腿之间。

　　3.手术切口及穿刺孔位置　开放手术取上腹正中切口，上达剑突下，下达脐部下方（图5-5）。腹腔镜手术常规采用5孔法（图5-6）：观察孔取脐下；主操作孔取右侧锁骨中线脐下2 cm处置入12 mm Trocar，便于纱布、血管夹及腔镜直线切割闭合器等进出；副操作孔取右侧锁骨中线肋缘下3 cm处置入5 mm Trocar；助手的操作孔分别于左侧取对称位置，均选择5 mm Trocar。同侧两个操作孔之间的距离不要太近，建议至少间隔10 cm，且纵轴不要在一条直线上，相互要错开，从而尽量避免手术器械之间的相互干扰而影响操作。

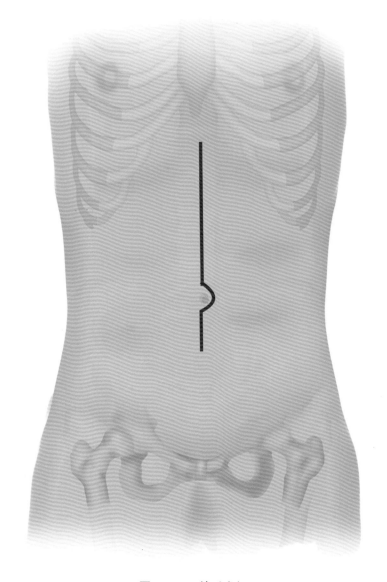

图5-5　开放手术切口

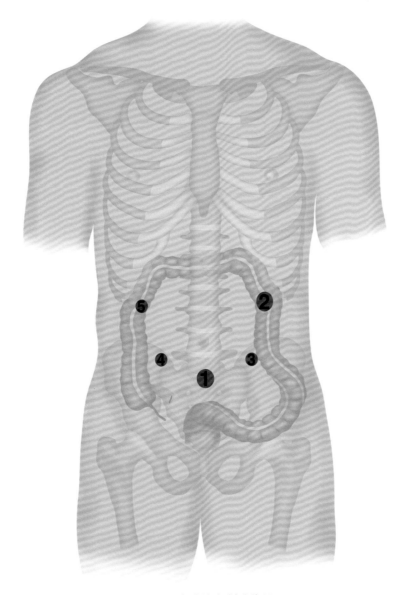

图 5-6 腹腔镜穿刺孔位置
1. 观察孔；2. 术者主操作孔；3. 术者副操作孔；4. 助手主操作孔；5. 助手副操作孔

经验

　　腹腔镜根治性横结肠切除术需要游离横结肠系膜、升结肠和结肠肝曲以及降结肠和结肠脾曲，需要术者和助手大范围内的移动操作，同时腹腔镜视野也要做大范围的转移。因此，腹腔镜观察孔建议取脐下，不建议经脐，同时各个穿刺孔之间间隔的距离尽量大一些，以方便术者和助手的操作。

六、手术步骤

（一）探查

　　全面且详细地探查腹腔，遵循由远及近的原则。首先探查有无腹水，有无腹膜及网膜转移结节，有无肝脏转移结节，有无盆腔转移结节；其次探查横结肠系膜淋巴结转移情况，包括边缘淋巴结、中间淋巴结及系膜血管根部淋巴结；最后探查肿瘤位置，大小，有无浆膜侵犯，有无胃、十二指肠、胰腺、脾、肾等邻近器官侵犯。

125

（二）头侧入路离断胃结肠韧带，分离胃系膜与横结肠系膜

于胃大弯中部胃网膜右动静脉血管弓下方打开胃结肠韧带，进入网膜囊，向右侧结肠肝曲方向离断胃结肠韧带（图5-7），到达网膜囊右侧边界，沿胃窦后壁与横结肠系膜的融合间隙剥离达十二指肠降段（图5-8）。向左侧结肠脾曲方向离断胃结肠韧带，直至胰尾处（图5-9）。

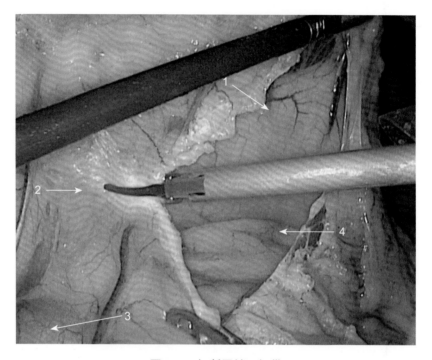

图5-7 切断胃结肠韧带
1.胃体；2.胃结肠韧带；3.横结肠；4.网膜囊

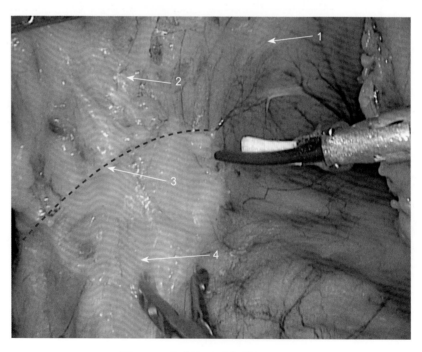

图5-8 分离胃系膜与横结肠系膜
1.胃窦；2.胃系膜；3.融合间隙；4.横结肠系膜

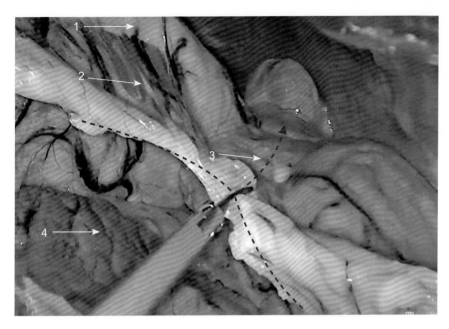

图 5-9　结肠脾曲方向离断胃结肠韧带
1. 胃大弯；2. 胃结肠韧带；3. 切开方向；4. 胰腺

要点

　　头侧入路离断胃结肠韧带时需要术者与助手良好的相互配合，具体操作手法为助手左手持钳夹住胃体大弯侧中部，右手持钳夹住胃幽门部，向头侧及腹侧提拉；术者左手持钳抓住大网膜向尾侧牵拉，从而将大网膜呈瀑布样展开，右手持超声刀距离胃网膜右动静脉血管弓以远 2 cm 处离断胃结肠韧带，进入网膜囊。助手牵拉胃壁时切忌暴力，动作一定要轻柔，张力要适中，以免损伤胃壁导致出血或壁内血肿（图 5-10）。

　　胃系膜与横结肠系膜在胃幽门后方处距离最近且相互形成较致密的粘连。从组织胚胎学角度来看，胃系膜与横结肠系膜分别起源于前肠和中肠，两者位于不同的组织学层面，因此分离时寻找到正确的手术入路和解剖间隙至关重要。

（三）中间入路处理中结肠动静脉并清扫淋巴结

　　头侧以肠系膜上静脉和胰腺交界为标志，在胰颈下缘打开横结肠系膜前叶，解剖显露中结肠静脉（图 5-11）。然后将大网膜翻向头侧，直立状提起横结肠系膜并展开，尾侧沿十二指肠水平段切开横结肠系膜后叶（图 5-12），与头侧入路贯通，进入网膜囊，确认中结肠动脉（图 5-13）。清扫血管根部淋巴结，以血管夹闭合后切断中结肠动脉（图 5-14）。结扎切断中结肠动脉后，显露出位于其右后上方的中结肠静脉（图 5-15），以血管夹闭合后超声刀切断中结肠静脉（图 5-16）。

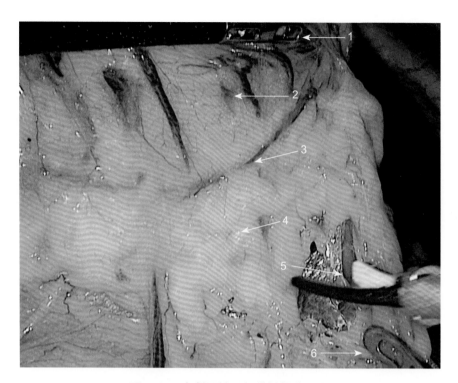

图 5-10　离断胃结肠韧带的操作配合

1.助手左手钳；2.胃体大弯；3.胃网膜右血管弓；4.胃结肠韧带；5.术者超声刀切开点；6.术者左手钳

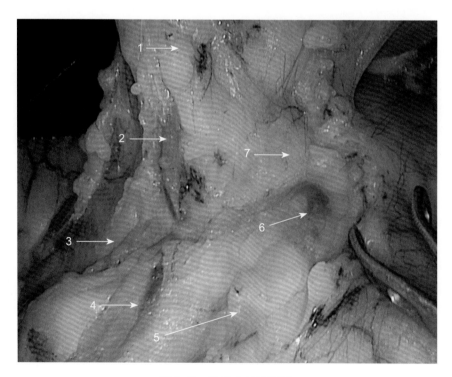

图 5-11　显露中结肠静脉

1.胃系膜；2.胃网膜右静脉；3.右结肠静脉；4.副右结肠静脉；5.横结肠系膜；6.中结肠静脉；7.胰腺

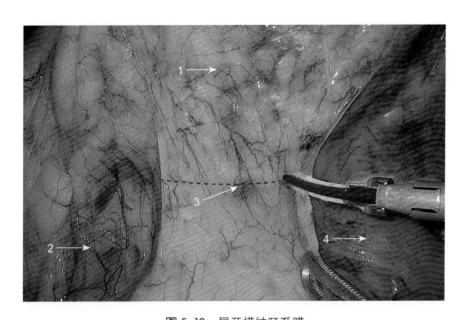

图 5-12　展开横结肠系膜

1.横结肠系膜；2.十二指肠水平部；3.横结肠系膜后叶切开线；4.十二指肠空肠曲

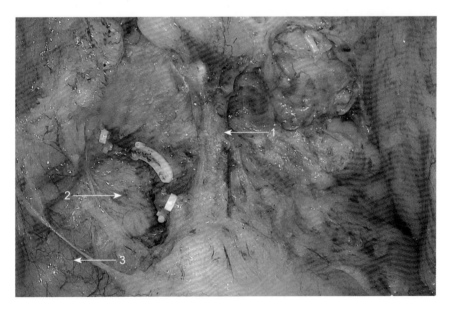

图 5-13　显露中结肠动脉

1.中结肠动脉；2.胰腺；3.十二指肠

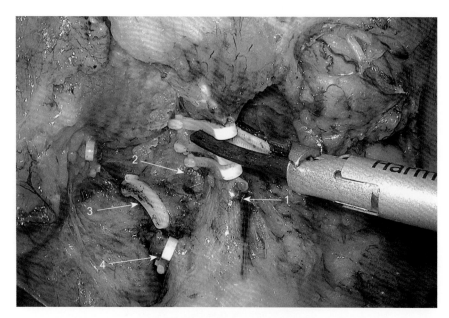

图 5-14　结扎切断中结肠动脉

1.中结肠动脉；2.肠系膜上静脉；3.右结肠静脉断端；4.右结肠动脉断端

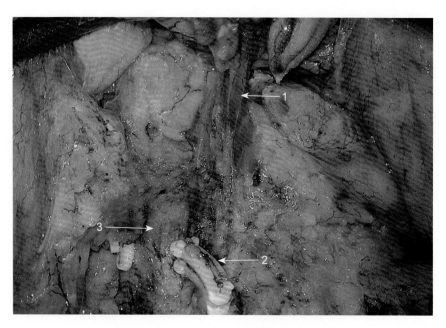

图 5-15　显露中结肠静脉

1.中结肠静脉；2.中结肠动脉断端；3.肠系膜上静脉

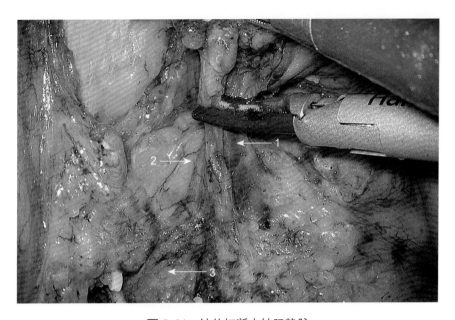

图 5-16　结扎切断中结肠静脉
1. 中结肠静脉；2. 胰腺下缘；3. 肠系膜上静脉

侧即结肠系膜与腹膜愈合处（黄白交界线）切开，直至结肠肝曲，切断右侧膈结肠韧带及肝结肠韧带，向内侧游离进入 Toldt 间隙，游离升结肠中上段系膜背侧，直至十二指肠降段（图 5-18 ）。

（四）结肠游离

　　1. 升结肠及结肠肝曲游离　沿盲肠及升结肠外

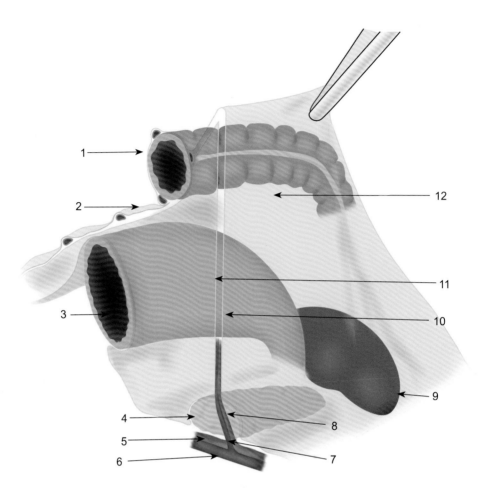

图 5-17　横结肠系膜解剖示意图

1. 横结肠；2. 胃结肠韧带；3. 胃；4. 胰腺；5. 肠系膜上动脉；6. 肠系膜上静脉；7. 中结肠静脉；8. 中结肠动脉；9. 脾；
10. 横结肠系膜根背侧；11. 横结肠系膜根腹侧；12. 横结肠系膜

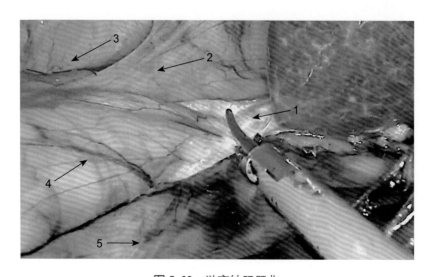

图 5-18　游离结肠肝曲

1. 肝结肠韧带；2. 膈结肠韧带；3. 黄白交界线；4. 结肠肝曲；5. 肾前筋膜

2. 降结肠及结肠脾曲游离　沿降结肠外侧黄白交界线处打开，向上直至结肠脾曲，切断脾结肠韧带，向内侧游离进入 Toldt 间隙，游离降结肠中上段系膜背侧，避免损伤左侧输尿管及生殖血管（图5-19）。

> **技巧**
>
> 　　降结肠外侧游离时助手右手持钳抓住降结肠向头侧及内侧牵拉，左手持钳抓住腹壁侧腹膜向外侧牵拉，两手对抗牵引形成一定张力；术者左手持钳抓住降结肠系膜向内侧牵拉，右手持电钩 / 电铲或超声刀切开黄白交界线，直至结肠脾曲（图5-20）。

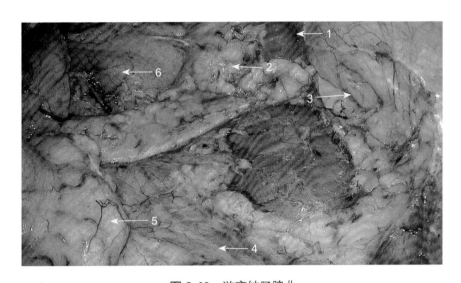

图 5-19　游离结肠脾曲
1. 脾；2. 脾结肠韧带断端；3. 膈结肠韧带附着点；4. 肾前筋膜；5. 结肠脾曲；6. 胃大弯

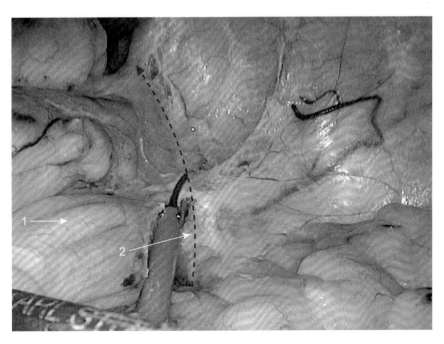

图 5-20　降结肠游离
1. 降结肠；2. 降结肠外侧切开线（黄白交界线）

结肠脾曲的游离是横结肠切除术的难点和重点，结肠脾曲处结肠、脾、胃、胰腺、左肾等众多脏器相互毗邻，解剖结构复杂，筋膜间隙重叠交错。本中心的经验是采用"内外结合""头尾夹击"的方法游离脾曲，即由内侧在腹膜下筋膜层面向头侧游离至胰腺下缘；由外侧切开左侧腹膜向脾曲方向游离至脾下极；由头侧沿横结肠向左侧打开大网膜；由尾侧胰腺下缘向脾曲方向离断横结肠系膜（图5-21）。

（五）切除标本及吻合

腹腔镜采用上腹正中5 cm小切口，置入切口保护套，取出横结肠及大网膜（图5-22）。原则上切除距肿瘤病灶至少10 cm的近端及远端肠管（图5-23），从结肠中动脉向预定切除肠管方向裁剪结肠系膜，切断结肠边缘弓血管，处理直血管（图5-24）。切断横结肠，裸化升结肠及降结肠肠管约1 cm（图5-25）。吻合方式根据术者习惯可选择端端吻合、端侧吻合和侧侧吻合，本中心选择端侧吻合，术后吻合口瘘的发生率较低（图5-26）。

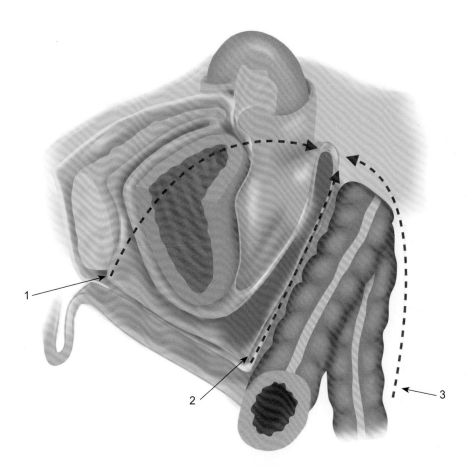

图5-21 结肠脾曲游离方法示意图

1.沿胰腺下缘向左侧切开横结肠系膜根部至脾下极；2.沿横结肠向左侧切开大网膜至脾下极；3.沿降结肠外侧向上切开黄白交界线至脾下极

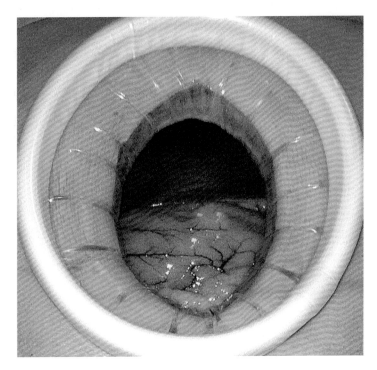

图 5-22 上腹正中小切口

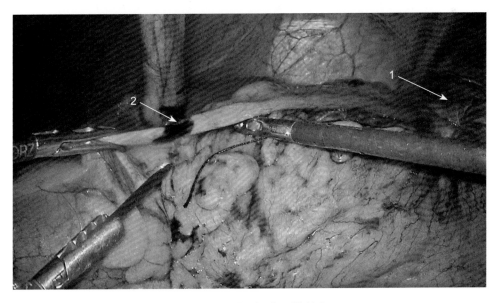

图 5-23 测量切除肠管长度

1. 横结肠肿瘤；2. 距肿瘤 10 cm 处标记拟切断肠管

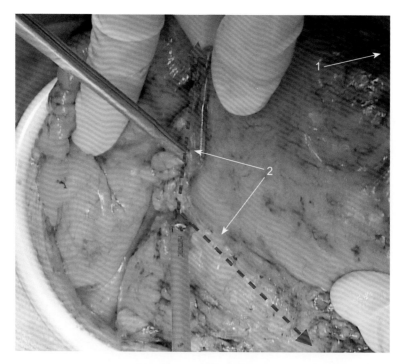

图 5-24　裁剪结肠系膜

1.横结肠肿瘤；2.结肠系膜裁剪线

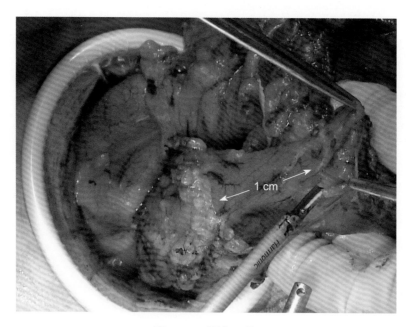

图 5-25　裸化肠管

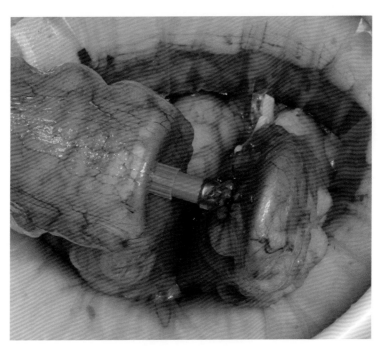

图 5-26　端侧吻合

经验

吻合前要仔细确认吻合部位肠管有良好的血供和足够的长度。可通过观察肠管颜色及直动脉搏动情况判断血供是否良好。

吻合器击发前应确认吻合器钉砧头与中心杆对接牢固确切,同时确认近端肠管无扭转,周围脏器组织无夹入,吻合口无张力(图 5-27)。

吻合完成后要仔细观察吻合器内的圆圈组织是否全周连续,黏膜直至浆膜层是否完整,厚薄是否均匀,如有薄弱处,必要的话可于吻合口相对应处行缝合加固(图 5-28)。

(六)放置引流、关闭切口

全面检查术野,观察有无出血,防止肠管扭转、内疝。冲洗腹腔,于吻合口旁放置引流管(图 5-29),自左下腹引出固定。逐层缝合关闭切口。

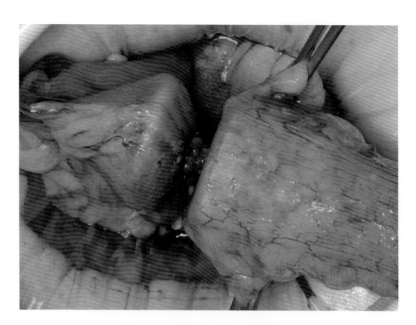

图 5-27　确认吻合口无组织夹入

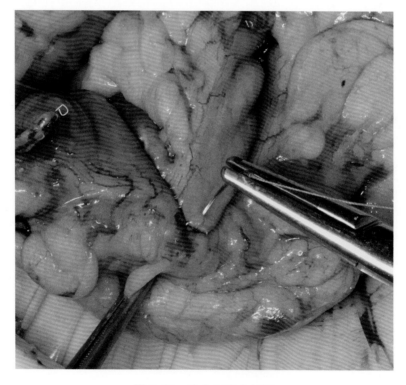

图 5-28　吻合口缝合加固

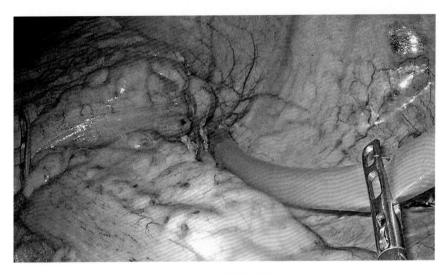

图 5-29　放置引流管

七、术后处理

观察引流情况，通过引流液的性状判断有无出血、感染、淋巴漏等并发症。观察患者肠道功能恢复情况，排气后可进水，第 3 天可进半流质饮食。抗生素使用至手术次日。鼓励患者早期下地活动，一般术后第 1 天即可下地运动锻炼。

术后应注意的并发症包括吻合口瘘及肠梗阻等，应密切监测患者腹部体征，进行血液检测，必要时行腹部 CT 检查。

参考文献

1. Matsuda T, Sumi Y, Yamashita K, et al. Anatomy of the transverse mesocolon based on embryology for laparoscopic complete mesocolic excision of right-sided colon cancer. Ann Surg Oncol, 2017, 24(12):3673.

2. Kim NK, Kim YW, Han YD, et al. Complete mesocolic excision and central vascular ligation for colon cancer: principle, anatomy, surgical technique, and outcomes. Surg Oncol, 2016, 25:252–262.

3. Egi H, Nakashima I, Hattori M, et al. Surgical techniques for advanced transverse colon cancer using the pincer approach of the transverse mesocolon. Surg Endosc, 2019, 33:639–643.

4. 中国抗癌协会大肠癌专业委员会腹腔镜外科学组, 中华医学会外科学分会腹腔镜与内镜外科学组. 腹腔镜结肠直肠癌根治手术操作指南(2006版). 外科理论与实践, 2006, 11(5): 462-465.

5. 李勇, 王俊江, 吴德庆, 等. 腹腔镜横结肠癌根治术的技术要点和操作技巧. 中华消化外科杂志, 2013, 12(12): 948-951.

6. 刁德昌, 万进, 王伟, 等. 以胰腺为导向的腹腔镜下结肠脾曲游离技术. 消化肿瘤杂志(电子版), 2015, 7(3): 136-139.

7. 王枭杰, 池畔, 黄颖. 结肠脾曲肠系膜形态的活体解剖观察. 中华胃肠外科杂志, 2021, 24(1): 62-67.

第六章　根治性左半结肠切除术

一、概述

简而言之，腹腔镜左半结肠切除术就是乙状结肠游离再加上结肠脾曲的游离。但是，从所有结肠癌根治术类型来看，左半结肠切除术，尤其是腹腔镜左半结肠切除术，是技术难度较高的手术之一，其中关键的3点在于肠系膜下动脉根部淋巴结清扫，左结肠动脉存在变异和结肠脾曲的游离，尤其是结肠脾曲部位解剖层次复杂，且常被肥厚的大网膜覆盖，手术操作较为困难，稍有不慎就可能导致出血或周围组织脏器的误损伤。与右半结肠系膜相似，左半结肠系膜的后叶与腹后壁腹膜融合形成 Toldt 筋膜。左半结肠切除术时要保证左侧 Toldt 筋膜的完整剥离。因此，只有熟练掌握左半结肠周围的解剖关系，深刻理解各种筋膜组织间隙，在手术中小心谨慎操作，进入正确的外科层面进行分离，方可避免损伤周围组织脏器，减少术中及术后并发症的发生。

二、解剖要点

根治性左半结肠切除术需清扫肠系膜下动脉根部淋巴结，即日本《大肠癌诊疗规约》中的253组淋巴结，同时应注意避免损伤肠系膜下神经丛。左结肠动脉可单独从肠系膜上动脉发出，亦可与乙状结肠动脉共干，甚至可以缺如，手术中分离显露肠系膜下动脉后应沿主干向远端解剖分离，辨认清楚左结肠动脉（图6-1）。根治性左半结肠切除术的难点在于结肠脾曲的游离。结肠脾曲毗邻脏器众多，游离涉及的层面较多，周围解剖关系复杂。结肠脾曲周围脏器包括胃、大网膜、脾、胰腺、左肾等，需分离左侧 Toldt 筋膜、膈结肠韧带、脾结肠韧带、胃结肠韧带、横结肠系膜，且有一部分患者结肠脾曲周围常常出现大网膜脂肪肥厚以及粘连等（图6-2），导致解剖层次不清，使手术难度增加。

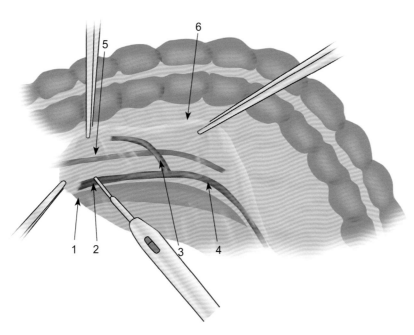

图6-1　左结肠动脉解剖示意图

1.腹主动脉；2.肠系膜下动脉；3.左结肠动脉；4.直肠上动脉；5.肠系膜下静脉；6.左半结肠系膜

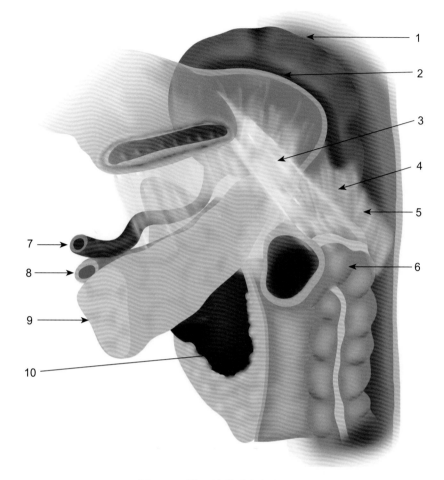

图 6-2 结肠脾曲毗邻解剖示意图

1.脾；2.脾胃韧带；3.胃结肠韧带；4.脾结肠韧带；5.膈结肠韧带；6.结肠脾曲；7.脾动脉；8.脾静脉；9.胰腺；10.左肾

三、适应证

降结肠、结肠脾曲、降乙结肠交界处恶性肿瘤。

四、禁忌证

发生远处转移者或全身情况差如严重心、肺、肝、肾等疾病致不能耐受手术者。腹腔镜手术的禁忌证还包括既往腹腔手术致腹腔严重粘连或妊娠期结肠肿瘤患者；肿瘤横径＞6 cm或侵犯多个毗邻器官者；腹腔内淋巴结广泛转移、腹腔镜下清扫困难者；急诊手术如肠梗阻、穿孔等。

五、术前评估与准备

（一）术前评估

左半结肠癌的术前评估主要是肿瘤评估以及患者身体功能评估。

1.肿瘤评估　包括定性诊断和定量诊断。常规行结肠镜检查以观察病变与肛缘的距离、大小、形态、浸润范围，并取活体组织病理学检查（活检），明确诊断，同时除外结肠其他部位肿瘤以及息肉，必要时对其他病变也可行活检病理，息肉可行内镜下处理。常规行胸腹盆部增强CT明确肿瘤定位，局部T分期和N分期以及远侧转移情况，根据增强CT结果可考虑追加行肝脏MRI检查以及PET/CT检查，明确术前临床分期。对于有条件的医院，建议术前行CT造影血管成像，显示肠系膜下动脉及其分支血管的走行，对于术中淋巴结清扫范围及保留肠管血运具有十分重要的参考价值。腹腔镜手术术中对于肿瘤局限于肠壁肌层以内（T_2期以下）难以判断肿瘤位置的病例，务必在术前进行定位标记，可选择染色标记或金属夹标记。我们中心的常规做法是术前一天行肠镜检查，以金属夹标记肿瘤下缘（肛门侧），以协助术者在术中判断具体的切除范围。

2.患者身体功能评估 包括常规的查体及实验室检查，判断有无贫血、营养不良、电解质紊乱、肿瘤标志物异常，评估心、肝、肺、肾等脏器功能，从而综合判断患者能否耐受手术及麻醉。

（二）术前准备

术前准备包括设计手术切除范围，确定患者体位，画定手术切口及腹腔镜穿刺孔位置。

1.切除范围（图6-3）

（1）取决于肿瘤所在部位，标准的左半结肠切除范围包括横结肠左1/3、结肠脾曲、降结肠和乙状结肠。目前临床上原则只需要切除距肿瘤远近侧各10 cm的肠管。

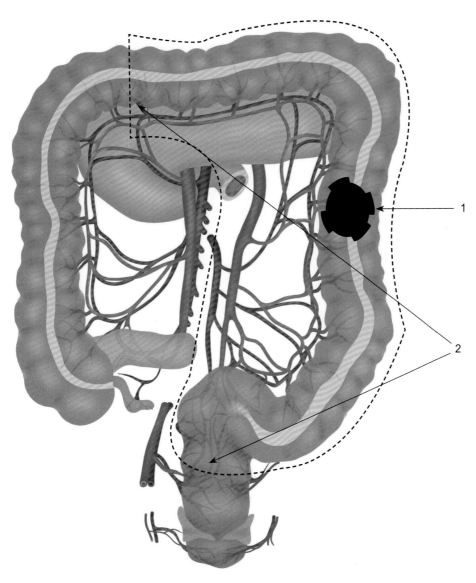

图6-3 手术切除范围示意图

1.肿瘤；2.切除范围

（2）根部切断肠系膜下动静脉以及中结肠动静脉的右侧分支或根部离断中结肠动静脉，清扫血管周围淋巴结，切除相应的肠系膜。

（3）切除与横结肠左 1/3 相连的部分大网膜。

2. 体位　开放手术患者取常规截石位。腹腔镜手术患者需双上肢内收于躯干两侧，双髋关节微屈外展，双下肢分开，膝关节屈 30°。游离降结肠及乙状结肠时，术者站于患者右侧，扶镜手站于患者头侧，助手站于患者左侧（图 6-4）。但是在游离结肠脾曲时需要做站位调整，术者站于患者右侧，扶镜手站于术者右手侧，助手站于患者两腿之间。

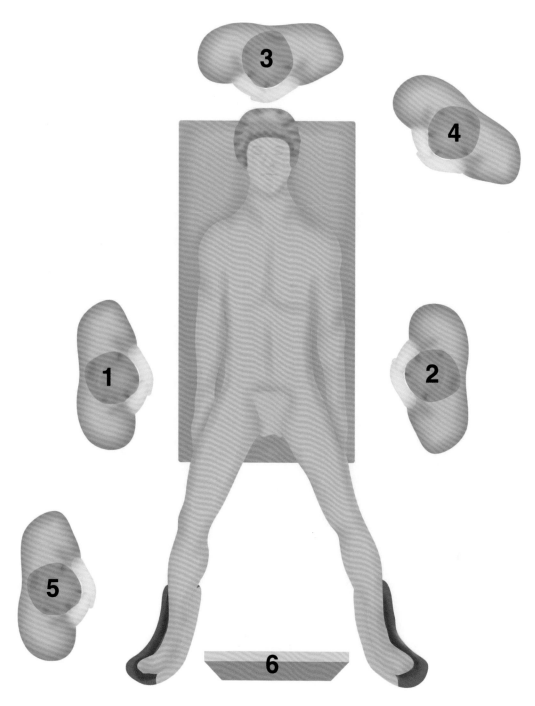

图 6-4　术中站位示意图

1. 术者；2. 助手；3. 扶镜手；4. 麻醉医师；5. 器械护士；6. 显示屏

3. 手术切口及穿刺孔位置　开放手术取上腹正中切口，上方达脐上 10 cm，下方达耻骨上 3 cm（图6-5）。腹腔镜手术常规采用 5 孔法：观察孔取脐下；主操作孔位于右侧髂前上棘与脐连线中外 1/3 处，选择 12 mm Trocar，便于纱布、血管夹及腔镜直线切割闭合器进出；副操作孔取右侧肋缘下 3 cm 锁骨中线处，选择 5 mm Trocar；助手的操作孔分别于左侧取对称位置，均选择 5 mm Trocar（图6-6）。原则上同侧两个操作孔之间的距离不要靠太近，建议至少间隔 10 cm，且纵轴不要在一条直线上，相互要错开约 2 cm，从而尽量避免手术器械之间的相互干扰而影响术中操作。

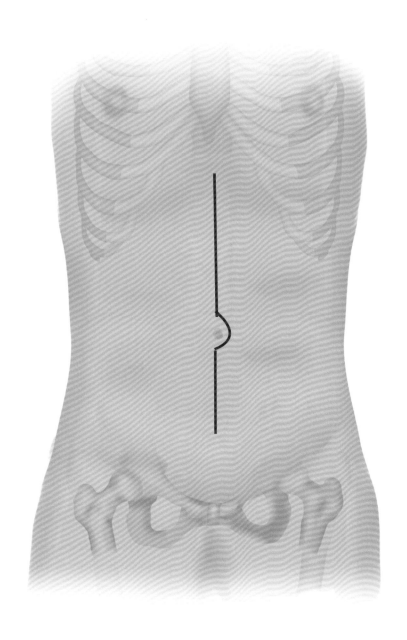

图 6-5　开放手术切口

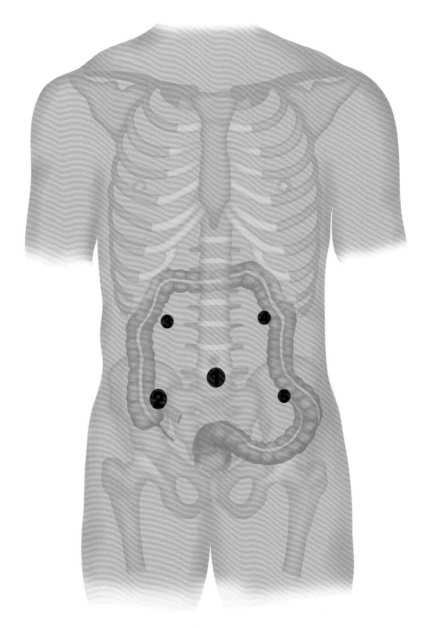

图 6-6　腹腔镜穿刺孔位置
1.观察孔；2.术者主操作孔；3.术者副操作孔；4.助手主操作孔；5.助手副操作孔

经验

　　腹腔镜左半结肠切除术需要游离结肠脾曲，因此，术者主操作孔位置不宜过于偏尾侧，以免操作范围达不到结肠脾曲。助手脐下操作孔的位置建议在腹壁下动静脉的外侧，以便于辅助牵拉显露等操作。

六、手术步骤

（一）探查

　　全面且详细地探查腹腔，遵循由远及近的原则。首先探查有无腹水，有无腹膜及网膜转移结节，有无肝脏转移结节，有无盆腔转移结节；其次探查左侧结肠系膜淋巴结转移情况，包括边缘淋巴结、中间淋巴结及系膜血管根部淋巴结；最后探查肿瘤位置，大小，有无浆膜侵犯，有无毗邻器官侵犯。

（二）中间入路处理血管

1. 处理肠系膜下动脉并清扫淋巴结　手术开始取头低脚高位，将大网膜及横结肠翻向头侧；取右倾位，利用重力作用将小肠自盆腔垂至右上腹部。

助手持两把肠钳充分展开乙状结肠系膜内侧，术者自尾侧从骶骨岬开始切开系膜根部，向头侧达小肠系膜根部后左转（图6-7）。沿切开线分离可见蛛网状疏松间隙，即左半结肠系膜与肾前筋膜的融合间隙，又称Toldt间隙。沿此间隙钝性分离，向左侧达生殖血管外侧，向头侧达肠系膜上动脉根部，过程中避免损伤输尿管及生殖血管（图6-8）。确认肠系

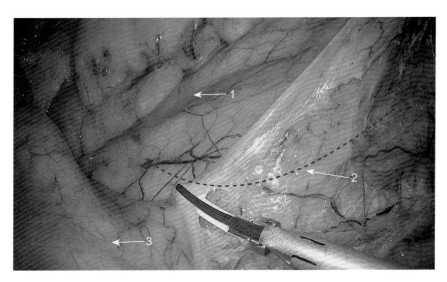

图6-7　切开左半结肠系膜内侧

1. 左半结肠系膜；2. 左半结肠系膜内侧切开线；3. 小肠系膜根部

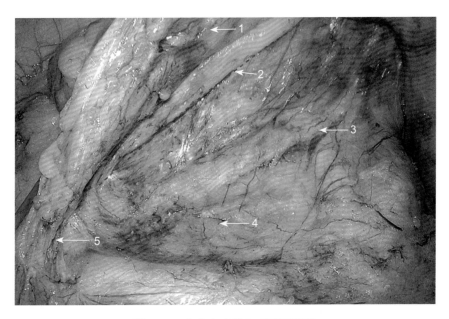

图6-8　分离左半结肠系膜后间隙

1. 左半结肠系膜；2. 左半结肠系膜后间隙（Toldt间隙）；3. 输尿管；4. 肾前筋膜；5. 肠系膜下动脉

膜下动脉，切开其腹侧系膜，清扫血管根部淋巴结，注意避免损伤肠系膜下神经丛，充分游离并骨骼化肠系膜下动脉，闭合切断（图6-9）。若肿瘤位于结肠脾曲或降结肠上段，经评估可以保留肠系膜下动脉，可沿动脉根部向远心端游离，显露左结肠动脉及乙状结肠动脉，根部切断左结肠动脉，保留乙状结肠动脉和直肠上动脉，从而最大程度地保证吻合处肠管的血供（图6-10）。

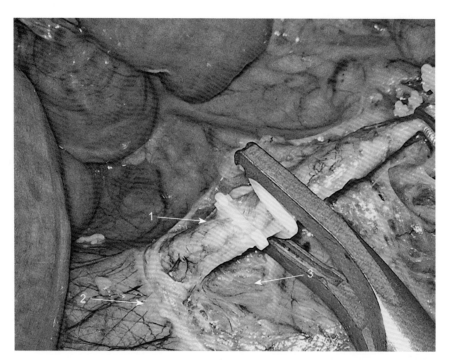

图 6-9　结扎切断肠系膜下动脉
1.肠系膜下动脉；2.腹主动脉；3.左、右腰内脏神经

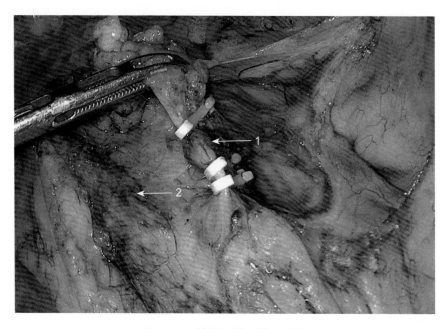

图 6-10　结扎切断左结肠动脉
1.左结肠动脉；2.肠系膜下动脉

经验

通过体位调整显露术野，目标就是将横结肠、大网膜以及小肠移至术野以外，充分显露左半结肠系膜区域，标志是可辨别十二指肠空肠曲、肠系膜下动脉、腹主动脉及其分叉处。体位调整顺序应为先右倾，将空肠移位至右侧，然后再头低位，将空肠移动至头侧，这样方能将 Treitz 韧带附近的空肠移向腹主动脉右侧，充分显露肠系膜下动脉的根部。

准确辨认肠系膜下动脉的位置及走行是根治性左半结肠切除术的关键。

游离左半结肠系膜后间隙时要注意辨认输尿管前筋膜覆盖的输尿管、生殖血管以及上腹下神经丛及左右腹下神经，以电刀或超声刀将这些重要的解剖结构推向背侧，避免损伤。

左结肠动脉多数为单独从肠系膜下动脉发出，少数和乙状结肠动脉共干。根据日本《大肠癌治疗指南》的要求，对于肿瘤侵犯局限于肠壁肌层以内（T_2 期以内）的患者，清扫左结肠动脉周围淋巴结即可达到肿瘤根治性的要求，可考虑保留肠系膜下动脉；对于肿瘤侵犯肠壁肌层以上的患者，需要清扫肠系膜下动脉根部淋巴结（即日本《大肠癌处理规约》中的 253 组淋巴结），方能达到根治性要求。

提示

清扫肠系膜下动脉旁淋巴结时，一定要辨认在其根部走行的肠系膜下神经丛的左右支，即左右腰内脏神经，避免损伤。

从内侧入路在正确层面游离左半结肠系膜后间隙时一般不会出血。若游离过程中出血，则意味着进入结肠系膜内或输尿管、生殖血管及腹下神经前筋膜的背侧。如此向头侧游离时则容易进入胰腺后间隙，甚至损伤脾静脉。

2. 处理肠系膜下静脉并清扫淋巴结　与肠系膜上动脉与肠系膜上静脉伴行不同，肠系膜下静脉并不与肠系膜下动脉伴行，而是与左结肠动脉根部交叉向上走行至胰腺下缘（图 6-11）。因此，继续向四周拓展 Toldt 间隙，内侧达十二指肠空肠曲，外侧达左侧结肠旁沟，头侧达胰腺下缘，从结肠系膜背侧及腹侧确认肠系膜下静脉，清扫其根部淋巴结，以血管夹闭合后离断（图 6-12）。

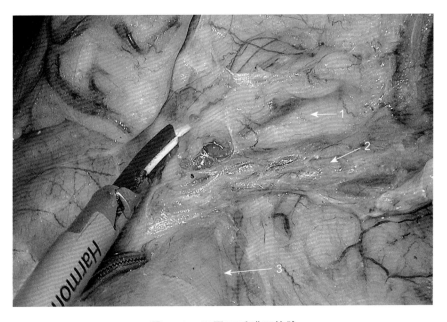

图 6-11　显露肠系膜下静脉
1. 胰腺；2. 肠系膜下静脉；3. 十二指肠空肠曲

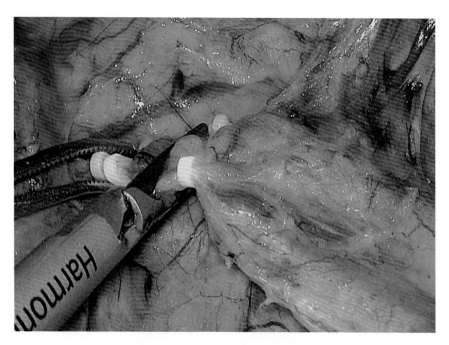

图 6-12　结扎切断肠系膜下静脉

经验

　　肠系膜下静脉走行于左半结肠系膜中,多数在胰腺后缘汇入脾静脉。因此,在左半结肠系膜后方确认肠系膜下静脉比较容易,尤其是肥胖患者系膜腹侧脂肪层较厚不易透视静脉时,经后方更易辨认静脉。根治性左半结肠切除术中一定要在肠系膜下静脉根部,也就是在胰腺下缘离断。

　　3.处理中结肠动静脉并清扫淋巴结　沿胰腺下缘切断横结肠系膜根部,向右至胰颈处,在肠系膜上静脉与胰颈交界处确认中结肠动静脉,在血管根部清扫其周围淋巴结(图 6-13)。若肿瘤位于结肠脾曲,应在根部离断中结肠动静脉(图 6-14)。若肿瘤位于降结肠中段或降乙状结肠交界处,可离断中结肠动静脉的左支(图 6-15)。

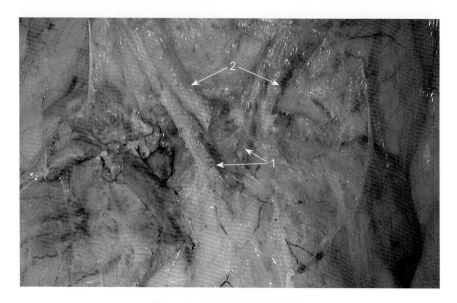

图 6-13　显露中结肠动静脉
1.中结肠动脉;2.中结肠静脉

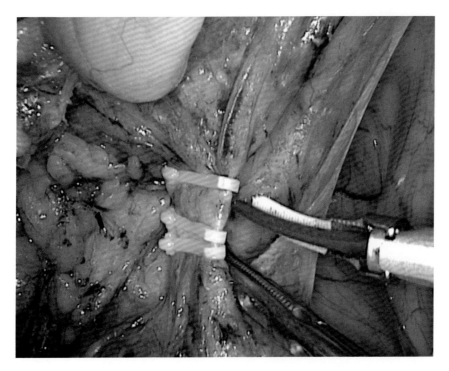

图 6-14　结扎切断中结肠动静脉

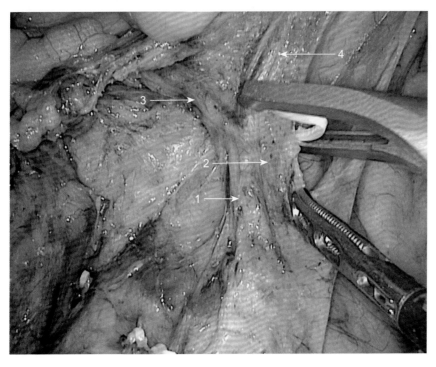

图 6-15　结扎切断中结肠动静脉左支

1. 中结肠动脉；2. 中结肠静脉；3. 中结肠动脉右支；4. 中结肠动静脉左支

技巧

中结肠动静脉的游离显露需要头侧入路和尾侧入路相互结合，离断横结肠系膜的腹侧和背侧。

头侧入路需将患者体位调整为头高位，从横结肠中部切断胃结肠韧带，进入网膜囊，助手将胃向头侧及腹侧牵拉，术者自胰颈下缘切开网膜囊后壁（也就是横结肠系膜腹侧），显露肠系膜下静脉，向

尾侧继续小心分离，即可显露中结肠静脉（图6-16）。

尾侧入路时将患者体位调整为平卧位，助手将大网膜及横结肠向头侧及腹侧提拉，术者以十二指肠水平部和Treitz韧带为标志，打开横结肠系膜背侧，显露肠系膜上动脉，向头侧小心分离，即可显露中结肠动脉（图6-17）。

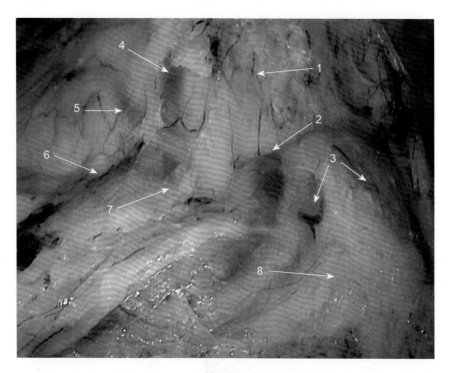

图6-16 显露横结肠系膜腹侧

1.胰腺；2.中结肠静脉右支；3.中结肠动脉左右支；4.胃网膜右静脉；5.胰十二指肠上前静脉；6.副右结肠静脉；7.胃结肠静脉干；8.横结肠系膜腹侧

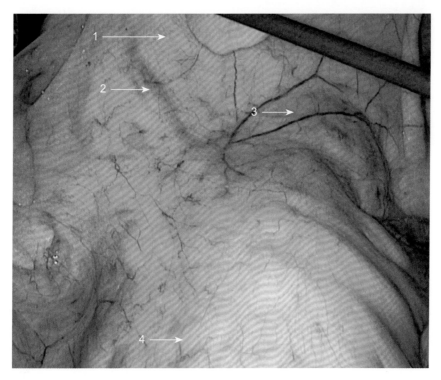

图 6-17　显露横结肠系膜背侧

1.横结肠系膜背侧；2.中结肠静脉；3.胰腺；4.肠系膜上静脉

（三）结肠及直肠游离

1.乙状结肠及降结肠游离　乙状结肠系膜外侧端常与左髂窝处腹壁及后腹膜存在粘连带（图6-18）。以此粘连带为起点，切开分离粘连并向上切开结肠系膜与腹膜愈合处，即黄白交界线，直至结肠脾曲，向内侧游离结肠系膜背侧，与前述分离的左半结肠后间隙贯通（图6-19）。

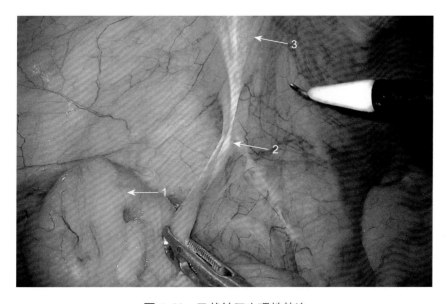

图 6-18　乙状结肠生理性粘连

1.乙状结肠；2.生理性粘连带；3.侧腹壁

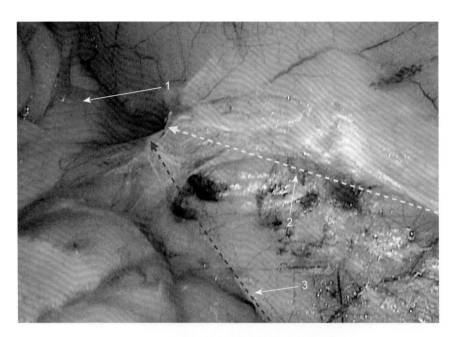

图 6-19　分离乙状结肠及降结肠系膜外侧
1.降结肠；2.黄白交界线；3.Toldt 线

技巧

　　乙状结肠及降结肠外侧游离时助手右手持钳抓住降结肠向头侧及内侧牵拉，左手持钳抓住腹壁侧腹膜向外侧牵拉，两手对抗牵引形成一定张力；术者左手持钳抓住乙状结肠系膜向内侧牵拉，右手持电钩或超声刀切开黄白交界线，直至结肠脾曲。

　　与根治性右半结肠切除术中类似，左半结肠系膜内侧游离在 Toldt 筋膜的背侧，而外侧游离则在 Toldt 筋膜的腹侧，因此两侧的游离并不在同一层面上。需要从外侧将 Toldt 筋膜切开，方能使得两侧连通（图 6-20）。

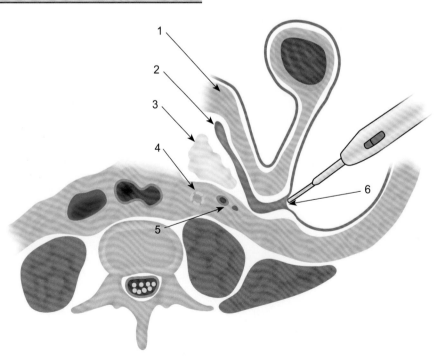

图 6-20　左侧 Toldt 筋膜示意图
1.左半结肠系膜；2.左侧 Toldt 筋膜；3.标记纱布；4.输尿管；5.生殖血管；6.外侧入路切开点

2.结肠脾曲游离　结肠脾曲的游离是左半结肠切除术的难点。因为降结肠上段向上向后走行，于脾下极处呈锐角转折与横结肠相延续，所以结肠脾曲较结肠肝曲高且深。左半结肠切除术中是否需要游离结肠脾曲取决于肿瘤的位置及吻合的需求。如果肿瘤位于结肠脾曲或降结肠则需要游离，如果肿瘤位于降结肠乙状结肠交界处则无须游离。从外侧切断膈结肠韧带、脾结肠韧带（图6-21）；从横结肠中部切断胃结肠韧带，进入小网膜囊，向左沿横结肠向结肠脾曲方向继续离断大网膜附着处直至脾下极（图6-22）；从内侧沿胰腺下缘切断横结肠系膜左半直至胰尾处，与外侧入路会师后即可充分游离结肠脾曲（图6-23）。

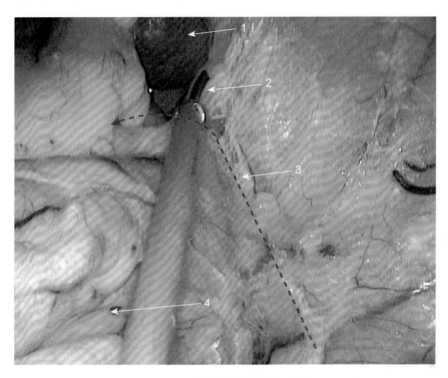

图6-21　外侧路径游离结肠脾曲
1.脾；2.膈结肠韧带；3.外侧路径分离切开线；4.降结肠

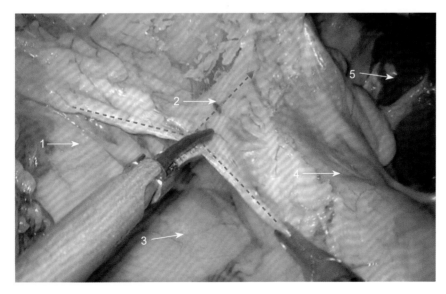

图6-22　切断胃结肠韧带至结肠脾曲
1.胃体大弯侧；2.胃结肠韧带切开线；3.胰腺；4.横结肠；5.脾

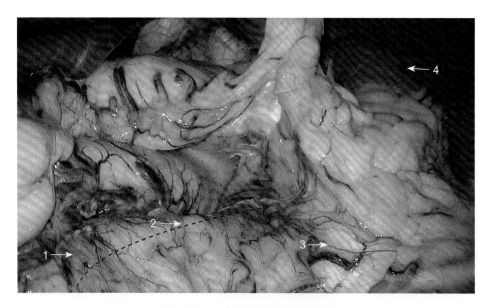

图6-23 内侧路径游离结肠脾曲

1.胰腺；2.横结肠系膜根部切开线；3.横结肠；4.脾

经验

结肠脾曲处结肠、脾脏、胃、胰腺、左肾等众多脏器相互毗邻，解剖结构复杂，筋膜间隙重叠交错。因此，脾曲的游离是根治性左半结肠切除术中的重点和难点。

从降结肠外侧向内侧游离时，应该认识到降结肠系膜至横结肠系膜的移行关系，有助于确认网膜囊后壁和胰腺下缘的边界。

外侧入路游离结肠脾曲困难时，尤其是大网膜肥厚或肿瘤浸润浆膜导致局部粘连时，容易导致脾脏的撕裂伤，出血不易控制。此时可考虑改为头侧入路，即经横结肠中段打开胃结肠韧带，进入网膜囊，从内侧向脾曲方向游离。

本中心的经验是采用"内外结合""头尾夹击"的方法游离脾曲，即由内侧在腹膜下筋膜层面向头侧游离至胰腺下缘；由外侧切开左侧腹膜向脾曲方向游离至脾下极；由头侧沿横结肠向左侧打开大网膜；由尾侧胰腺下缘向脾曲方向离断横结肠系膜（图6-24）。

3. 直肠上段游离 向腹侧提起乙状结肠，向尾侧延长乙状结肠内外侧腹膜切口至直肠上段，从骶骨岬开始向下分离显露直肠上段深筋膜后方，即进入直肠后间隙（图6-25）。分离过程中避免损伤腹下神经及骶前静脉。

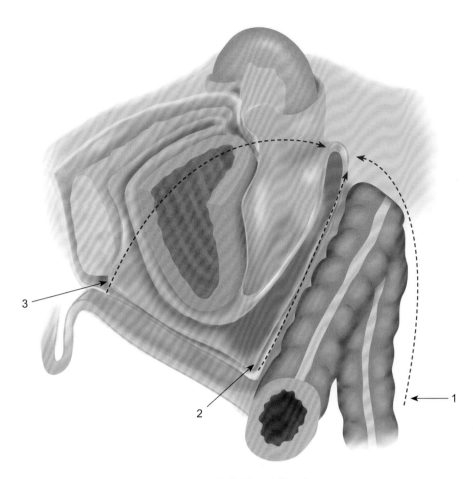

图 6-24　分离结肠脾曲示意图

1. 外侧入路向头侧切开降结肠外侧腹膜愈着处至脾下极；2. 沿横结肠向外侧切断胃结肠韧带至脾下极；3. 内侧入路沿胰腺下缘切断横结肠系膜至胰尾部和脾下极

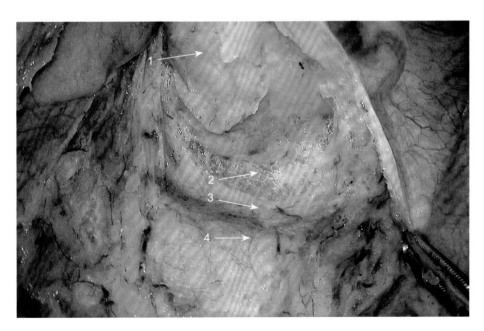

图 6-25　直肠后间隙

1. 直肠系膜及直肠深筋膜；2. 直肠后间隙；3. 骶前筋膜；4. 骶骨岬

经验

对于结肠脾曲肿瘤，肿瘤远端肠管预定切断线在乙状结肠近端即可，无须游离直肠上段；而肿瘤位于降结肠中段者，肿瘤远端肠管预定切断线需达直肠上段，故需要行直肠上段的游离。

直肠上段游离顺序建议先从后方开始游离，然后是直肠上段右侧，最后剥离直肠上段左侧，游离的终点为腹膜返折处。

直肠上段后方游离的正确层面应该是介于直肠深筋膜与输尿管腹下神经前筋膜之间，此处为疏松结缔组织，无血管及神经，呈蛛网状，又称为"天使的发丝"。

直肠上段后方的游离需要术者和助手密切配合，充分显露直肠后方间隙。建议助手右手持钳抓住肠系膜下动脉断端向头侧及腹侧牵引，左手持钳抓住直肠上段向腹侧提拉；术者持钳将直肠后壁向腹侧推挡，从而可清楚显露蛛网状间隙，右手持电钩/电铲或超声刀进行锐性分离，呈圆弧形分离直肠后间隙，直至腹膜返折处（图 6-26）。

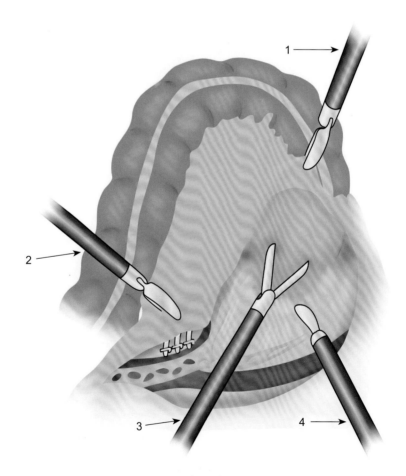

图 6-26　分离直肠后间隙术者及助手配合操作
1. 助手左手钳；2. 助手右手钳；3. 术者左手钳；4. 术者右手持超声刀

（四）切除标本

　　腹腔镜手术采用左上腹经腹直肌 5 cm 小切口，置入切口保护套，取出左半结肠行结肠修整（图 6-27）。距肿瘤远近端各 10 cm 处切断结肠边缘弓血管，处理直血管，切断结肠，裸化肠管约 1 cm（图 6-28）。

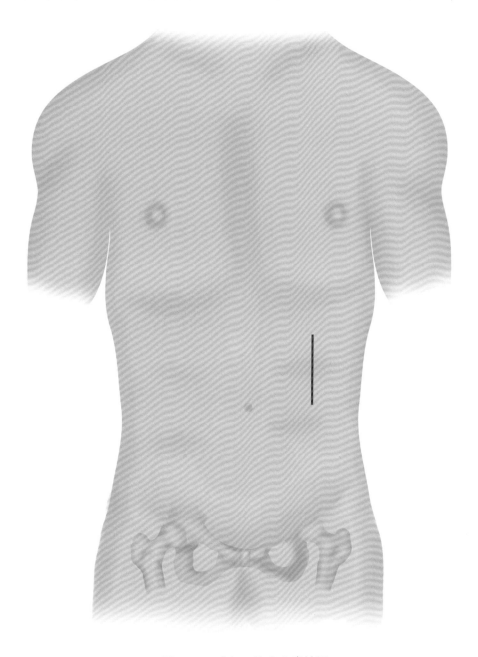

图 6-27　小切口取出左半结肠

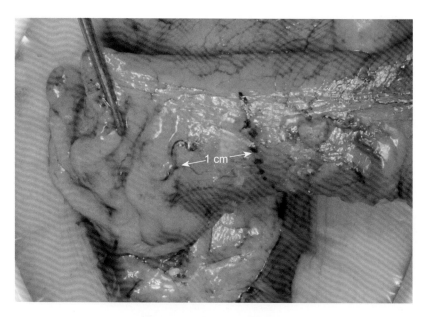

图 6-28　裸化并切断结肠

（五）吻合

　　肿瘤位于结肠脾曲或降结肠上段时可经腹部小切口吻合；肿瘤位于降结肠乙结肠交界处可经肛置入吻合器完成吻合（图 6-29）。根据术者习惯可选择端端吻合、端侧吻合和侧侧吻合。

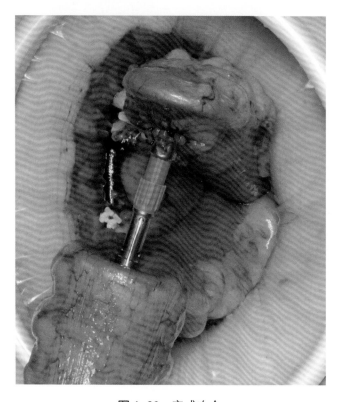

图 6-29　完成吻合

经验

吻合前要仔细确认吻合部位肠管有良好的血供和足够的长度。可通过观察肠管颜色及直动脉搏动情况判断血供是否良好。

吻合器击发前应确认吻合器钉砧头与中心杆对接牢固确切，同时确认近端肠管无扭转，周围脏器组织无夹入，吻合口无张力。

吻合完成后要仔细观察吻合器内的圆圈组织是否全周连续，黏膜直至浆膜层是否完整，厚薄是否均匀，如有薄弱处，必要的话可于吻合口相对应处行缝合加固。

我们中心多采用端端吻合或端侧吻合，不建议行侧侧吻合，原因主要是侧侧吻合发生瘘的风险较高。

（六）放置引流、关闭切口

全面检查术野，观察有无出血，有无肠管扭转，有无内疝。冲洗腹腔，于吻合口旁处放置引流管（图6-30），自右下腹引出固定。逐层缝合关闭切口。

七、术后处理

术后一般处理包括观察引流情况，通过引流液的性状判断有无出血、感染、乳糜漏等并发症，如无异常可在引流量小于100 ml时拔除。观察患者肠道功能恢复情况，排气后可进水，第3天可进半流质饮食。抗生素使用至手术次日。鼓励患者早期下地活动，一般术后第1天即可下地活动锻炼。

左半结肠切除后，横结肠和乙状结肠或直肠吻合后，吻合口距离肛门较近，可考虑术后定期扩肛，以辅助排气，减轻吻合口张力，防止发生吻合口瘘。发生在术后3天以内的吻合口瘘，腹膜刺激症状较明显，伴有持续高热，引流量较多，血常规显示白细胞明显升高，一般情况迅速恶化时，应果断开腹探查，清理腹腔感染，修补吻合口瘘或重新吻合，或行保护性回肠造口。发生在术后3天以上的吻合口瘘，若患者一般情况稳定，腹膜炎比较局限，可先行保守治疗，通畅引流，加强营养支持和抗感染治疗，大部分患者病情会逐渐趋于好转。此外，术后应注意的并发症还包括肠梗阻。若患者出现腹胀、

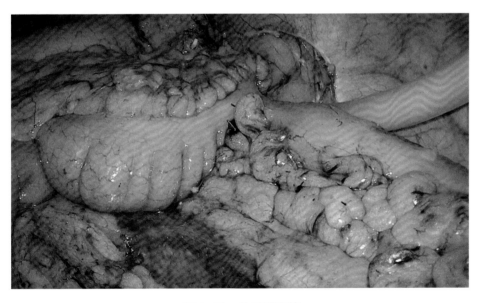

图6-30　放置引流管

恶心、呕吐，应考虑肠梗阻可能，应行腹部平片或CT检查，明确诊断后予以禁食水，胃肠减压，补液及静脉营养支持，多数经保守治疗后缓解。

参考文献

1. 李国新, 丁自海, 张策, 等. 腹腔镜下左半结肠切除术相关筋膜平面的解剖观察. 中国临床解剖学杂志, 2006, 24(3): 298-301.
2. 郑民华, 马君俊, 陆爱国, 等. 腹腔镜左半结肠癌根治手术的技巧与短期疗效. 中华消化外科杂志, 2007(3): 171-174.
3. 池畔, 王枭杰. 左半结肠切除术的争议和基于膜解剖的脾曲游离技巧. 中华结直肠疾病电子杂志, 2017, 6(4): 284-289.
4. 刁德昌, 万进, 王伟, 等. 横向入路法腹腔镜左半结肠癌根治术的临床应用. 中华胃肠外科杂志, 2015, 10: 1056-1059.
5. Okuda J, Yamamoto M, Tanaka K, et al. Laparoscopic resection of transverse colon cancer at splenic flexure: technical aspects and results. Updates Surg, 2016, 68(1):71-75.
6. 杨动, 王景宇, 苏向荣, 等. 脾曲结肠癌手术入路分析研究进展. 中华医学杂志, 2017, 97(36): 2878-2880.
7. 王枭杰, 池畔, 黄颖. 结肠脾曲肠系膜形态的活体解剖观察. 中华胃肠外科杂志, 2021, 24(1):62-67.

第七章　根治性乙状结肠切除术

一、概述

　　无论是开放手术，还是腹腔镜手术，乙状结肠切除术均是下消化道肿瘤外科中最常见的手术之一，根据日本《大肠癌治疗规约（2014年版）》，对于0~Ⅰ期的结肠癌及直肠乙状结肠交界癌，腹腔镜手术已成为标准的治疗手段。因此，腹腔镜乙状结肠切除术已成为结直肠外科医师必须熟练掌握的最基本的入门术式。但是，乙状结肠解剖学特点个体差异性很大，包括肠管长度、位置、系膜形态及血管分布变化非常大，并且乙状结肠肿瘤的发病部位不固定，导致手术方式不尽相同。本章介绍的是针对乙状结肠中部癌腹腔镜乙状结肠切除的标准术式。某些乙状结肠癌患者会出现乙状结肠系膜与小肠系膜尤其是回肠末端粘连、结肠系膜之间的粘连以及结肠走行过长或高度肥胖结肠短缩的情况，此时乙状结肠切除术难度会明显增大。因此，术前仔细阅读患者影像资料尤为重要，必要时可行CT血管成像确认血管分支走行情况，充分评估乙状结肠的解剖学特点，确定恰当的手术入路和切除范围，降低术中及术后并发症发生率。

二、解剖要点

　　乙状结肠解剖学特征变化多端，个体差异性极大。腹腔镜乙状结肠切除术的要点在于熟练掌握乙状结肠动静脉分支变异类型。乙状结肠动脉一般情况下为1~3支，有时可见4~5支，多数与左结肠动脉共干，也可见单独自肠系膜下动脉发出者。乙状结肠静脉与动脉伴行，可汇入左结肠静脉或肠系膜下静脉。进展期乙状结肠癌如需清扫肠系膜下动脉根部淋巴结时，应注意肠系膜下动脉根部左右两侧的腰内脏神经，切勿损伤，以免引起术后性功能障碍。游离乙状结肠系膜时应注意辨认系膜后方的左侧输尿管及生殖血管，尤其是肥胖患者的系膜脂肪较厚时，更应小心谨慎，避免进入错误的外科层面而发生误损伤。

3D腹腔镜根治性乙状结肠切除术

三、适应证

　　乙状结肠恶性肿瘤。乙状结肠与直肠交界处恶性肿瘤按直肠恶性肿瘤处理；乙状结肠与降结肠交界处恶性肿瘤按降结肠恶性肿瘤处理。

四、禁忌证

　　发生远处转移者或全身情况差如严重心、肺、肝、肾等疾病致不能耐受手术者。腹腔镜手术的禁忌证还包括既往腹腔手术致腹腔严重粘者连者或妊娠期患者；肿瘤横径＞6 cm或侵犯多个毗邻器官者；腹腔内淋巴结广泛转移、腹腔镜下清扫困难者；急诊手术如肠梗阻、穿孔等。对于操作熟练的腹腔镜结直肠外科手术团队而言，肥胖、高龄及新辅助治疗后肿瘤降期的患者并非腹腔镜手术禁忌。

五、术前评估与准备

（一）术前评估

　　乙状结肠癌的术前评估主要是肿瘤评估以及患者身体功能评估。

　　1.肿瘤评估　包括定性诊断和定量诊断。常规行结肠镜检查以观察病变与肛缘的距离、大小、形态、浸润范围，并取活体组织病理学检查（活检），明确诊断，同时除外结肠其他部位肿瘤以及息肉，必要时对其他病变也可行活检病理，息肉可行内镜下处理。常规行胸腹盆部增强CT明确肿瘤定位、局部 T 分期和 N 分期以及远侧转移情况，根据具体情况可追加肝脏 MRI 检查以及 PET/CT 检查，以精确判断术前临床分期。有条件的医院，术前可行 CT 造影血管成像，显示肠系膜下动脉及其分支血管的走行，对于术中淋巴结清扫范围及保留肠管血运具有十分重要的参考价值。腹腔镜手术术中对于肿瘤局限于肠壁肌层以内（T₂ 期以下）的患者常难以准确判断肿瘤位置，务必在术前进行定位标记，可选择染色标记或金属夹标记，必要时可行术中肠镜定位。需要指出的是乙状结肠肿瘤的定位非常重要，肿瘤位置决定了手术方式，肿瘤位于乙状结肠起始部、中段，还是直肠乙状结肠交界部，手术方式有较大区别。我们中心的常规做法是术前一天行肠镜检查，以金属夹标记肿瘤下缘（肛门侧），以方便术者手术

中判断具体的切除范围。

2. 患者身体功能评估　包括常规的查体及实验室检查，判断有无贫血、营养不良、电解质紊乱、肿瘤标志物异常，评估心、肝、肺、肾等脏器功能，从而综合判断患者能否耐受手术及麻醉。此外，尚需检查四肢及躯体有无畸形、活动范围是否受限，确保手术体位固定及术中旋转时无相关问题。

（二）术前准备

术前准备包括设计手术切除范围、患者体位，画定手术切口及腹腔镜穿刺孔位置。

1. 手术切除范围

（1）切除距肿瘤远近侧各 10 cm 的肠管（图 7-1）。

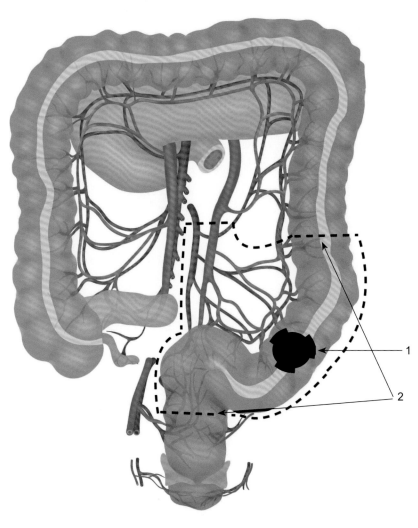

图 7-1　手术切除范围示意图

1. 肿瘤；2. 切除范围

（2）根部或左结肠动脉分支以下切断肠系膜下动静脉，清扫血管周围淋巴结，切除相应的乙状结肠系膜。

2.体位　开放手术患者取常规截石位。腹腔镜手术患者需双上肢内收于躯干两侧，双髋关节微屈外展，双下肢分开，膝关节屈曲 30°。术者站于患者右侧，助手站于患者左侧，扶镜手站于患者头侧（图 7-2）。

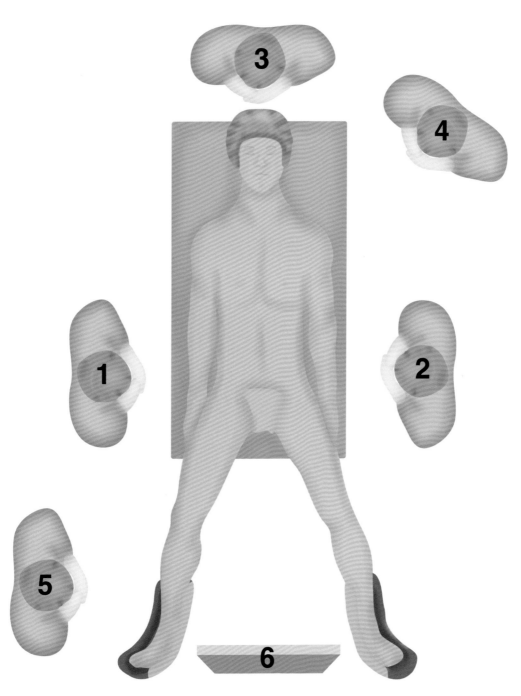

图 7-2　术中站位
1.术者；2.助手；3.扶镜手；4.麻醉医师；5.器械护士；6.显示屏

3.手术切口及穿刺孔位置 开放手术取下腹正中切口,上方达脐上 3 cm,下方达耻骨上缘(图7-3)。腹腔镜手术常规采用 5 孔法:观察孔取脐上;主操作孔位于右侧髂前上棘与脐连线中外 1/3 处,选择 12 mm Trocar,便于纱布、血管夹以及腔镜直线切割闭合器进出;副操作孔取右侧腹直肌旁脐上 2 cm 处,选择 5 mm Trocar。助手的操作孔分别于左侧取对称位置,均选择 5 mm Trocar(图7-4)。

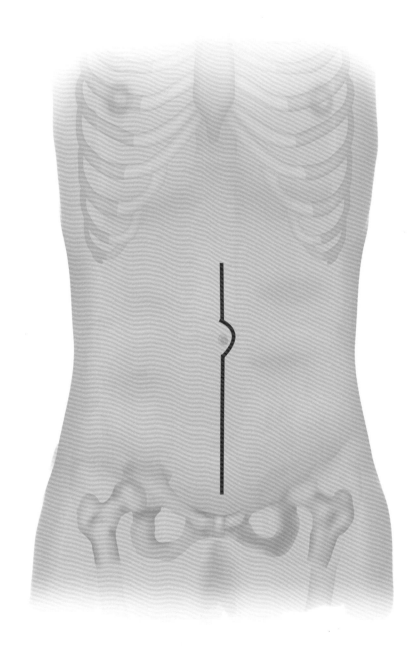

图 7-3 开放手术切口

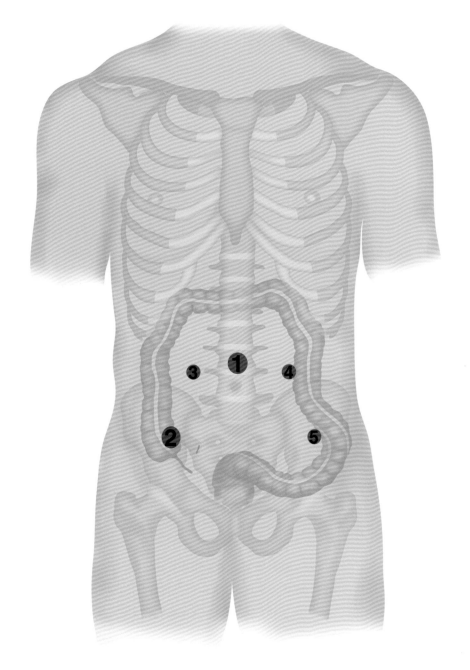

图 7-4　腹腔镜穿刺孔位置

1. 观察孔；2. 术者主操作孔；3. 术者副操作孔；4. 助手主操作孔；5. 助手副操作孔

经验

　　同侧两个操作孔之间的距离不要太近，建议至少间隔 10 cm，且纵轴不要在一条直线上，应相互错开约 2 cm，尽量避免手术器械之间的相互干扰而影响术中操作（图 7-5）。

技巧

　　腹腔镜手术术者及助手操作孔穿刺时，可将手术室灯关闭，以腹腔镜光源透视腹壁，辨认清楚腹壁下血管走行，可避免穿刺时损伤腹壁动静脉血管而出现难以控制的出血（图 7-6）。

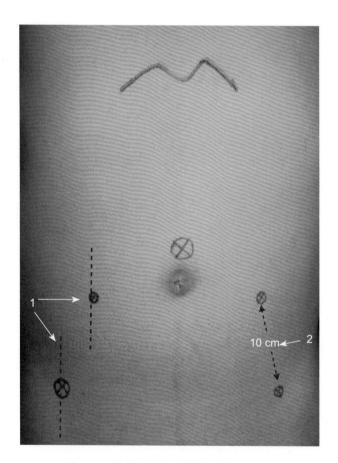

图 7-5　腹腔镜手术中操作孔放置原则
1. 同侧操作孔纵轴不能在一条直线上；2. 同侧操作孔之间间隔 10 cm

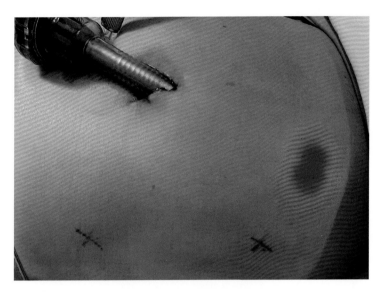

图 7-6 腹腔镜透视腹壁血管

六、手术步骤

（一）探查

全面且详细探查腹腔，遵循由远及近的原则。首先探查有无腹水，有无腹膜及网膜转移结节，有无肝脏结节，有无盆腔结节；其次探查乙状结肠系膜淋巴结转移情况，包括边缘淋巴结、中间淋巴结及肠系膜下血管根部淋巴结；最后探查肿瘤位置、大小，有无浆膜侵犯，有无毗邻器官侵犯。

（二）中间入路处理血管

1. 处理肠系膜下动脉并清扫淋巴结 手术开始取头低脚高并右倾位，排除肠管干扰，显露术野 3 个解剖学标志，即十二指肠水平部、肠系膜下动脉根部及腹主动脉分叉处。助手充分展开乙状结肠系膜内侧呈屏风状，术者自尾侧从骶骨岬开始切开系膜根部，向头侧达小肠系膜根部后左转（图 7-7）。沿切开线分离可见蛛网状疏松间隙，即左半结肠系膜与肾前筋膜的融合间隙，又称 Toldt 间隙。沿此间隙钝性分离，向左侧达生殖血管外侧，向头侧达肠系膜上动脉根部，过程中避免损伤输尿管及生殖血管（图 7-8）。确认肠系膜下动脉，切开其腹侧系膜，清扫血管根部淋巴结，注意避免损伤肠系膜下神经丛，充分游离肠系膜下动脉，闭合切断（图 7-9）。若患者左半结肠边缘动脉弓缺如或者合并高血压、糖尿病、动脉粥样硬化等疾病，则建议保留左结肠动脉分支，可沿肠系膜下动脉根部向远心端游离，显露左结肠动脉分支，在其远端闭合切断肠系膜下动脉，从而最大程度地保障吻合处肠管的血供（图 7-10）。

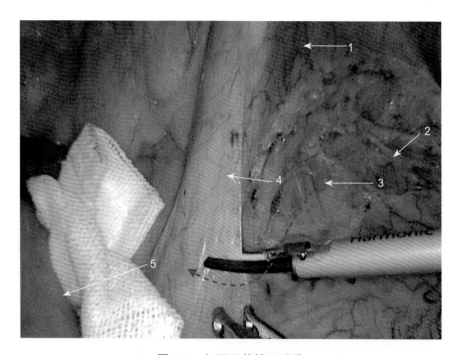

图 7-7 切开乙状结肠系膜

1.乙状结肠系膜；2.骶骨岬；3.乙状结肠系膜右侧根部切开线；4.肠系膜下动脉；5.小肠系膜根部

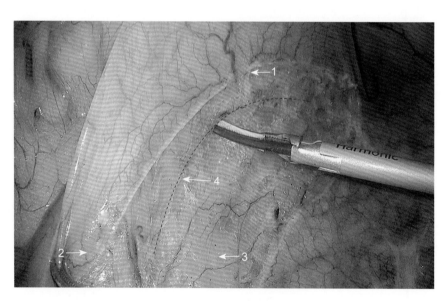

图 7-8 分离 Toldt 间隙

1.左半结肠系膜；2.肠系膜下动脉；3.肾前筋膜；4.Toldt 间隙

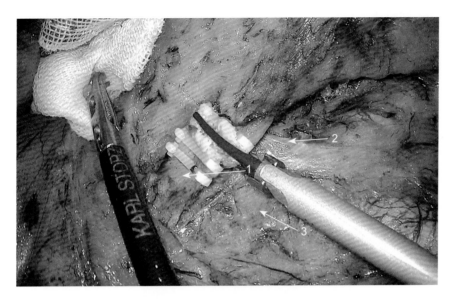

图 7-9　切断肠系膜下动脉

1.肠系膜下动脉；2.肠系膜下神经丛；3.腹主动脉

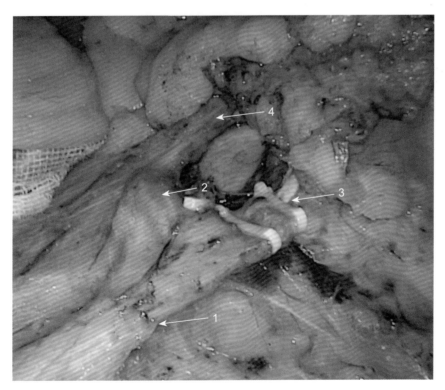

图 7-10　低位闭合切断肠系膜下动脉

1.肠系膜下动脉；2.左结肠动脉；3.左结肠动脉分支以下闭合切断点；4.肠系膜下静脉

经验

通过合理的体位调整充分显露术野，目标就是将横结肠、大网膜以及小肠移至术野以外，充分显露左半结肠系膜区域，标志是可辨认十二指肠空肠曲、肠系膜下动脉、腹主动脉及其分叉处（图7-11）。

准确辨认肠系膜下动脉的位置及走行是根治性乙状结肠切除术的关键。如肿瘤位于乙状结肠远端或直肠乙状结肠交界部，在完成肠系膜下动脉根部淋巴结清扫后，建议保留左结肠动脉，行低位闭合切断肠系膜下动脉，以保证结肠充分的血供。

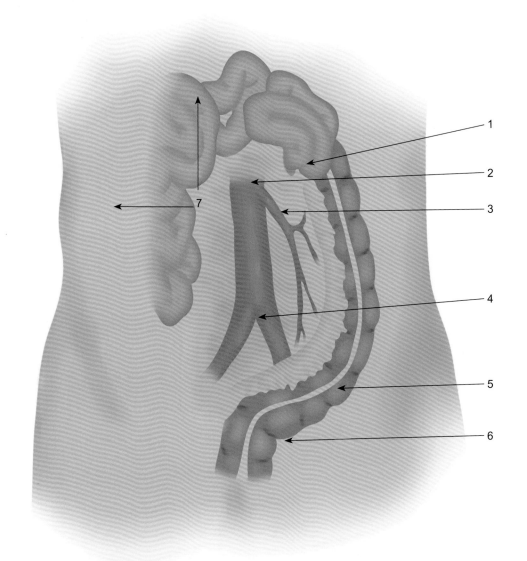

图 7-11 术野显露区域解剖学标志

1.十二指肠起始部；2.腹主动脉；3.肠系膜下动脉；4.腹主动脉分叉部；5.乙状结肠；6.直肠；7.小肠移向头侧及右侧腹部

技巧

　　乙状结肠系膜的展开技巧在于助手和术者正确合理地互相配合。助手左手持钳夹住肠系膜下动脉血管蒂，右手持钳夹住乙状结肠远端肠管系膜，同时向腹侧提拉，充分展开乙状结肠系膜，保持一定张力，使乙状结肠系膜呈扇面样展开（图7-12）。

　　打开乙状结肠系膜前叶的第一刀至关重要，决定能否进入正确的外科层面。我们中心的经验是术者左手持钳夹住乙状结肠系膜根部右侧后腹膜，做对抗牵拉，选取骶骨岬前方为第一刀切开点，利用超声刀的空洞化效应及腹腔镜手术中腹腔内的高气压，可以准确辨识并进入正确的分离层面，即左侧Toldt间隙（图7-13）。

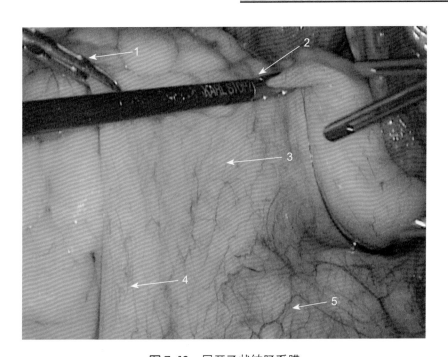

图 7-12　展开乙状结肠系膜
1.助手左手钳；2.助手右手钳；3.乙状结肠系膜；4.肠系膜下动脉；5.后腹膜

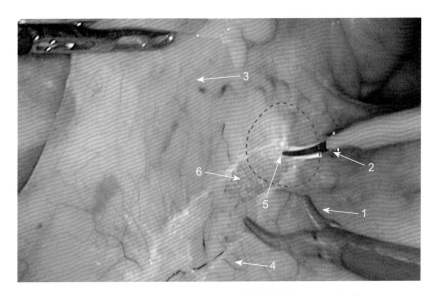

图 7-13　切开乙状结肠系膜右侧根部并进入 Toldt 间隙
1.术者左手钳；2.术者右手超声刀；3.乙状结肠系膜；4.后腹膜；5.空洞化效应；6.Toldt 间隙

提示

　　肠系膜下动脉根部两侧存在肠系膜下神经丛的左、右支（又称左、右腰内脏神经），并发出神经纤维分支至结肠，这些分支可以切断，但是一定不要切断左、右腰内脏神经，以免术后出现性功能障碍（图 7-14）。

　　肠系膜下动脉根部周围存在较丰富的血供，一旦出血则会导致术野模糊。术者在此处分离止血时不宜用电钩，最好采用超声刀进行，尽量保证无血的手术视野。

　　2.处理肠系膜下静脉并清扫淋巴结　与肠系膜上动脉与肠系膜上静脉伴行不同，肠系膜下静脉并不与肠系膜下动脉伴行，而是与左结肠动脉根部交叉向上走行至胰腺下缘（图 7-15）。肠系膜下静脉在左结肠系膜后方确认比较容易，尤其是肥胖患者，可在与切断肠系膜下动脉的同一水平离断肠系膜下静脉，不必强求一定在胰腺下缘离断（图 7-16）。

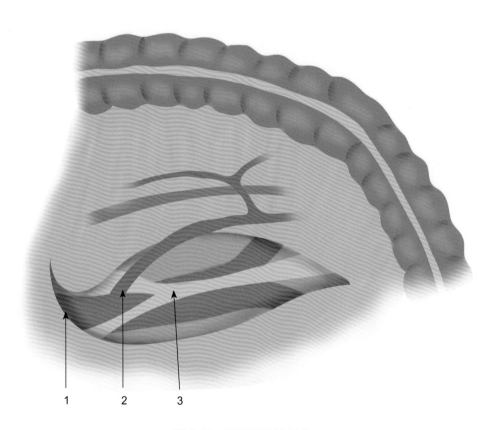

图 7-14　肠系膜下神经丛
1.腹主动脉；2.肠系膜下动脉；3.肠系膜下神经丛（腰内脏神经）

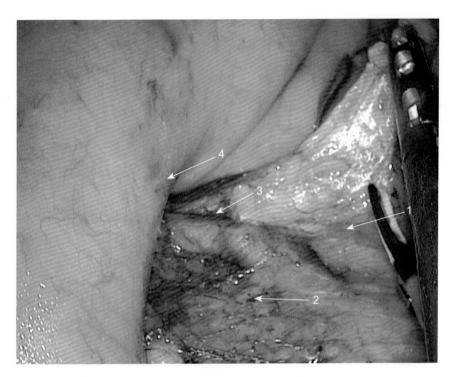

图 7-15　肠系膜下静脉解剖走行

1.肠系膜下静脉；2.肠系膜下动脉；3.左结肠动脉；4.小肠系膜根部

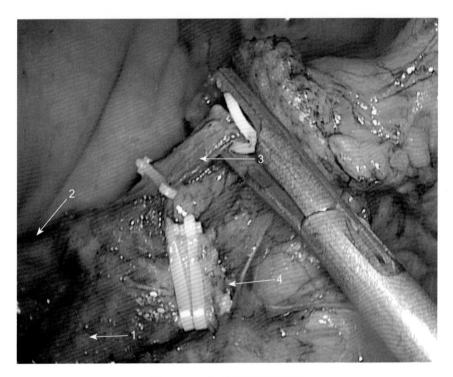

图 7-16　切断肠系膜下静脉

1.肠系膜下动脉；2.左结肠动脉；3.肠系膜下静脉；4.低位闭合切断的肠系膜下动脉断端

（三）结肠游离

1. 乙状结肠及降结肠游离　乙状结肠系膜外侧端常与左髂窝处腹壁及后腹膜存在生理性粘连带（图7-17）。以此粘连带为起点，切开分离粘连并向上切开结肠系膜与腹膜愈合处，即黄白交界线，直至结肠脾曲，向内侧游离结肠系膜背侧，与前述分离的左半结肠后间隙贯通（图7-18）。

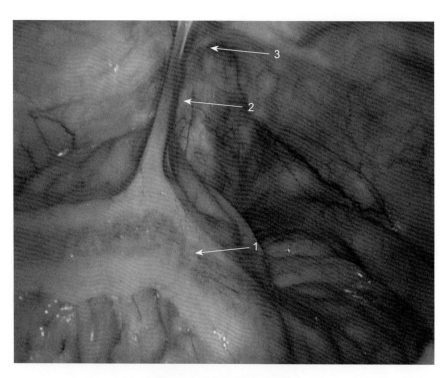

图 7-17　乙状结肠粘连带
1. 乙状结肠；2. 粘连带；3. 侧腹壁

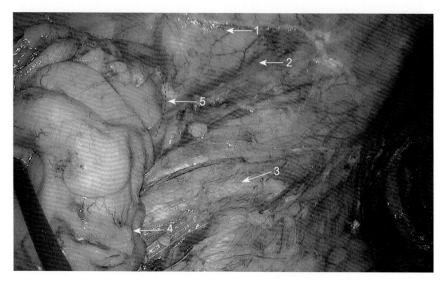

图 7-18　分离乙状结肠及降结肠系膜外侧
1. 侧腹壁；2. 生殖血管；3. 输尿管；4. 乙状结肠及降结肠；5. 分离界线

技巧

小纱布，大作用：在游离乙状结肠及降结肠外侧前，可从内侧结肠后间隙放置纱布于左侧输尿管和生殖血管的前方，作为手术标记，如此自外侧游离与内侧贯通时可防止游离层面过深，从而可以避免损伤腹膜后脏器（图7-19）。

2.直肠上段游离　向腹侧提起乙状结肠，向尾侧延长乙状结肠内、外侧腹膜切口至直肠上段，从骶骨岬开始向下分离显露直肠上段深筋膜后方，即进入直肠后间隙（图7-20）。分离过程中避免损伤腹下神经及骶前静脉。

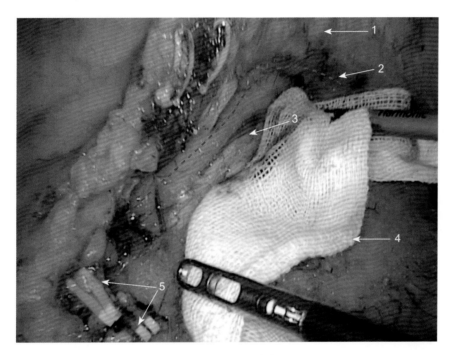

图 7-19　标记纱布

1.左结肠系膜后方；2.Toldt间隙；3.输尿管；4.标记纱布；5.肠系膜下血管断端

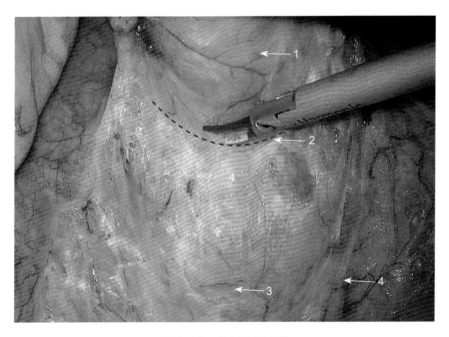

图 7-20　分离直肠上段

1.直肠系膜；2.直肠后间隙；3.骶前筋膜；4.右侧上腹下神经

177

经验

直肠上段游离顺序建议先从后方开始游离，然后是直肠上段右侧，最后剥离直肠上段左侧，游离的终点为腹膜返折处。

直肠上段后方游离的正确层面应该是介于直肠深筋膜与输尿管腹下神经前筋膜之间，此处为疏松结缔组织，无血管及神经，呈蛛网状，又称为"天使的发丝"（图7-21）。

直肠上段后方的游离需要术者和助手密切配合，充分显露直肠后间隙。建议助手左手持钳抓住肠系膜下动脉断端向头侧及腹侧牵引，右手持钳抓住直肠上段向腹侧提拉，从而可清楚显露蛛网状间隙并保持一定程度张力，以便术者右手持电钩或超声刀进行锐性分离，呈圆弧形分离直肠后间隙，直至腹膜返折处（图7-22）。

直肠上段右侧壁分离时建议助手采用纱布条套住直肠上段向左侧及头侧牵拉，术者持电钩/电铲或超声刀进行锐性分离（图7-23）。

如果直肠上段后方游离充分，直肠左侧系膜则呈帐篷样薄膜，很容易分离（图7-24）。

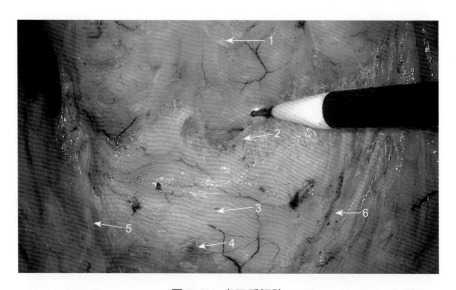

图 7-21　直肠后间隙

1.直肠深筋膜；2.蛛网状间隙；3.骶前筋膜；4.骶前静脉；5.左侧上腹下神经；6.右侧上腹下神经

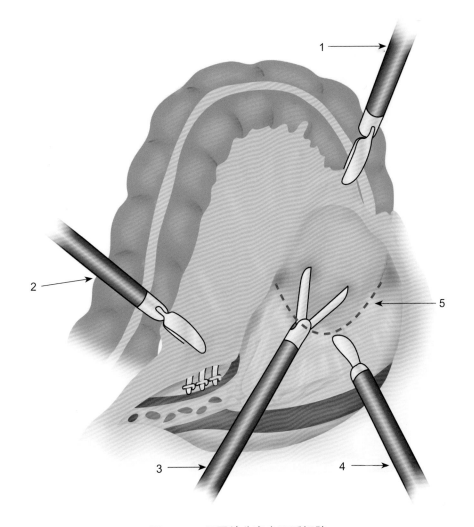

图 7-22 显露并分离直肠后间隙

1.助手左手钳；2.助手右手钳；3.术者左手钳；4.术者右手持电钩；5.圆弧形分离线

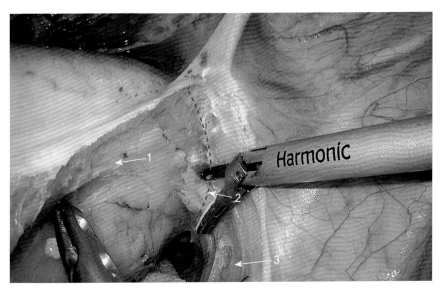

图 7-23 分离直肠右侧壁

1.直肠右侧系膜；2.直肠右侧壁分离线；3.右侧盆壁

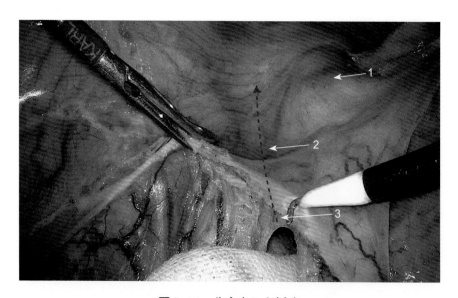

图 7-24 分离直肠左侧壁

1. 直肠；2. 直肠左侧壁切开线；3. 帐篷样薄膜

（四）切除标本

主操作孔置入腔镜下可弯曲的直线切割闭合器，旋转闭合器头端，使闭合器与直肠尽量呈 90° 夹角，然后击发切断直肠，最好一次性离断（图 7-25）。采用上腹正中绕脐 5 cm 小切口，置入切口保护套，取出乙状结肠标本，距肿瘤 10 cm 处切断结肠边缘弓血管，处理直血管，切断乙状结肠，裸化近端肠管约 1 cm（图 7-26）。

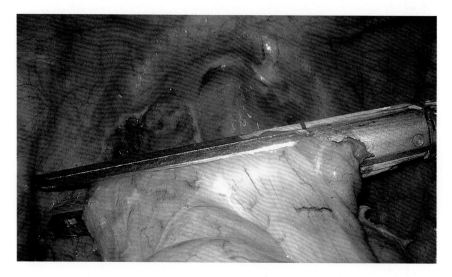

图 7-25 切断直肠上段

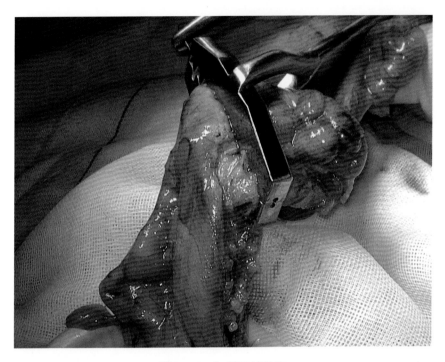

图 7-26　切断乙状结肠

经验

　　直肠远端裸化时遇到直肠系膜内较粗的血管，可使用超声刀凝固闭合后离断，无须使用血管夹。

　　直肠远端离断时要保证腹腔镜自动切割闭合器与肠管纵轴方向垂直，尽量一次性闭合肠壁，避免损伤。操作要点是助手左手持钳抓住肠系膜下动脉断端向头侧牵拉并尽量将肠管拉直，右手持钳将切割闭合器远侧的直肠推向右侧；术者右手持切割闭合器插入直肠预定切断部位并调整闭合器的弯曲角度，左手持钳将切割闭合器近侧肠管向右腹侧牵拉，尽力将直肠完全置入切割闭合器内，如此可保证一次性切断（图 7-27）。

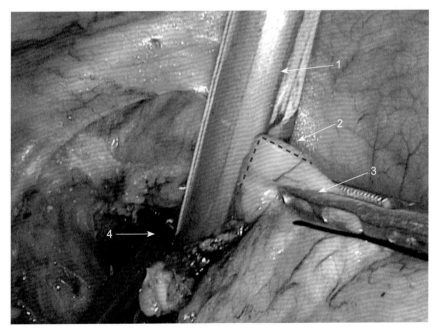

图 7-27　一次性闭合切断直肠时的配合操作

1. 可弯曲的腹腔镜直线切割闭合器；2. 垂直角度；3. 术者左手钳；4. 助手右手钳

（五）吻合

降结肠断端肠腔置入吻合器抵钉座，将其放回腹腔，关闭腹部小切口，重新建立气腹，腹腔镜直视下经肛置入吻合器完成吻合（图7-28）。

（六）放置引流、关闭切口

全面检查术野，观察有无出血，有无肠管扭转，有无内疝。冲洗腹腔，于吻合口旁放置盆腔引流管，自右下腹引出固定（图7-29）。

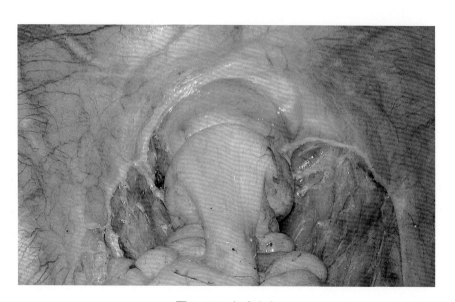

图7-28　完成吻合

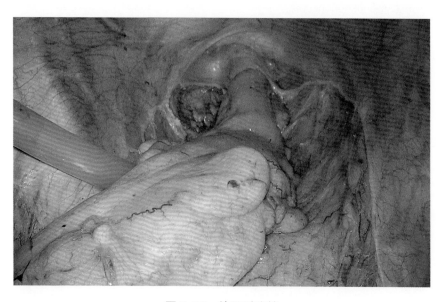

图7-29　放置引流管

　　放置引流前可进行漏气试验，即盆腔内注入生理盐水，然后经肛门注入气体至肠腔内，观察吻合口有无漏气。如有漏气，则建议在相应部位缝合加固吻合口。

　　关腹前应再次行直肠指诊，观察指套有无鲜红色血液，以判断有无吻合口出血，必要时可行结肠镜检查，除外吻合口出血。如有出血，可考虑腹腔镜下缝合止血。

七、术后处理

　　观察引流情况，通过引流液的性状判断有无出血、感染、乳糜漏等并发症，如无异常可在引流量小于 100 ml 时拔除。观察患者肠道功能恢复情况，排气后可进水，第 3 天可进半流质饮食。抗生素使用至手术次日。鼓励患者早期下地活动，一般术后第 1 天即可下地活动锻炼。

　　术后应注意的并发症包括切口感染、肠梗阻和吻合口瘘，应密切监测患者腹部体征，进行血液检测，必要时行腹部 CT 检查。

参考文献

1. Pettke E, Leigh N, Shah A, et al. Splenic flexure mobilization for sigmoid and low anterior resections in the minimally invasive era: How often and at what cost?. Am J Surg, 2020, 220(1):191-196.
2. Midura EF, Hanseman DJ, Davis BR, et al. Laparoscopic sigmoid colectomy: Are all laparoscopic techniques created equal? Surg Endosc, 2016, 30(8):3567-3572.
3. Senagore AJ, Duepree HJ, Delaney CP, et al. Results of a standardized technique and postoperative care plan for laparoscopic sigmoid colectomy: a 30-month experience. Dis Colon Rectum, 2003, 46(4):503-509.
4. 汤小龙, 曲辉, 何庆泗, 等. 保留左结肠动脉及直肠上动脉的腹腔镜乙状结肠癌根治术的临床应用及近期疗效分析. 腹腔镜外科杂志, 2017, 22(12): 903-906.
5. 李国新, 李俊蒙, 王亚楠, 等. 两孔法腹腔镜乙状结肠及直肠上段癌根治性切除术的回顾性对比研究. 中华外科杂志, 2017, 55(7): 515-520.
6. 陶凯雄, 刘兴华. 乙状结肠解剖特点在腹腔镜手术中的应用. 中华胃肠外科杂志, 2018, 21(8): 871-874.
7. 张云, 龚航军, 韩刚, 等. 腹腔镜保留直肠上动脉的D3淋巴结清扫术在降结肠、近段乙状结肠癌根治术中的临床应用. 腹腔镜外科杂志, 2017, 22(03): 180-184.

第八章　根治性全大肠切除术

一、概述

全大肠切除术涉及的手术范围非常广，跨度较大，操作复杂，需要结扎切断的血管数量较多，清扫的淋巴结站数也非常多，实际上是前述右半结肠切除、横结肠切除、左半结肠切除以及直肠切除术的综合。因此，全大肠切除术手术难度较大，手术时间较长，术中需要根据不同的手术操作区域适时改变患者体位及术者的站位。顺利完成手术的关键是合理的操作流程。本中心经验是建议手术采用由右至左的顺序，即右半结肠→横结肠→左半结肠→直肠。

二、解剖要点

全大肠切除术需要结扎切断肠系膜上血管的右半结肠分支以及肠系膜下血管的左半结肠分支，同时要完整游离全结肠系膜以及结肠肝曲和脾曲，详细的解剖要点可参考右半结肠切除术、左半结肠切除术和直肠切除术等相关章节。

三、适应证

结肠直肠多原发恶性肿瘤、遗传性非息肉性大肠癌、家族性腺瘤性息肉病（familial adenomatous polyposis，FAP）、黑斑息肉病（Peutz-Jeghers 综合征）以及溃疡性结肠炎内科治疗无效或发生恶变。

四、禁忌证

开腹根治性全
大肠切除术

发生远处转移者或全身情况差如严重心、肺、肝、肾等疾病致不能耐受手术者。腹腔镜手术的禁忌证还包括既往腹腔手术致腹腔严重粘连或妊娠期结肠肿瘤患者；肿瘤横径＞6 cm 或侵犯多个毗邻器官者；腹腔内淋巴结广泛转移、腹腔镜下清扫困难者；急诊手术如肠梗阻、穿孔等。

五、术前评估与准备

（一）术前评估

术前评估主要是肿瘤的评估以及患者身体功能的评估。

1.肿瘤评估　肿瘤评估包括定性诊断和定量诊断。常规行结肠镜检查以观察结肠病变的部位、大小及数目以及直肠病变距肛缘的距离、大小、形态、浸润范围，并取活体组织病理学检查（活检），明确诊断。常规行胸腹盆部增强 CT 明确肿瘤定位、局部 T 分期和 N 分期以及远处转移情况。根据增强 CT 结果的具体情况可考虑追加行肝脏 MRI 检查以及 PET/CT 检查，明确术前临床分期。对于有条件的医院，建议术前行 CT 造影血管成像，显示肠系膜上、下动脉及其分支血管的走行，对于术中处理血管及淋巴结清扫范围具有十分重要的参考价值。

2.患者身体功能评估　包括常规的查体及实验室检查，判断有无贫血、营养不良、电解质紊乱、肿瘤标志物异常，评估心、肝、肺、肾等脏器功能，从而综合判断患者能否耐受手术及麻醉。

（二）术前准备

术前准备包括设计手术切除范围、患者体位、画定手术切口及腹腔镜穿刺孔位置。

1.手术切除范围（图8-1）：

（1）盲肠、升结肠、横结肠、降结肠、乙状结肠及部分或全部直肠。

（2）根部切断回结肠动静脉、右结肠动静脉、中结肠动静脉、肠系膜下动静脉，清扫血管周围淋巴结，切除相应的肠系膜。

（3）大网膜。

2.体位　开放手术取常规截石位，开放手术时术者位于患者右侧，行右半结肠及左半结肠切除，游离直肠时术者需移位至患者左侧。腹腔镜手术需患者双上肢内收于躯干两侧，双髋关节微屈外展，双下肢分开，膝关节屈30°，行左半结肠切除时术者站于患者右侧，助手站于患者左侧，扶镜手站于患者两腿之间；行右半结肠切除时术者和助手互换位置。

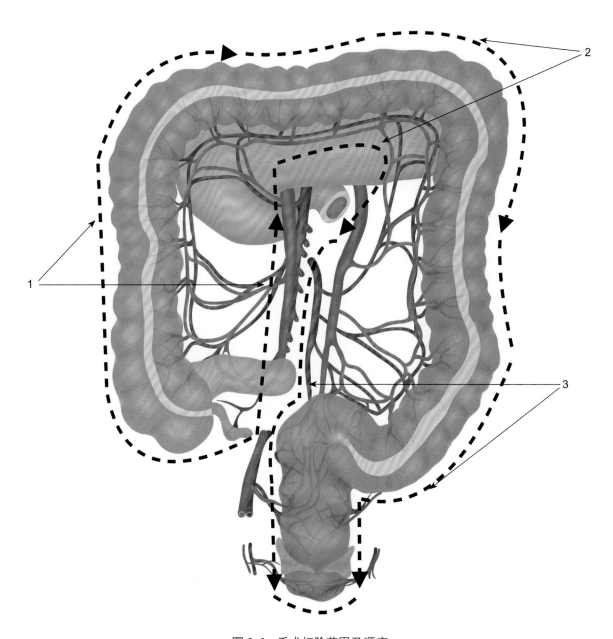

图8-1　手术切除范围及顺序

1.右半结肠切除；2.横结肠切除；3.左半结肠切除

3.手术切口及穿刺孔位置　开放手术取上腹正中切口，上方达剑突下，下方达耻骨上（图8-2）。

腹腔镜手术采用5孔法：观察孔取脐下；主操作孔位于右侧髂前上棘与脐连线中外1/3处，选择12 mm Trocar，便于纱布、血管夹及腹腔镜直线切割闭合器进出；副操作孔取右侧肋缘下3 cm锁骨中线处，选择5 mm Trocar；助手的操作孔分别于左侧取对称位置，均选择5 mm Trocar（图8-3）。全大肠切除术切除范围广，术中可根据需要灵活增加穿刺孔，以便能充分显露，保证手术顺利进行。

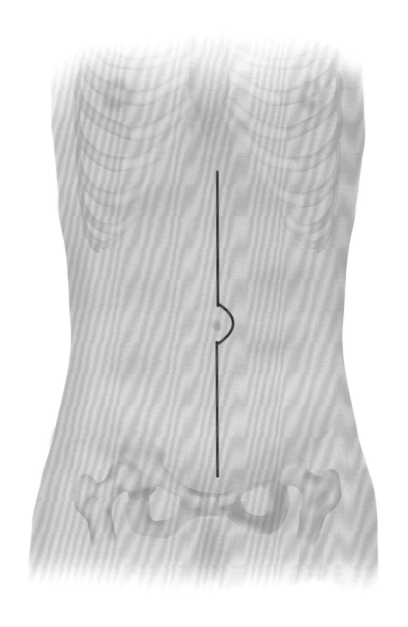

图8-2　开放手术切口

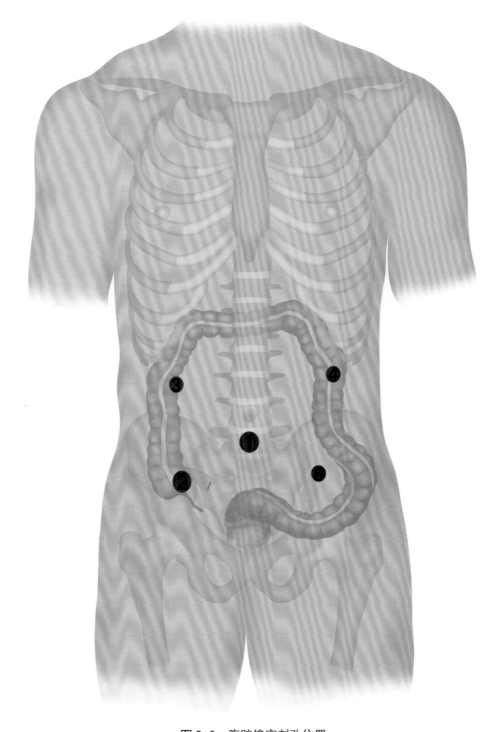

图 8-3　腹腔镜穿刺孔位置

1.观察孔；2.术者主操作孔；3.术者副操作孔；4.助手主操作孔；5.助手副操作孔

技巧

腹腔镜手术术者及助手操作孔穿刺时，可将手术室灯关闭，以腹腔镜光源透视腹壁，辨认清楚腹壁下血管走行，从而避免穿刺时损伤腹壁血管而出现难以控制的出血（图8-4）。

同侧两个操作孔之间的距离尽量不要太近，建议至少间隔10 cm，且纵轴不要在一条直线上，相互要错开约2 cm，应尽量避免因手术器械之间的相互干扰而影响术中操作。

六、手术步骤

（一）探查

全面且详细地探查腹腔，遵循由远及近的原则。首先探查有无腹水，有无腹膜及网膜转移结节，有无肝脏转移结节，有无盆腔转移结节；其次探查结肠系膜淋巴结转移情况，包括边缘淋巴结、中间淋巴结及系膜血管根部淋巴结；最后探查肿瘤位置、大小，有无浆膜侵犯，有无毗邻器官侵犯。

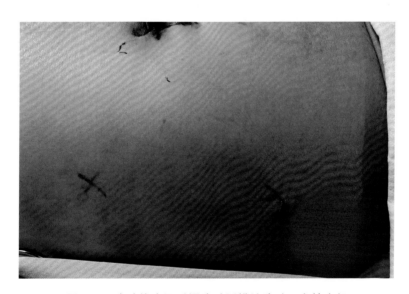

图8-4 腹腔镜光源透视腹壁以辨认腹壁下血管走行

（二）中间入路处理右半结肠血管

1.处理回结肠动静脉并清扫淋巴结 将小肠翻向左侧，横结肠及大网膜翻向头侧，解剖标志是十二指肠水平段，其下方斜行条索状隆起则为回结肠血管（图8-5）。以回结肠血管为指引，沿回结肠血管下方切开右半结肠系膜前方，至肠系膜上静脉表面，显露回结肠动静脉及肠系膜上静脉，清扫其根部淋巴结（图8-6）。回结肠动脉与静脉伴行，多

数从腹侧跨过肠系膜上静脉，少数可见从肠系膜上静脉背侧穿出（图8-7）。仔细游离回结肠动静脉后丝线结扎，以血管夹夹闭血管近侧端作为双重结扎，超声刀闭合切断（图8-8）。牵拉回结肠血管断端，进入结肠后间隙，即结肠系膜和肾前筋膜间的融合间隙（Toldt间隙），沿此间隙向周围拓展，头侧至十二指肠及胰头前方，右侧至生殖血管外侧，以钝性分离为主，过程中避免损伤十二指肠、输尿管及生殖血管（图8-9A、B）。

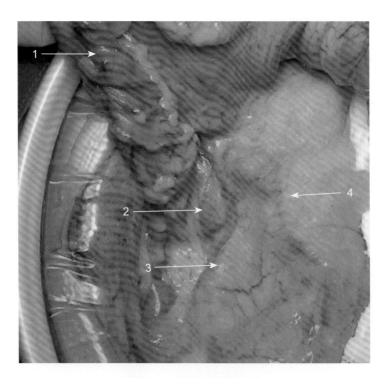

图 8-5　显露回结肠血管

1.横结肠；2.十二指肠水平段；3.回结肠血管；4.肠系膜上静脉

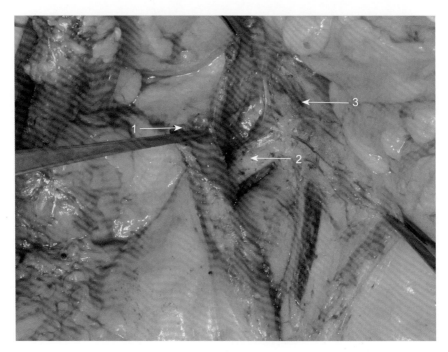

图 8-6　清扫回结肠血管根部淋巴结

1.回结肠血管根部淋巴结；2.回结肠动静脉；3.肠系膜上静脉

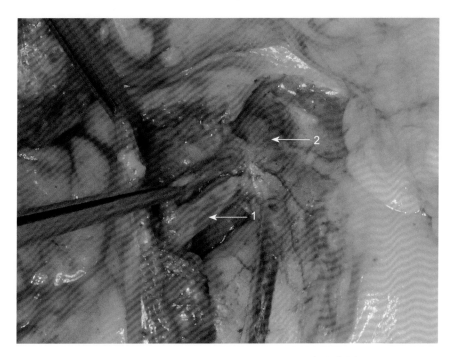

图 8-7　回结肠动脉走行于肠系膜上静脉的背侧

1. 回结肠动脉；2. 肠系膜上静脉

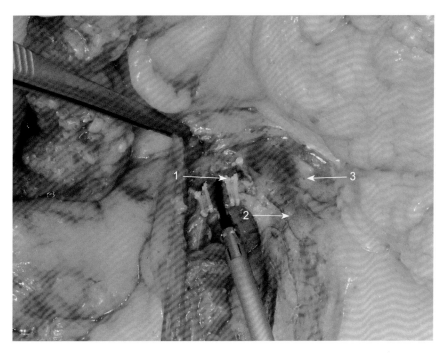

图 8-8　结扎切断回结肠血管

1. 回结肠动静脉；2. 肠系膜上静脉；3. 肠系膜上动脉

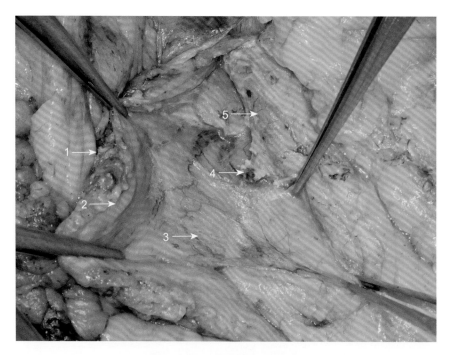

图 8-9A 分离右结肠后间隙

1.回结肠动静脉远侧断端；2.右结肠系膜；3.十二指肠；4.回结肠动静脉近侧断端；5.肠系膜上静脉

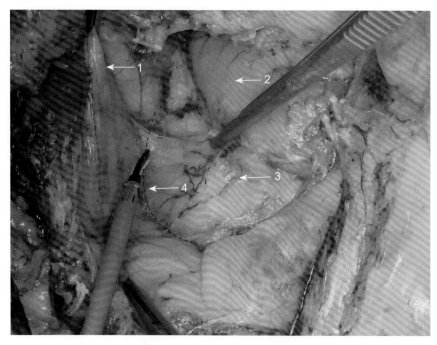

图 8-9B 分离右结肠后间隙

1.右结肠系膜；2.十二指肠；3.肾前筋膜；4.右结肠后间隙（Toldt 间隙）

2.处理右结肠动静脉并清扫淋巴结　继续拓展 Toldt 间隙，头侧达十二指肠降段、胰腺钩突和胰头，外侧达升结肠肝曲，从结肠系膜背侧可见右结肠静脉，常为 1 支，有时可为 2 支，汇入胃结肠静脉干或肠系膜上静脉（图 8-10）。清扫其根部淋巴结，以血管夹闭合后离断（图 8-11）。右结肠动脉出现率各家报道不一，多数缺如，仅约 1/4 患者存在。沿肠系膜上静脉向头侧游离可定位右结肠动脉，清扫其根部淋巴结，以血管夹闭合后离断。

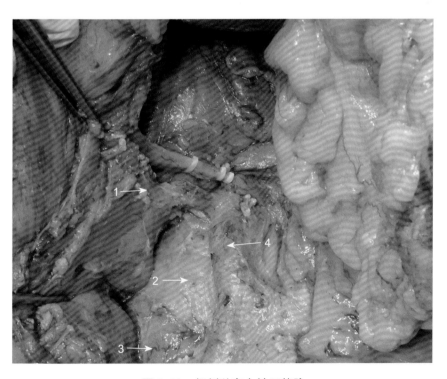

图 8-10　解剖游离右结肠静脉

1.右结肠静脉；2.胰腺；3.十二指肠；4.肠系膜上静脉

193

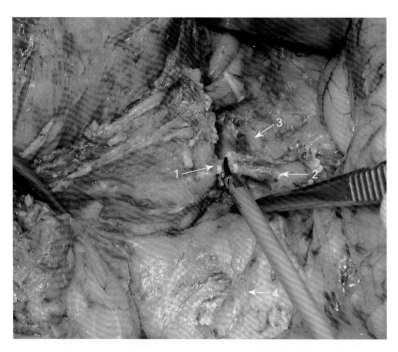

图 8-11　结扎切断右结肠静脉

1.右结肠静脉；2.胃网膜右静脉；3.Henle 干；4.肠系膜上静脉

3.处理中结肠动静脉并清扫淋巴结　沿肠系膜上静脉继续向头侧分离，至胰颈下缘可见中结肠动静脉血管。中结肠动脉自肠系膜上动脉发出后常很快分为左右两支，中结肠静脉与之相伴行（图 8-12 ）。术中既可从根部分离中结肠动脉后结扎离断，亦可分别结扎离断其左右分支（图 8-13A、B ）。

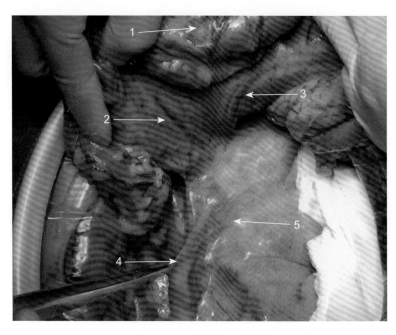

图 8-12　显露中结肠动静脉

1.横结肠；2.中结肠动静脉右支；3.中结肠动静脉左支；4.回结肠动静脉；5.肠系膜上动静脉

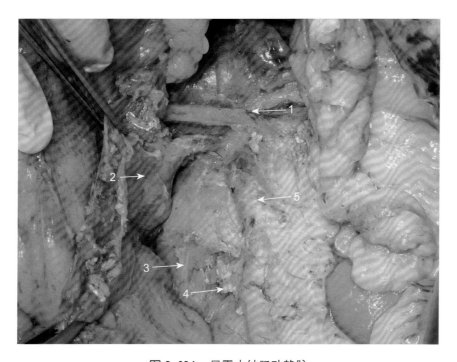

图 8-13A　显露中结肠动静脉

1.中结肠动静脉；2.右结肠系膜；3.十二指肠；4.回结肠血管断端；5.肠系膜上静脉

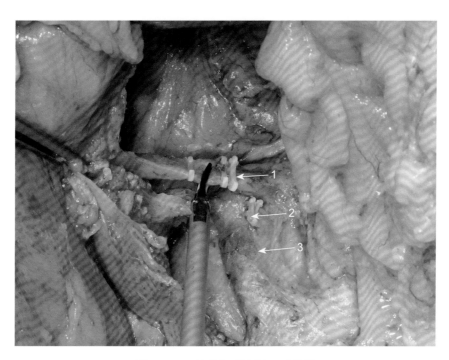

图 8-13B　结扎切断中结肠动静脉

1.中结肠动静脉；2.回结肠血管断端；3.肠系膜上静脉

经验

中结肠动脉是肠系膜上动脉自胰腺下缘发出的第一支动脉，中结肠静脉是肠系膜下静脉在进入胰腺后方时的最后一支属支。中结肠静脉常位于动脉后方，多数汇入肠系膜上静脉，少数亦可见汇入Henle干者。

（三）右半结肠游离

1. 回盲部系膜根部切开　将回盲部牵向头侧，切开回盲部系膜根部的腹膜，与之前打开的结肠后间隙贯通（图8-14）。

2. 升结肠外侧及结肠肝曲游离　从回盲部开始切开结肠系膜与侧腹膜愈合处，即黄白交界线，直至结肠肝曲，依次切断右侧膈结肠韧带及肝结肠韧带，向内侧游离，与前述分离的结肠后间隙贯通（图8-15）。

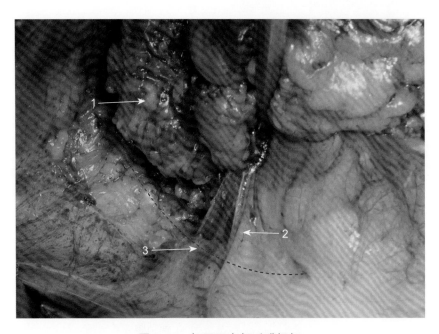

图8-14　切开回盲部系膜根部

1.盲肠；2.回盲部系膜；3.系膜根部切开处

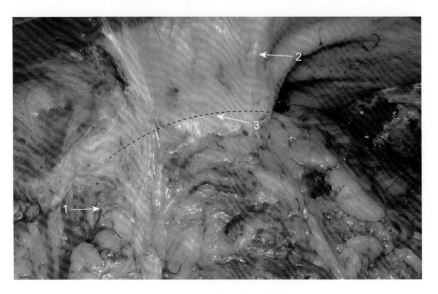

图8-15　游离升结肠外侧

1.升结肠；2.侧腹膜；3.黄白交界切开线

　　3. 横结肠游离　离断大网膜右侧缘与十二指肠、胆囊、腹部等处的粘连，切断胃结肠韧带，松解横结肠（图 8-16）。离断横结肠系膜在十二指肠降部、水平部及胰头前方的附着，在胰腺前方与结肠后间隙贯通（图 8-17）。继续沿胰腺下缘向左侧切断横结肠系膜，直至胰尾部（图 8-18）。

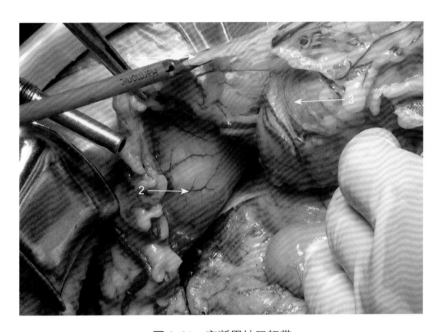

图 8-16　离断胃结肠韧带
1. 胃结肠韧带；2. 胃；3. 横结肠

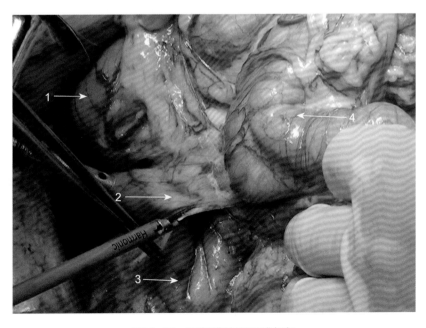

图 8-17　切断横结肠系膜根部
1. 胃；2. 横结肠系膜；3. 十二指肠降段；4. 横结肠

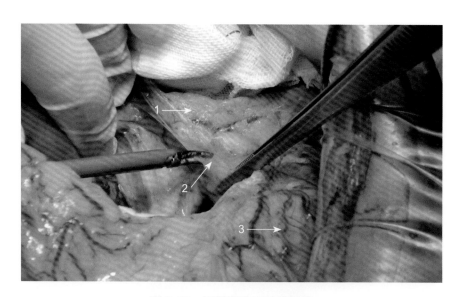

图 8-18 切断横结肠系膜根部

1.胰腺下缘；2.横结肠系膜根部；3.横结肠

经验

从解剖学及组织胚胎学角度来看，横结肠为腹膜内位器官，因此横结肠系膜为双侧腹膜结构，即可分为腹侧及背侧。腹腔镜下横结肠系膜的离断一般选择从胰颈下缘开始，然后向左右两侧扩展。

（四）中间入路处理左半结肠血管

1.处理肠系膜下动脉并清扫淋巴结 充分展开乙状结肠系膜内侧，尾侧从骶骨岬开始切开系膜根部，向头侧达小肠系膜根部后左转。沿切开线分离可见蛛网状疏松间隙，即左侧结肠系膜与肾前筋膜的融合间隙，又称 Toldt 间隙（图 8-19）。沿此间隙

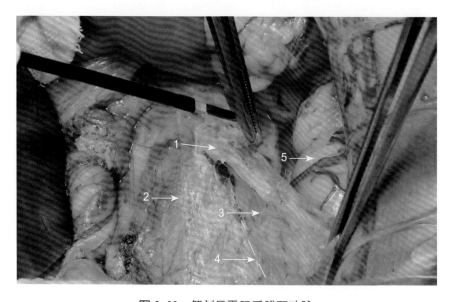

图 8-19 解剖显露肠系膜下动脉

1.肠系膜下动脉；2.腹主动脉；3.左结肠系膜；4.左侧结肠后间隙（Toldt 间隙）；5.降结肠

钝性分离，向头侧达肠系膜上动脉根部，确认肠系膜下动脉，切开其腹侧系膜，清扫血管根部淋巴结（图 8-20）。充分游离并骨骼化肠系膜下动脉，结扎后以超声刀闭合切断（图 8-21）。

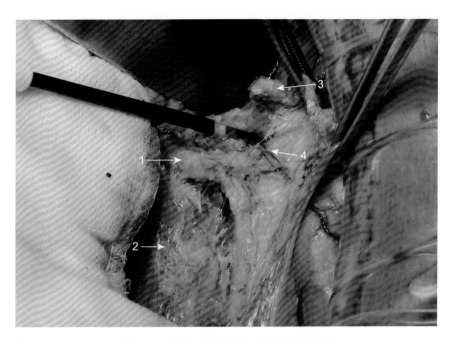

图 8-20　清扫肠系膜下动脉根部淋巴结

1.肠系膜下动脉；2.腹主动脉；3.肠系膜下动脉根部淋巴结；4.左结肠动脉

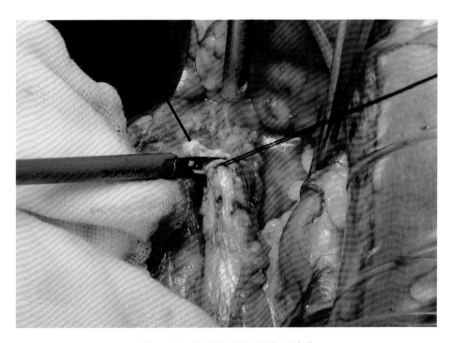

图 8-21　结扎切断肠系膜下动脉

通过将患者体位调整为头低脚高位，并向右侧倾斜，以良好显露术野，目标就是将横结肠、大网膜以及小肠移至术野以外，充分暴露左半结肠系膜区域，标志是可辨别十二指肠空肠曲、肠系膜下动脉、腹主动脉及其分叉处。

术者要对肠系膜下动脉的投影有清晰的了解，才能有助于术中准确辨认肠系膜下动脉的位置及其走行。这也是能否顺利完成左半结肠切除部分的关键。

游离左半结肠系膜后间隙时要注意辨认输尿管前筋膜覆盖的输尿管、生殖血管以及上腹下神经丛及左右腹下神经，以电刀或超声刀将这些重要的解剖结构推向背侧，避免损伤。

左结肠动脉多数为单独从肠系膜下动脉发出，少数和乙状结肠动脉共干。根据日本《大肠癌治疗指南》，对于肿瘤侵犯肠壁肌层以上的患者，需要清扫肠系膜下动脉根部淋巴结（即日本《大肠癌诊疗规约》中的253组淋巴结），方能达到根治性要求。

提示

清扫肠系膜下动脉旁淋巴结时，一定要辨认在其根部走行的肠系膜下神经丛的左、右支，即左、右腰内脏神经，避免损伤。

从内侧入路在正确层面游离左结肠系膜后间隙时一般不会出血。若游离过程中出血则意味着层面过浅或过深，进入结肠系膜内或输尿管、生殖血管及腹下神经前筋膜的背侧。如此向头侧游离时则容易进入胰腺后间隙，甚至损伤脾静脉。

2. 处理肠系膜下静脉并清扫淋巴结　提起肠系膜下动脉断端，继续向四周拓展 Toldt 间隙，内侧达十二指肠空肠曲，外侧达左侧结肠旁沟，头侧达胰腺下缘，分离过程中注意避免损伤输尿管及生殖血管，从结肠系膜背侧及腹侧确认肠系膜下静脉（图8-22）。清扫肠系膜下静脉根部淋巴结，在胰腺下缘水平结扎切断该静脉（图8-23）。

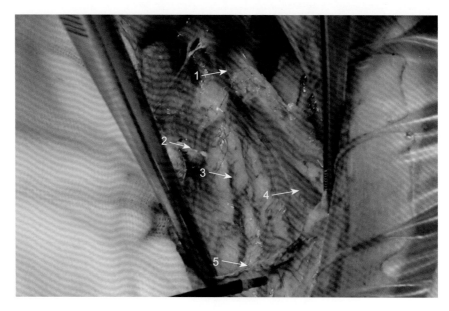

图 8-22　解剖显露肠系膜下静脉

1. 肠系膜下静脉；2. 肠系膜下动脉断端；3. 左侧输尿管；4. 左半结肠系膜；5. 左侧肾前筋膜

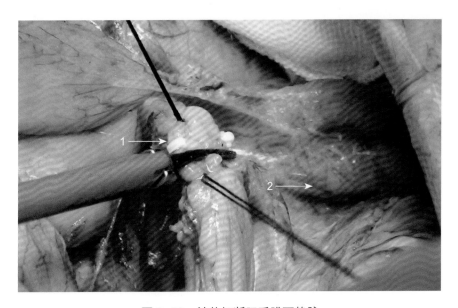

图 8-23　结扎切断肠系膜下静脉

1.结扎的肠系膜下静脉；2.胰腺下缘

经验

肠系膜下静脉走行于左半结肠系膜中，多数在胰腺后缘汇入脾静脉。因此，在左半结肠系膜后方确认肠系膜下静脉比较容易，尤其是肥胖患者系膜腹侧脂肪层较厚不易透视静脉时，经后方更易辨认静脉。肠系膜下静脉最好在胰腺下缘进入胰腺后间隙前进行根部离断。

（五）左半结肠的游离

1.乙状结肠及降结肠游离　乙状结肠系膜外侧端常与左髂窝处腹壁及后腹膜存在粘连带（图8-24）。以此粘连带为起点，切开分离粘连并向上切开结肠系膜与腹膜愈合处，即黄白交界线，直至结肠脾曲，向内侧游离结肠系膜背侧，与前述分离的左半结肠后间隙贯通。

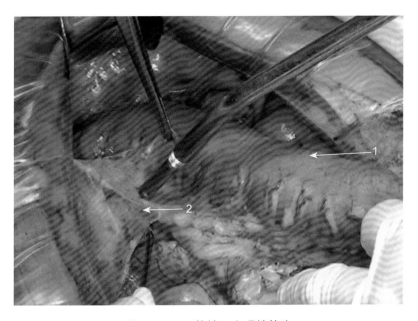

图 8-24　乙状结肠生理性粘连

1.乙状结肠；2.生理性粘连带

技巧

与根治性右半结肠切除术类似，左半结肠系膜内侧游离在 Toldt 筋膜的背侧，而外侧的游离则在 Toldt 筋膜的腹侧，因此两侧的游离并不在同一层面上。需要从外侧将 Toldt 筋膜切开，方能使得两侧连通。

经验

结肠脾曲处结肠、脾脏、胃、胰腺、左肾等众多脏器相互毗邻，解剖结构复杂，筋膜间隙重叠交错。因此，脾曲的游离是根治性左半结肠切除术中的重点和难点。

从降结肠外侧向内侧游离时，术者应充分了解降结肠系膜至横结肠系膜的移行关系，有助于确认网膜囊后壁和胰腺下缘的边界。

外侧入路游离结肠脾曲困难时，尤其是大网膜肥厚或肿瘤浸润浆膜导致局部粘连时，容易导致脾脏的撕裂伤，出血不易控制。此时可考虑改为头侧入路，即经横结肠中段打开胃结肠韧带，进入网膜囊，从内侧向脾曲方向游离。

本中心的经验是采用"内外结合""头尾夹击"的方法游离脾曲。即由内侧在腹膜下筋膜层面向头侧游离至胰腺下缘，由外侧切开左侧腹膜向脾曲方向游离至脾下极，由头侧沿横结肠向左侧打开大网膜，由尾侧胰腺下缘向脾曲方向离断横结肠系膜。

2.结肠脾曲游离　结肠脾曲的游离是左半结肠切除术的难点，因为降结肠上段向上向后走行，于脾下极处呈锐角转折与横结肠相延续，所以结肠脾曲较结肠肝曲高且深。沿降结肠外侧继续向上依次切断膈结肠韧带、脾结肠韧带，牵拉显露过程中避免撕裂脾下极造成出血。完全切除上述系膜及韧带后即可充分游离结肠脾曲（图 8-25）。

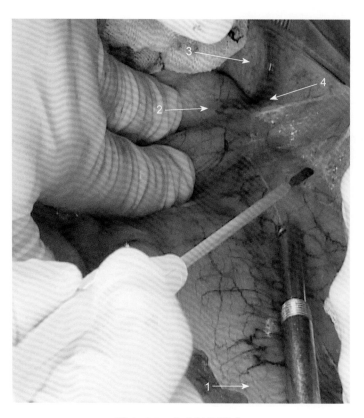

图 8-25　分离结肠脾曲
1.降结肠；2.结肠脾曲；3.脾下极；4.膈结肠韧带

（六）直肠游离

1. 直肠后壁游离 向腹侧提起乙状结肠，向尾侧延长乙状结肠内外侧腹膜切口至直肠上段（图8-26）。从骶骨岬开始向下分离显露直肠上段深筋膜后方，进入呈蛛网状的疏松组织间隙，即直肠后间隙（图8-27）。沿此间隙按照从上到下、从中央向两侧直肠旁沟的方法锐性分离，直至较坚韧致密的结缔组织，即骶骨直肠筋膜（即Waldeyer筋膜）。打开这一强韧筋膜后，在此处进入疏松组织间隙，即肛提肌上间隙。沿此间隙继续向下分离直至尾骨尖肛提肌层面。分离过程中保持直肠系膜的完整性，避免损伤上腹下神经丛、左右腹下神经及骶前静脉。

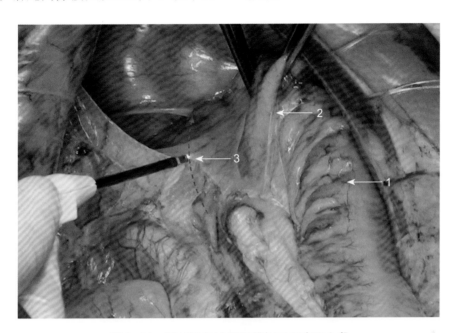

图 8-26 延长乙状结肠系膜切口至直肠上段
1. 乙状结肠；2. 乙状结肠系膜；3. 切口延长线

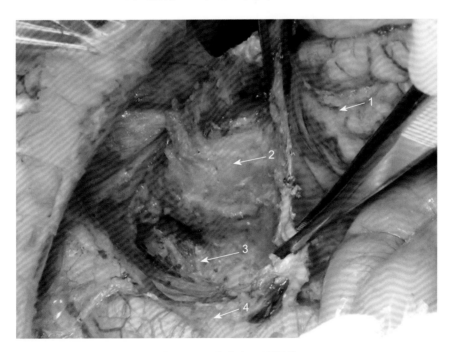

图 8-27 分离直肠后间隙
1. 直肠；2. 直肠系膜；3. 直肠后间隙；4. 骶骨岬

2.直肠侧壁游离　打开两侧直肠旁沟腹膜直至腹膜返折水平，以直肠后间隙为指引，由背侧向腹侧以锐性及钝性结合的方式分离直肠侧方间隙。到达直肠侧韧带时，直肠中动脉常由此穿行至直肠，应予超声刀闭合切断。处理直肠下段右侧壁时将直肠向头侧及左侧牵拉，将右侧盆壁神经向右侧展开，锐性分离直肠侧方间隙，到达精囊腺尾部时及时弧形内拐，避免损伤精囊腺及神经血管束（neurovascular bundle，NVB）（图 8-28）；同法处理直肠下段左侧壁。

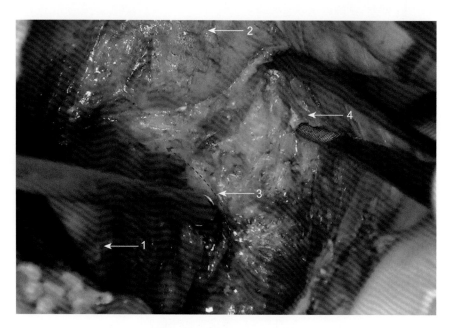

图 8-28　游离直肠右侧壁
1.直肠；2.膀胱；3.直肠右侧间隙；4.右侧精囊腺

3.直肠前壁游离　在直肠前壁腹膜返折上方 1 cm 处打开腹膜，进入 Denonvilliers 筋膜前方与精囊腺及前列腺之间的疏松组织间隙（图 8-29 ）。沿此间隙向下锐性分离，向两侧分离与侧方间隙会师。Denonvilliers 筋膜与前列腺中下部包膜融合，分离困难，常导致不易控制的出血，故男性患者分离时避免损伤前列腺，女性患者分离时避免损伤阴道。

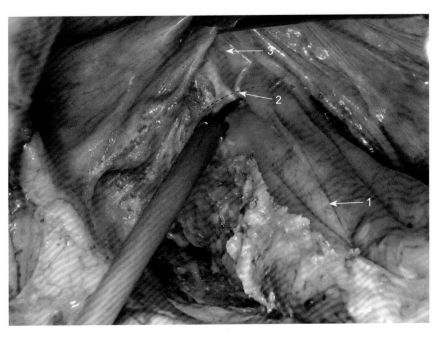

图 8-29　游离直肠前壁

1.直肠；2.直肠前壁腹膜切开线；3.直肠膀胱陷凹

（七）切除标本及吻合

1.回肠修整　距回盲部 10 cm 切断回肠边缘弓血管，处理直动静脉，切断回肠，裸化肠管约 1 cm（图 8-30）。回肠末端边缘弓血管呈多层袢状，直血管较多且短，修整时需耐心，避免误伤导致回肠断端血供受损。可以考虑制作回肠储袋，以 J 形储袋较为常用，能够增加储存空间，减少术后排便次数（图 8-31）。

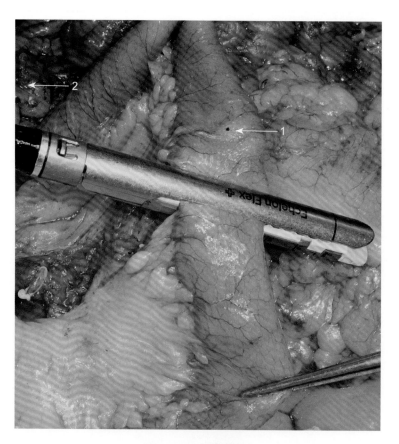

图 8-30　切断回肠
1.回肠；2.盲肠

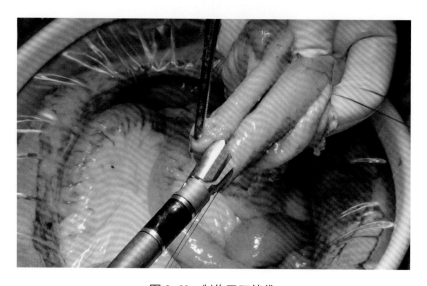

图 8-31　制作回肠储袋

2. 直肠修整　距肿瘤 3~5 cm 处切断直肠，裸化肠管约 1 cm（图 8-32）。

3. 吻合　吻合一般选用 29 mm 管状吻合器。回肠断端肠腔置入吻合器抵钉座，直视下经肛置入吻合器完成吻合（图 8-33）。

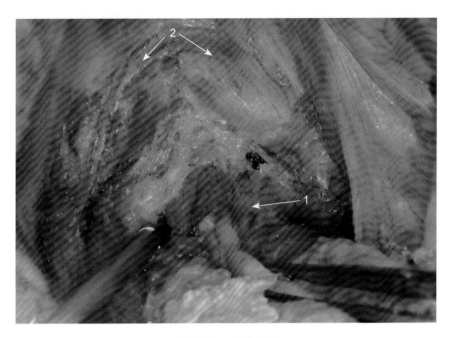

图 8-32　裸化直肠

1. 裸化的直肠壁；2. 精囊腺

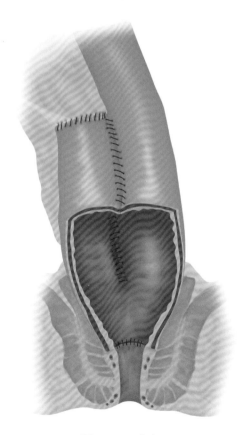

图 8-33　吻合

经验

吻合满意关键有两点，即血供和张力，要保证近端肠管有良好的血供和足够的长度。判断血供是否良好可通过观察肠管颜色及直动脉搏动情况。吻合器击发前应判断近端肠管有无扭转，此处技巧为将肠管对系膜缘朝向背侧，系膜缘朝向腹侧，从而减轻吻合口张力。

吻合前应确认吻合器钉砧头与中心杆对接牢固确切，同时确认近端肠管无扭转，周围脏器组织无夹入，吻合口无张力。

吻合完成后要仔细观察吻合器内的圆圈组织是否全周连续，黏膜直至浆膜层是否完整，厚薄是否均匀，如有薄弱处，必要的话可于吻合口相对应处行缝合加固。

若制作回肠储袋，应在小肠折叠后的最低点构建J形储袋，使用直线切割闭合器在小肠对系膜缘侧侧吻合。为减少回肠储袋与直肠吻合的张力，可在不损伤血管的情况下做间断切开小肠系膜，以增加下拉空间，减少吻合口张力。

（八）放置引流、关闭切口

全面检查术野，观察有无出血，有无肠管扭转。冲洗腹腔，盆腔吻合口旁放置引流管（图8-34）。逐层缝合关闭切口（图8-35）。

技巧

放置引流前可进行测漏试验，即盆腔内注入生理盐水，然后经肛门注入气体至肠腔内，观察吻合口有无漏气。如有漏气，则建议在相应部位缝合加固吻合口。必要时可放置两根引流管，万一发生吻合口瘘时可行冲洗引流。

关腹前应再次行直肠指诊，观察指套有无鲜红色血液，以判断有无吻合口出血，必要时可行结肠镜检查，除外吻合口出血。如有出血，可考虑腹腔镜下缝合止血，或经肛门缝合止血。

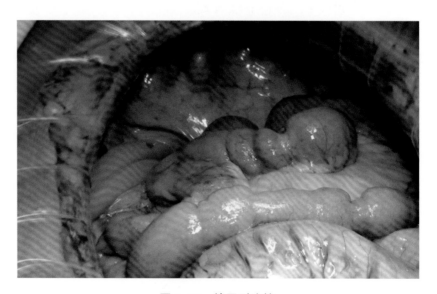

图8-34　放置引流管

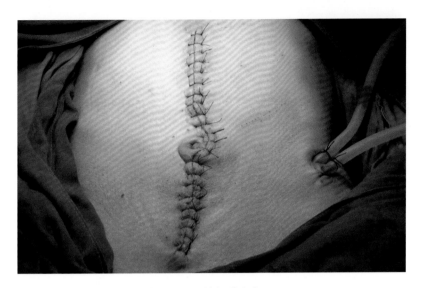

图 8-35　关闭腹部切口

七、术后处理

　　密切观察引流及肠道功能恢复情况。术后应注意的并发症包括出血、感染、肠梗阻、吻合口瘘等。全大肠切除术后患者失去了结肠重吸收水分的功能，大便量多而稀，且多为小肠液，具有腐蚀性，患者排便比较痛苦，肛周皮肤湿疹及肛周脓肿发生率较高，应采取对症处理措施如口服蒙脱石散及肠道益生菌，外用皮肤保护剂等。随着小肠功能的恢复及代偿，排便频繁情况会逐渐减轻。

参考文献

1. 池畔, 林惠铭. 腹腔镜辅助全大肠切除治疗家族性腺瘤性息肉病4例报告. 中国实用外科杂志, 2004, 24(8): 507.
2. 付卫, 袁炯, 王德臣, 等. 腹腔镜辅助次/全结-直肠切除的临床应用. 中国微创外科杂志, 2006(12): 935-936.
3. 陶凯雄, 王国斌, 张波. 腹腔镜辅助下全结直肠切除术治疗结直肠多发性疾病. 腹腔镜外科杂志, 2006, 11(4): 274-276.
4. 李栋, 张奇兵, 王权, 等. 腹腔镜全/次结肠切除术的临床应用24例. 世界华人消化杂志, 2010, 18(36): 3926-3929.
5. 杜燕夫. 腹腔镜全结肠切除术. 中国实用外科杂志, 2011, 31(09): 852-854.
6. 李太原, 张海涛, 刘东宁. 顺与逆时针腹腔镜全大肠切除术的疗效比较. 中华临床医师杂志(电子版), 2014, (24):4492-4494.
7. Baek SJ, Dozois EJ, Mathis KL, et al. Safety, feasibility, and short-term outcomes in 588 patients undergoing minimally invasive ileal pouch-anal anastomosis: a single-institution experience. Tech Coloproctol, 2016, 20(6):369-374.

第九章　直肠前切除术（Dixon手术）

一、概述

直肠癌手术保留肛门从来都是结直肠外科医师孜孜不倦追求的目标。1908 年英国外科医师 Miles 创立的直肠经腹会阴联合切除术（abdominoperineal resection，APR）大幅度降低了直肠癌术后的局部复发率，显著延长了远期生存率，Miles 手术成为直肠癌外科治疗的经典性手术。虽然 Miles 手术极大改善了直肠癌患者的预后，但是其代价则是肛门的丧失，代之以腹部的永久性造口。最终在 1948 年，美国外科医师 Dixon 报道了针对中上段直肠癌行前切除术（anterior resection，AR）达到了理想的结果，在保证根治性切除的基础上保存了患者的肛门。1979 年美国外科医师 Ravitch 首次应用环形吻合器完成结肠直肠端端吻合，进一步推动了直肠前切除术的广泛应用，尤其是对于低位直肠癌手工吻合操作困难者，借助吻合器可完成低位吻合而保留肛门，也就是直肠低位前切除术（low anterior resection，LAR）。1980 年美国外科医师 Knight 首次提出双吻合技术（double stapling technique，DST），即直线切割闭合器闭合直肠远端，经肛门置入吻合器与近端结肠行端端吻合，解决了低位直肠癌吻合操作困难的难题。近年来，腹腔镜技术在结直肠外科得到极大推广应用，腹腔镜放大视野下的亚微解剖学非常有利于辨认直肠周围筋膜间隙。因此，吻合器的发展及腹腔镜的应用使得直肠前切除术或低位前切除术的应用范围进一步扩大。

直肠前切除术或低位前切除术同样必须遵循 Heald 教授提出的全直肠系膜切除（total mesorectal exsion，TME）原则，即在骶前间隙锐性分离直肠系膜及直肠达肛提肌水平，完整切除直肠及直肠深筋膜内的系膜组织以及直肠前方的 Denonvilliers 筋膜。事实证明，直肠 TME 手术能够显著降低局部复发率，明显提高远期生存率。对于直肠上段癌，直肠本身

被腹膜返折覆盖，切除肿瘤远端 5 cm 的直肠系膜即足够，可以保留一部分远端直肠系膜，全直肠系膜切除术并非必要；而对于直肠中下段癌，由于失去腹膜的覆盖，仅由盆腔筋膜脏层包绕，所以必须切除全部直肠系膜。全直肠系膜切除术需要兼顾根治性和功能性，对局部解剖尤其是血管、神经及筋膜间隙的掌握要求非常高，既要达到充分的切除范围，保证切缘尤其是环周切缘阴性，又要尽量避免损伤盆腔自主神经。术中或术后出现的并发症主要是因为在盆腔中游离直肠时进入错误的间隙，尤其是盆腔狭小导致显露操作困难时，更易发生误损伤。因此，术中术者与助手之间默契配合进行恰当的牵拉暴露至关重要。

3D 腹腔镜直肠前切除术

3D 腹腔镜直肠前切除术并游离脾曲

二、解剖要点

直肠自骶骨岬处连于乙状结肠，终于肛管，全长 12~15 cm。临床上常将直肠分为 3 段，上段距肛缘 10~15 cm，中段距肛缘 7~10 cm，下段距肛缘 7 cm 以下。由此可见，Dixon 手术适合于中上段直肠癌，以及少部分高选择的下段直肠癌。直肠周围外科解剖存在 3 层筋膜，分别为直肠深筋膜、腹下神经前筋膜及壁层骨盆筋膜（又称骶前筋膜）（图 9-1）。直肠深筋膜包绕直肠及周围脂肪，也就是直肠系膜。所谓的全直肠系膜切除术也就是指手术中要始终保证直肠深筋膜的完整性。因此，全直肠系膜切除术中直肠后方游离应该在输尿管腹下神经前筋膜的腹侧进行，避免破坏直肠深筋膜而导致直肠系膜不完整，但同时也要避免进入过深导致输尿管、左右腹下神经、盆神经丛受损，更不能破坏骶前筋膜而损伤骶前静脉而导致大出血。直肠前方隔着 Denonvilliers 筋膜与膀胱、精囊、前列腺（女性为子宫及阴道）相邻。Denonvilliers 筋膜为胚胎发育过程中直肠膀胱陷凹处腹膜的融合增厚，其临

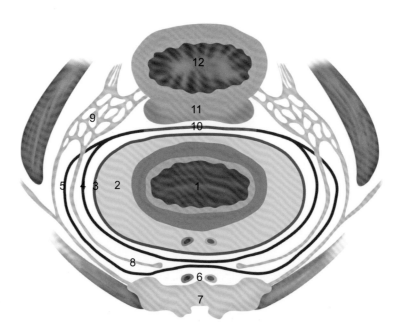

图 9-1 直肠周围筋膜解剖结构

1. 直肠；2. 直肠系膜；3. 直肠深筋膜；4. 腹下神经前筋膜；5. 壁层骨盆筋膜；6. 骶正中血管；7. 骶骨；8. 腹下神经；9. 盆神经丛；10. Denonvilliers 筋膜；11. 前列腺；12. 膀胱

床意义在于具有屏障保护作用，尤其是对于直肠前壁肿瘤，可阻挡其局部浸润扩散。全直肠系膜切除术的原则要求术中一并切除 Denonvilliers 筋膜，从而能保证手术根治的彻底性。但是，术中整块切除 Denonvilliers 筋膜时应切记避免损伤其前方的精囊腺及前列腺（女性为阴道），若一旦损伤则容易导致不易控制的出血。

三、适应证

直肠上段恶性肿瘤行前切除术，中下段恶性肿瘤行低位或超低位前切除术。直肠与乙状结肠交界处恶性肿瘤按直肠恶性肿瘤处理。

> **经验**
>
> 直肠前切除术吻合口位于腹膜返折以上者称为高位前切除术，而吻合口位于腹膜返折以下者称为低位前切除术。一般来说，直肠上段癌及直肠乙状结肠交界癌可行高位前切除术，而中下段直肠癌则行低位前切除术。

四、禁忌证

肿瘤位置距离肛缘小于 4 cm，无法保留肛门者；发生远处转移者；全身情况差如严重心、肺、肝、肾等疾病致不能耐受手术者。腹腔镜手术的禁忌证还包括既往腹腔手术致腹腔严重粘连或妊娠期直肠肿瘤患者；肿瘤侵犯直肠系膜以外毗邻脏器者；腹腔内淋巴结广泛转移、腹腔镜下清扫困难者；急诊手术如肠梗阻、穿孔等。

五、术前评估与准备

（一）术前评估

直肠癌的术前评估主要是肿瘤的评估以及患者身体功能的评估。

1. 肿瘤评估　包括定性诊断和定量诊断。常规行结肠镜及腔内超声检查以观察病变距肛缘距离、大小、形态、浸润范围，并取活体组织病理学检查（活检），明确诊断。同时除外结肠其他部位肿瘤以及息肉，必要时对其他病变也可行活检病理。息肉可行内镜下处理。需要强调的是直肠指诊具有非常重要的价值，据此判断肿瘤的位置、下缘距肛缘的距离以及周围浸润情况，大体判断能否行低位前切除术。常规行胸腹盆部增强 CT 和直肠 MRI 明确肿瘤定位、局部 T 分期和 N 分期情况以及有无远处转移。需要指出的是，直肠 MRI 可以较为准确地判断肿瘤的位置、距肛缘的距离、直肠深筋膜的完整性以及侧方有无淋巴结转移，对手术具有非常重要的参考价值。腹腔镜手术术中对于肿瘤局限于肠壁肌层以内（T_2 期以下）的患者常难以判断肿瘤位置，务必在术前进行定位标记，可选择染色标记或金属夹标记。本中心的常规做法是术前一天行肠镜检查，以金属夹标记肿瘤下缘（肛门侧），以协助术者在术中判断具体的切除范围，必要时可以行术中肠镜辅助定位。

2.患者身体功能评估　包括常规的查体及实验室检查，判断有无贫血、营养不良、电解质紊乱、肿瘤标志物异常，评估心、肝、肺、肾等脏器功能，从而综合判断患者能否耐受手术及麻醉。

（二）术前准备

术前准备包括设计手术切除范围、患者体位，画定手术切口及腹腔镜穿刺孔位置。

1. 切除范围（图 9-2）

（1）乙状结肠部分或全部，近侧直肠、肿瘤及其远侧 5 cm 肠管（低位直肠切除术则远侧至少 2 cm 肠管）。

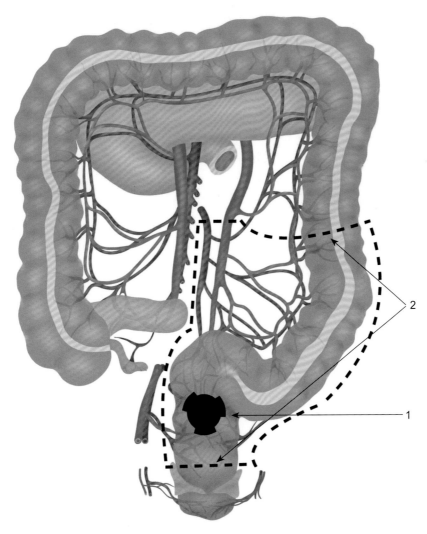

图 9-2　手术切除范围

1.肿瘤；2.切除范围

（2）根部切断肠系膜下动静脉，清扫血管周围淋巴结。

（3）全部或大部分直肠系膜。

2.体位　开放手术取常规截石位。腹腔镜手术需双上肢内收于躯干两侧，双髋关节微屈外展，双下肢分开，膝关节屈 30°。术者站于患者右侧，助手站于患者左侧，扶镜手站于患者头侧（图 9-3）。

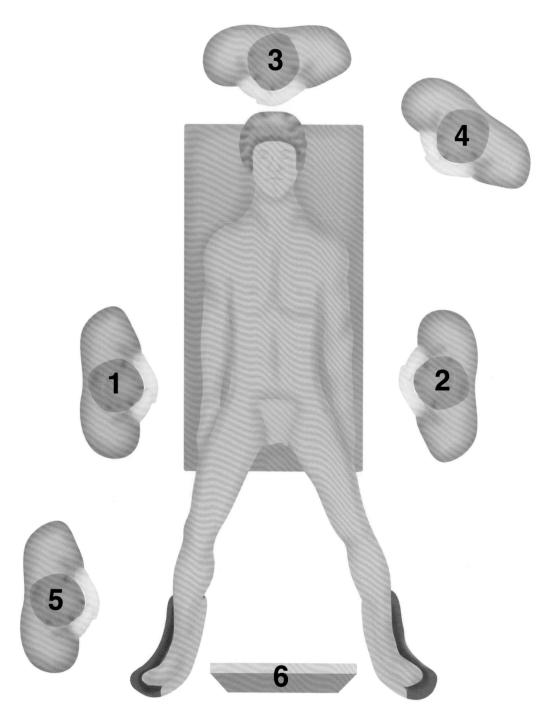

图 9-3　术中站位

1.术者；2.助手；3.扶镜手；4.麻醉医师；5.器械护士；6.显示屏

提示

　　直肠前切除术中常需要较大幅度调整患者的体位及倾斜角度。因此，患者体位摆放及固定时，建议手术团队中医师、护士及麻醉医师共同确定并固定好，防止患者在体位调整如头低脚高或右侧倾斜时出现移动或滑脱，造成颈部或肩部的受压或损伤，甚至是患者摔伤。

　　3.手术切口及穿刺孔位置　开放手术取下腹正中切口，上方达脐上 3 cm，下方达耻骨上缘（图 9-4）。腹腔镜手术采用 5 孔法：观察孔取脐上，选择 10 mm Trocar；术者主操作孔位于右侧髂前上棘与脐连线中外 1/3 处，选择 12 mm Trocar，便于纱布和腹腔镜直线切割闭合器进出；术者副操作孔取右侧腹直肌旁平脐处，选择 5 mm Trocar；助手的操作孔分别于左侧取对称位置，均选择 5 mm Trocar（图 9-5）。

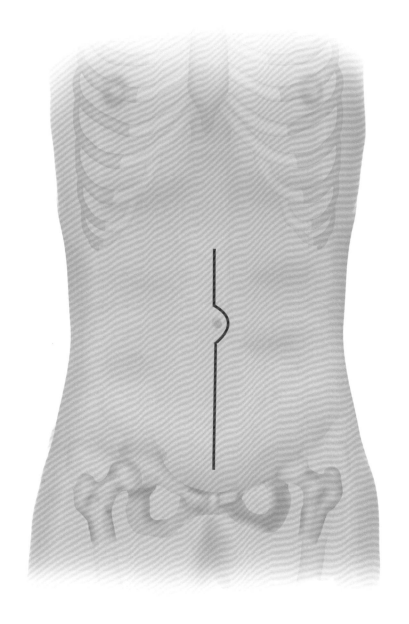

图 9-4　开放手术切口

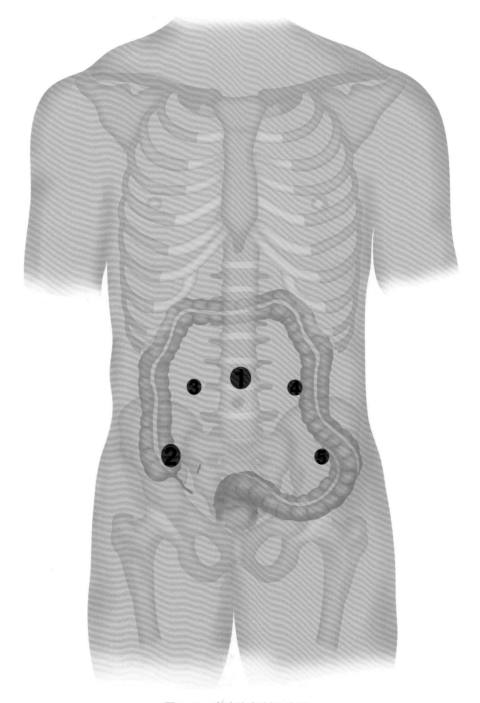

图 9-5　腹腔镜穿刺孔位置

1. 观察孔；2. 术者主操作孔；3. 术者副操作孔；4. 助手主操作孔；5. 助手副操作孔

六、手术步骤

（一）探查

　　全面且详细地探查腹腔，遵循由远及近的原则。首先探查有无腹水，有无腹膜及网膜转移结节，有无肝脏转移结节，有无盆腔转移结节；其次探查结肠有无病灶，肠系膜下血管和髂内血管附近有无肿大淋巴结；最后探查直肠肿瘤的位置、大小，有无浆膜侵犯，有无毗邻器官侵犯。

（二）中间入路处理血管并清扫淋巴结

　　1. 处理肠系膜下动脉并清扫淋巴结　助手要充分展开乙状结肠系膜内侧，从骶骨岬处开始切开结肠系膜根部，向头侧达小肠系膜根部后左转（图9-6）。沿切开线分离可见蛛网状疏松的组织间隙，即左侧结肠系膜与肾前筋膜的融合间隙，即 Toldt 间隙（图9-7）。沿此间隙钝性分离，向左侧达生殖血管外侧，向头侧达肠系膜下动脉根部，操作过程中应避免损伤输尿管及生殖血管。确认肠系膜下动脉，切开其腹侧系膜，清扫血管根部淋巴结，注意避免损伤肠系膜下神经丛，充分游离并骨骼化肠系膜下动脉，闭合切断（图9-8）。若患者合并高血压、糖尿病、动脉粥样硬化等疾病，则考虑保留左结肠动脉分支，可沿肠系膜下动脉根部向远心端骨骼化游离，显露左结肠动脉分支，在其远端闭合切断肠系膜下动脉，从而最大程度保证吻合处肠管的良好血供（图9-9）。

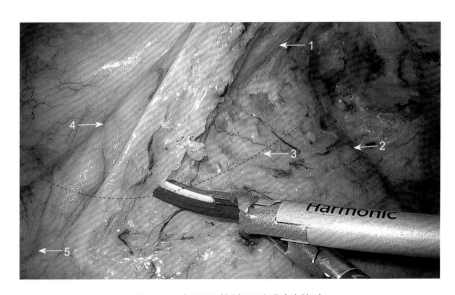

图9-6　切开乙状结肠系膜右侧根部

1. 乙状结肠系膜；2. 骶骨岬；3. 乙状结肠系膜右侧根部切开线；4. 肠系膜下动脉；5. 小肠系膜根部

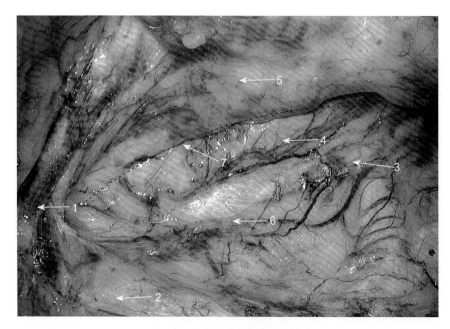

图 9-7　分离左侧 Toldt 间隙
1. 肠系膜下动脉；2. 腹主动脉；3. 左侧输尿管；4. 左侧生殖血管；5. 左侧结肠系膜；6. 肾前筋膜；7. 融合白线

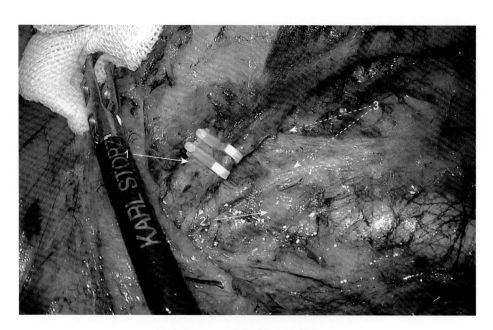

图 9-8　切断肠系膜下动脉
1. 肠系膜下动脉；2. 腹主动脉；3. 肠系膜下神经丛

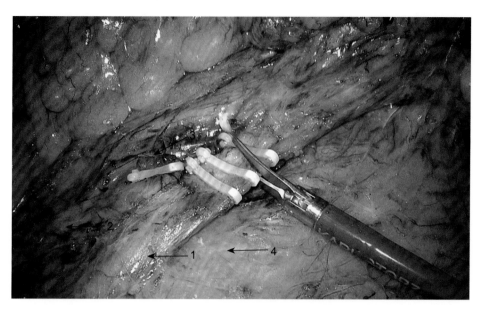

图9-9 低位结扎切断肠系膜下动脉

1.肠系膜下动脉；2.左结肠动脉；3.肠系膜下静脉；4.腹主动脉

争议

　　直肠癌根治术中肠系膜下动脉结扎离断的位置一直存在争议，目前学术界存在两种观点，即高位结扎和低位结扎。所谓高位结扎即在肠系膜下动脉根部结扎，可清扫肠系膜下动脉根部周围淋巴结，即日本《大肠癌处理规约》中的253组淋巴结，但弊端在于左半结肠的肠管血运受到较大程度影响，尤其是当Riolan弓缺如时，容易导致术后吻合口瘘或狭窄；所谓低位结扎即在肠系膜下动脉发出左结肠动脉以远结扎，以尽可能地保留肠管的血供，有利于后续的吻合口愈合，但缺点是淋巴结清扫范围受限。目前大家比较一致的观点是T_2期以内的患者可行低位结扎，即日本《大肠癌处理规约》中的D2手术要求，而T_2期以上的患者则必须行高位结扎，才能满足D3手术的要求。

技巧

直肠前切除术时需将体位调整为头低位，以排除盆腔内小肠的干扰，可通过调整体位将小肠移位至腹腔右侧及头侧，并以小纱布条遮挡，防止其移动（图9-10）。

助手左手持钳夹住肠系膜下动脉血管蒂，右手持钳夹住直肠乙状结肠交界处系膜，同时向腹侧提拉，充分展开乙状结肠系膜，保持一定张力（图9-11）。

术者左手持钳夹住系膜根部右侧后腹膜，做对抗牵拉，选取骶骨岬前方为第一刀切开点，利用超声刀的空洞化效应及腹腔镜手术中腹腔内的高气压，可以准确辨识并进入正确的外科层面，即左侧Toldt间隙（图9-12）。

内侧入路游离的方法遵从"点-线-面"的方法，即先在直肠系膜右侧骶骨岬处切开点向肠系膜下动脉方向扩展成线，而不是急于向内侧纵深游离打洞；再广泛地切开腹膜，看清全景，辨认正确的游离层次后，再向内侧游离，由线扩展成面。整个"点-线-面"过程中，操作应非常谨慎，既不能游离层次过浅，导致进入左半结肠系膜内引发出血并清扫淋巴结不足；又不能游离过深，导致将左侧输尿管、生殖血管牵拉起来而附着于左侧结肠系膜侧，容易产生误损伤。总体而言，与外侧入路相比，腹腔镜下内侧入路游离层次容易过深。

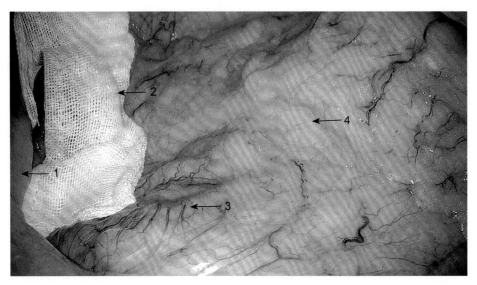

图9-10　移动小肠以显露术野
1.空肠起始部；2.阻挡纱布；3.肠系膜下动脉；4.左半结肠系膜

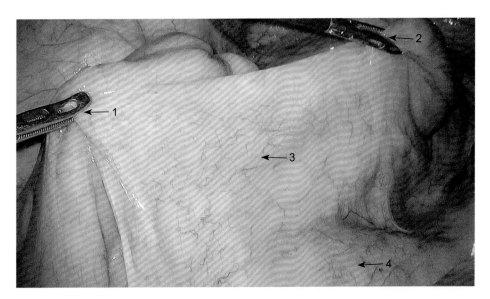

图 9-11　牵拉展开乙状结肠系膜

1.助手左手钳；2.助手右手钳；3.展开并张紧的乙状结肠系膜；4.后腹膜

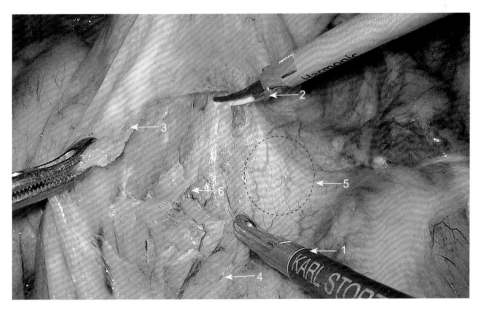

图 9-12　切开乙状结肠系膜右侧根部并进入 Toldt 间隙

1.术者左手钳；2.术者右手超声刀；3.乙状结肠系膜；4.后腹膜；5.空洞化效应；6.Toldt 间隙

2.处理肠系膜下静脉并清扫淋巴结　与肠系膜上动脉与肠系膜上静脉伴行不同，肠系膜下静脉并不与肠系膜下动脉伴行，而是与左结肠动脉根部交叉向上走行至胰腺下缘（图9-13）。因此，继续向四周拓展Toldt间隙，内侧达十二指肠空肠曲，外侧达左侧结肠旁沟，头侧达胰腺下缘，从结肠系膜背侧及腹侧确认肠系膜下静脉，清扫其根部淋巴结，以血管夹闭合后离断（图9-14）。

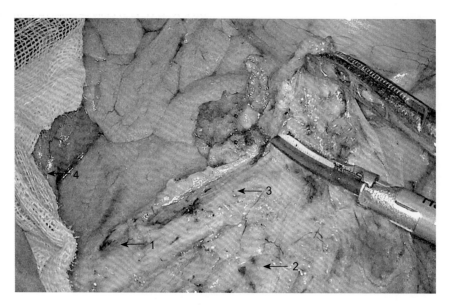

图9-13　肠系膜下静脉解剖走行

1.肠系膜下静脉；2.肠系膜下动脉；3.左结肠动脉；4.小肠系膜根部

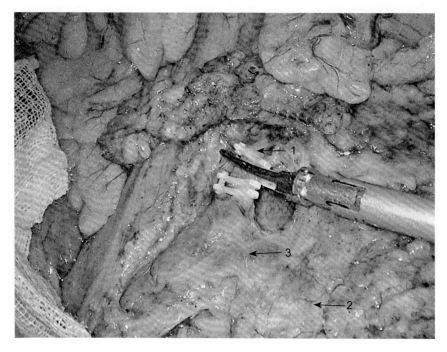

图9-14　切断肠系膜下静脉

1.肠系膜下静脉；2.肠系膜下动脉；3.左结肠动脉

（三）乙状结肠及降结肠外侧游离

　　乙状结肠系膜外侧端常与左髂窝处腹壁及后腹膜存在粘连带（图9-15）。以此粘连带为起点，切开分离粘连并向上切开结肠系膜与腹膜愈合处，即黄白交界线，直至结肠脾曲，向内侧游离结肠系膜背侧，与前述分离的左半结肠后间隙相互贯通（图9-16）。

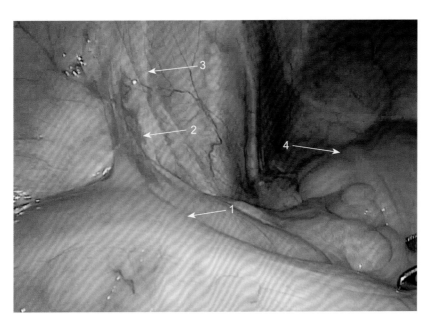

图 9-15　乙状结肠生理性粘连

1.乙状结肠；2.生理性粘连带；3.左髂窝腹膜；4.直肠乙状结肠交界

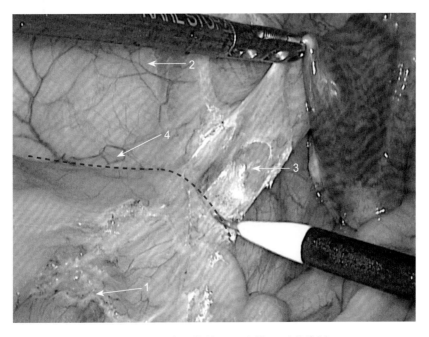

图 9-16　游离乙状结肠及降结肠系膜外侧

1.乙状结肠；2.侧腹壁腹膜；3.分离的粘连；4.黄白交界线

（四）直肠游离

1. 直肠后壁游离　向腹侧提起乙状结肠，向尾侧延长乙状结肠内外侧腹膜切口至直肠上段，从骶骨岬开始向下分离显露直肠上段深筋膜后方，进入呈蛛网状的疏松组织间隙，即直肠后间隙（图9-17）。沿此间隙按照从上到下、从中央向两侧直肠旁沟的方法锐性分离，直至较坚韧致密的结缔组织，即骶骨直肠筋膜（即Waldeyer筋膜）。打开此强韧筋膜后，在此进入疏松组织间隙，即肛提肌上间隙（图9-18）。沿此间隙继续向下分离直至尾骨尖肛提肌层面（图9-19）。行全直肠系膜切除（TME）时需要切断直肠尾骨韧带，即Hiatal韧带，以充分游离直肠，方便吻合。整个分离过程中要保持直肠系膜的完整性，避免损伤上腹下神经丛、左右腹下神经及骶前静脉。

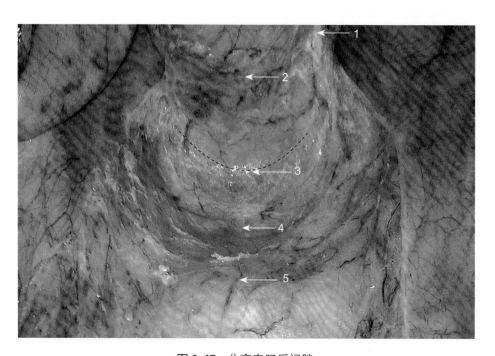

图9-17　分离直肠后间隙

1.直肠；2.直肠深筋膜；3.直肠后间隙；4.下腹神经前筋膜；5.骶骨岬

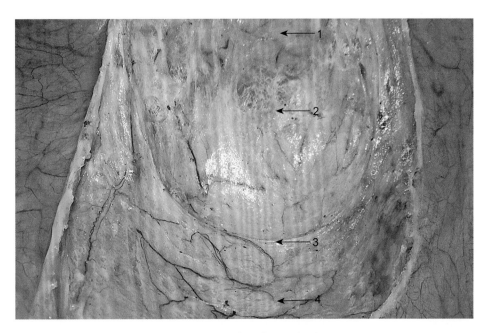

图 9-18 分离肛提肌上间隙

1.直肠深筋膜；2.肛提肌上间隙；3.切断的骶骨直肠筋膜（Waldeyer筋膜）；4.骶前筋膜

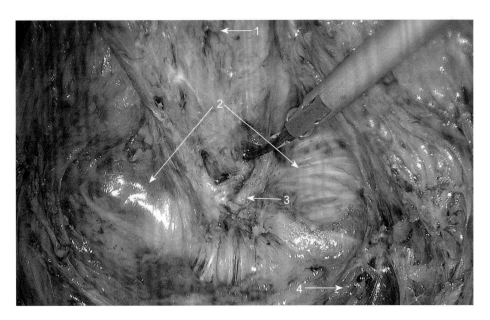

图 9-19 切断直肠尾骨韧带

1.直肠深筋膜；2.肛提肌；3.直肠尾骨韧带；4.骶前静脉

2. 直肠侧壁游离　打开两侧直肠旁沟腹膜直至腹膜返折水平，以直肠后间隙为指引，由背侧向腹侧锐性及钝性结合的方式分离直肠侧方间隙（图9-21）。处理直肠下段右侧壁时将直肠向头侧及左侧牵拉，将右侧盆壁神经向右侧展开，锐性分离直肠侧方间隙，到达精囊腺尾部时及时弧形内拐，避免损伤精囊腺及神经血管束（neurovascular bundle，NVB）（图9-22）；同法处理直肠下段左侧壁（图9-23）。

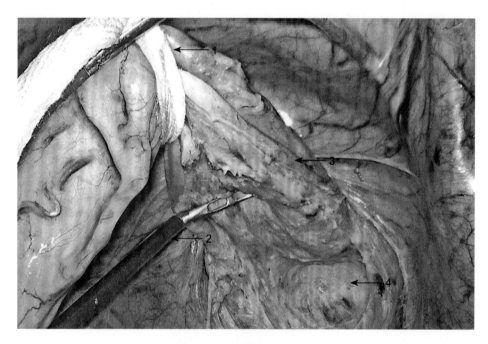

图9-20　显露直肠后间隙

1. 助手左手钳牵拉的纱布条；2. 助手右手钳推挡乙状结肠；3. 张紧的直肠；4. 直肠后间隙

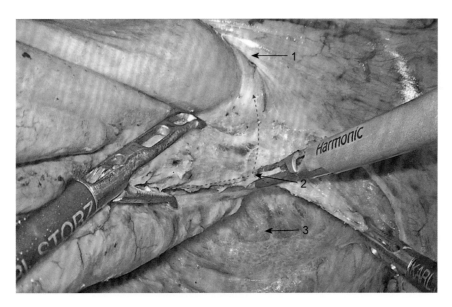

图 9-21 直肠侧方间隙

1. 腹膜返折；2. 右侧直肠旁沟切开线；3. 直肠后间隙

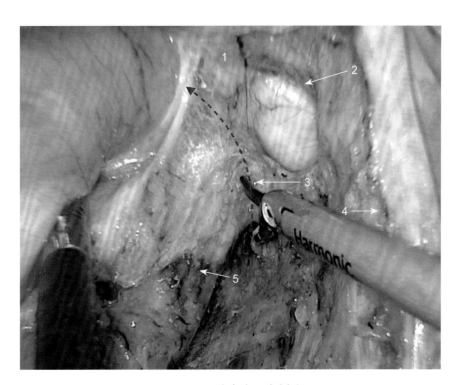

图 9-22 分离直肠右侧壁

1. 直肠中下段；2. 精囊腺；3. 直肠右侧壁切开线；4. 右侧盆壁；5. 直肠系膜右侧

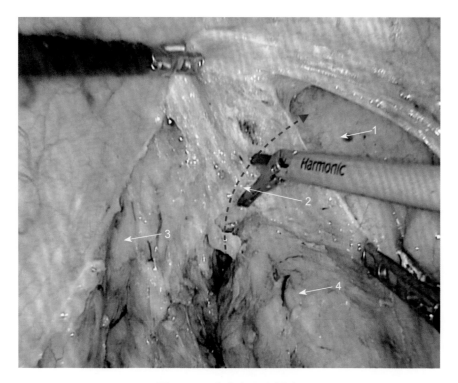

图 9-23　分离直肠左侧壁

1.直肠中下段；2.直肠左侧壁切开线；3.左侧盆壁；4.直肠系膜左侧

提示

　　直肠侧方的游离界限其实并非十分明确，尤其是在腹膜返折以下侧方至前方存在自盆壁发出的支配泌尿生殖系统的神经血管束，在显露直肠侧方系膜过程中极易被牵拉向直肠侧，手术中应仔细辨别，避免误伤，导致术后出现排尿及性功能障碍。此外，到达直肠侧韧带时直肠中动脉常由此穿行至直肠，应予电凝切断。本中心的经验是先先分离直肠后方及前方间隙，此时可较为容易寻找到直肠侧韧带的分界。

3. 直肠前壁游离　用带线的直针将膀胱或子宫向上悬吊（图9-24），在直肠前壁腹膜返折上1 cm处打开腹膜，进入Denonvilliers筋膜前方与精囊腺及前列腺之间的疏松组织间隙，沿此间隙向下锐性分离，向两侧分离完全显露两侧精囊腺或阴道后壁（图9-25）。Denonvilliers筋膜与前列腺中下部包膜融合，分离困难，常导致不易控制的出血，故男性患者分离到达前列腺上缘时应切断Denonvilliers筋膜，进入直肠前间隙，继续向下分离至肛提肌裂孔上缘（图9-26）。女性患者直肠前间隙较致密，分离困难，过程中避免损伤阴道。

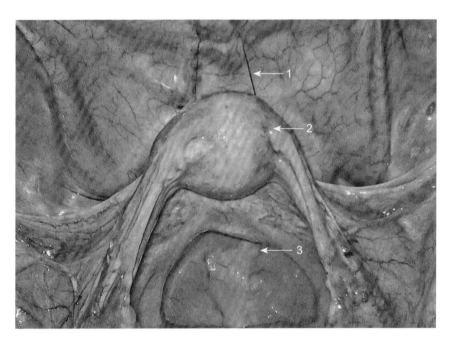

图 9-24　悬吊子宫

1. 悬吊线；2. 子宫；3. 直肠子宫陷凹

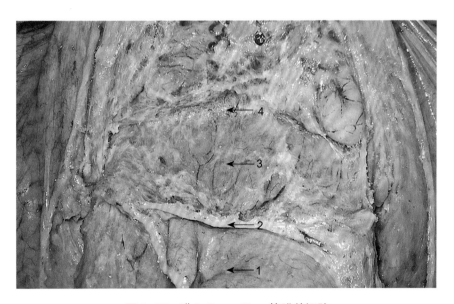

图 9-25　进入 Denonvilliers 筋膜前间隙

1. 直肠下段；2. 腹膜切开线；3. Denonvilliers 筋膜；4. Denonvilliers 筋膜前间隙

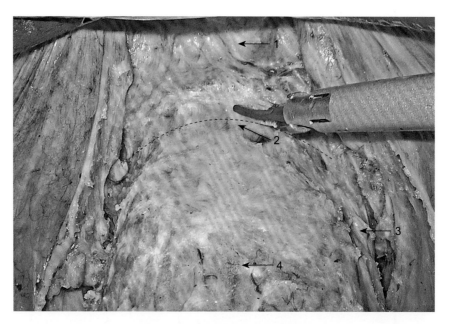

图 9-26 切断 Denonvilliers 筋膜

1. 前列腺；2. Denonvilliers 筋膜切断处；3. 直肠；4. Denonvilliers 筋膜

争议

　　大家对 Denonvilliers 筋膜解剖结构的认识一直以来存在较大分歧，持"融合理论"的学者认为其为单层结构，为胚胎发育过程中直肠膀胱陷凹处腹膜的融合；持"增厚理论"的学者认为其为二层结构，前层附着于膀胱、精囊、前列腺（女性为子宫及阴道），后层附着于直肠前方。

　　Denonvilliers 筋膜的临床价值在于其屏障保护作用，尤其是对于直肠前壁肿瘤，可阻挡其局部浸润扩散。TME 手术要求切除 Denonvilliers 筋膜，从而能保证手术的根治性。

（五）切除标本

　　肛门指诊定位肿瘤下缘，以血管夹或钛夹标记。直肠上段肿瘤需距肿瘤远侧 5 cm，直肠下段肿瘤需距肿瘤远侧不少于 2 cm，游离直肠系膜至直肠壁，处理直肠壁血管，裸化肠管约 2 cm，TME 时则无须分离直肠系膜（图 9-27）。由主操作孔置入腹腔镜下可弯曲的直线切割闭合器，旋转闭合器头端，使闭合器与直肠尽量呈 90° 夹角，然后击发切断直肠，最好一次性离断（图 9-28）。腹腔镜采用上腹正中绕脐 5 cm 小切口，置入切口保护套，取出乙状结肠修整，距肿瘤 10~15 cm 处切断结肠边缘弓血管，处理直血管，切断乙状结肠，裸化肠管约 1 cm（图 9-29）。

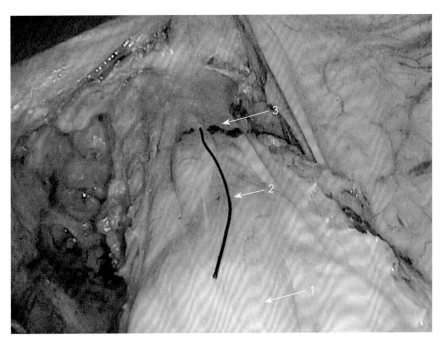

图 9-27　确定直肠下切缘

1.肿瘤下缘；2.5 cm 测量线；3.标记直肠下切缘

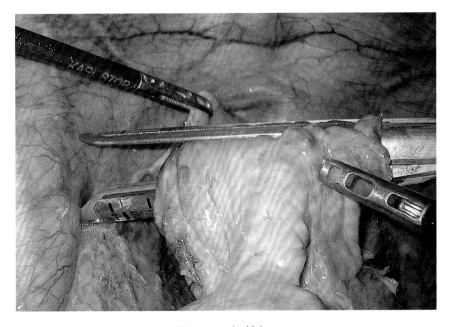

图 9-28　切断直肠

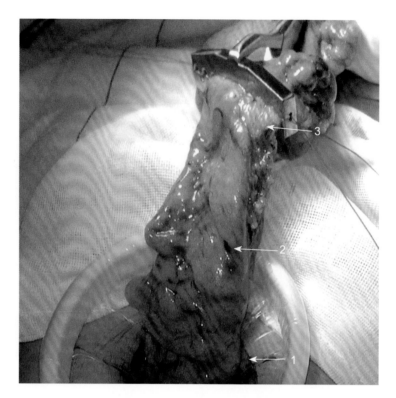

图9-29　修整裸化乙状结肠
1.腹部正中小切口；2.乙状结肠；3.裸化的肠管

技巧

直肠系膜的处理建议从直肠前壁开始，接着处理右侧壁，然后转到后壁处理系膜，在此过程中注意不要损伤直肠壁，尽量避免完全裸化直肠壁，以壁上残留少量脂肪组织为宜（图9-30）。

直肠离断时要保证切割闭合器与肠管纵轴呈垂直角度，尽量避免斜行离断，否则容易出现肠壁缺血。最好一次性闭合切断，可选用60 mm的腹腔镜用自动直线切割闭合器，此时术者与助手的默契配合至关重要。助手左手持钳抓住肠系膜下动脉断端向头侧牵拉将肠管拉直，右手持钳将切割闭合器远侧的直肠推向右侧；术者右手持切割闭合器插入直肠预定切断部位并调整闭合器的弯曲角度，左手持钳将切割闭合器近侧肠管向右牵拉。如此相互配合可将直肠完全置入切割闭合器内，从而保证一次性切断（图9-31）。

但是对于肠管比较粗大肥厚的患者，确实无法一次性闭合切断，可分二次闭合切断，技巧是尽量让第二次的切割闭合重叠交叉点位于直肠断端中间处（图9-32）。

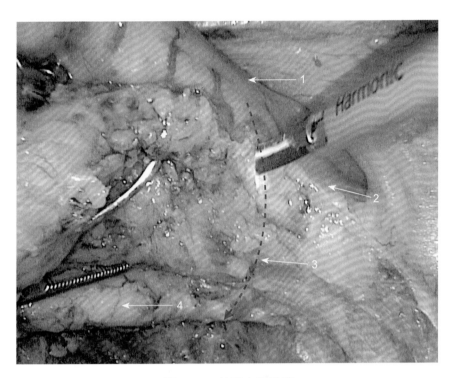

图 9-30　处理直肠系膜

1. 直肠前壁；2. 直肠右侧壁；3. 直肠系膜切断线；4. 直肠后壁

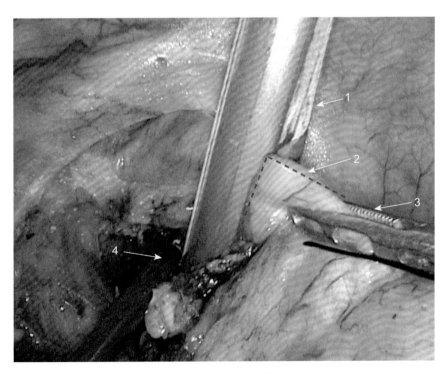

图 9-31　切断直肠操作配合

1. 可弯曲的腹腔镜直线切割闭合器；2. 垂直角度；3. 术者左手钳；4. 助手右手钳

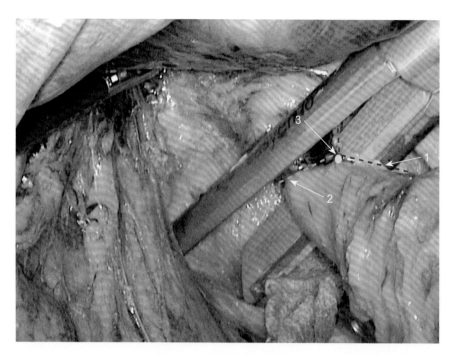

图 9-32 分次闭合切断直肠

1.第一次闭合切断线；2.第二次闭合切断位置；3.直肠断端中间点

（六）吻合

乙状结肠断端肠腔置入吻合器抵钉座，荷包固定，将其放回腹腔（图 9-33）。关闭腹部小切口，重新建立气腹，腹腔镜直视下经肛置入吻合器完成吻合（图 9-34）。于盆腔注入生理盐水行漏气试验，如有漏气，需缝合加固或喷洒胶水及周围组织覆盖，必要时行保护性回肠造口，尤其是对于超低位吻合（吻合口距离肛缘不足 5 cm）、术前行新辅助放化疗，合并糖尿病、营养不良以及高龄的患者。

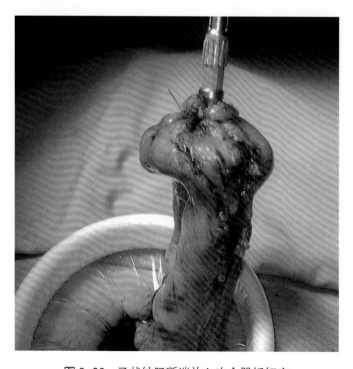

图 9-33 乙状结肠断端放入吻合器抵钉座

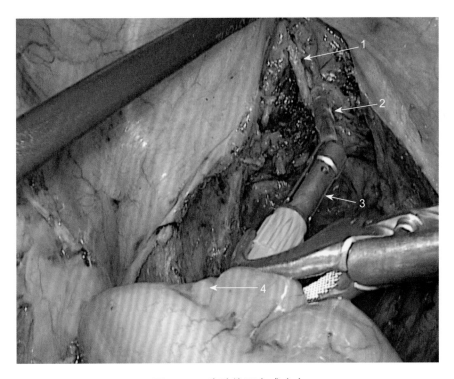

图 9-34　腹腔镜下完成吻合

1.直肠远端闭合线；2.吻合器中心杆；3.吻合器抵钉座；4.乙状结肠断端

经验

　　吻合满意关键有两点，即血供和张力，要保证近端肠管有良好的血供和足够的长度。判断血供是否良好可通过观察肠管颜色及直动脉搏动情况。吻合器击发前应判断近端肠管有无扭转，此处技巧为将肠管对系膜缘朝向背侧，系膜缘朝向腹侧，从而减轻吻合口张力。

　　吻合前应确认吻合器钉砧头与中心杆对接牢固确切，同时确认近端肠管无扭转，周围脏器组织无夹入，吻合口无张力。

　　吻合完成后要仔细观察吻合器内的圆圈组织是否全周连续，黏膜直至浆膜层是否完整，厚薄是否均匀，如有薄弱处，必要的话可于吻合口相对应处行缝合加固，或者可考虑行保护性回肠造口。

（七）放置引流、关闭切口

全面检查术野，观察有无出血，有无肠管扭转或内疝。冲洗腹腔及盆腔，盆腔处放置引流管，自左下腹引出固定（图9-35）。逐层缝合关闭切口。常规放置肛管引流，起到肛门减压及信息引流的作用。

技巧

放置引流前可进行漏气试验，具体操作是吻合口近端肠管夹闭，盆腔内注入生理盐水使吻合口在水面以下，然后经肛门注入气体至肠腔内，观察吻合口有无漏气。如有漏气，则建议在相应部位行全层缝合加固吻合口。

关腹前应再次行直肠指诊，观察指套有无鲜红色血液，以判断有无吻合口出血，必要时可行结肠镜检查，除外吻合口出血。如有出血，可考虑腹腔镜下缝合止血，或经肛门缝合止血。

吻合口旁的引流管固定应在关腹前固定，避免在气腹状态下固定，因为气腹消失后引流管头端位置可能会发生变化。

肛管引流头端应越过吻合口，这样才能起到减压的作用。但不宜放入过深，否则的话会触碰到骶骨引起肠管穿孔。

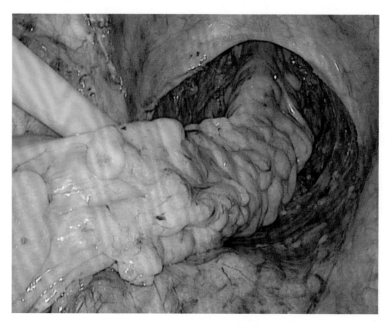

图9-35 放置盆腔引流管

七、术后处理

直肠癌术后的处理注意要点为观察引流情况，包括盆腔引流及肛管引流，密切观察引流液的性状，判断有无盆腔出血、吻合口出血以及感染等并发症，如无异常，可及早拔除引流管。尤其是直肠癌术后吻合口出血发生率高于结肠癌手术，严重者可导致吻合口瘘。可能的原因包括吻合口两端肠管裸化不佳，系膜处理不彻底；肠管切缘组织厚薄不均，吻合成钉不完全；放化疗后肠管水肿，吻合时黏膜撕裂。多数患者出血量较少，表现为术后排鲜红色或暗红色血便，伴有里急后重，可经过静脉应用止血药物及输血等措施保守治疗后好转。

建议早期经口进食，观察患者肠道功能恢复情况，排气后可进水，第3天可进半流质饮食。不宜长期使用抗生素，建议使用至手术次日，除非存在明确的感染。鼓励患者早期下地活动，一般术后第1天即可下地活动锻炼。

术后应重点防范的并发症包括：

（1）吻合口瘘：可能的原因包括吻合口张力过大、血运不良及全身因素等。一般来说，吻合口位置越低，吻合口瘘发生率越高，尤其是术前行放化疗的患者，此时应于术中行保护性回肠造口术。若患者术后7天左右出现腹痛、腹胀、局部压痛及反跳痛，同时伴有全身症状如发热、心率加快及全身乏力等中毒表现，应怀疑吻合口瘘的可能，应及时行CT及B超等检查辅助确诊。若延误诊断可导致腹膜炎或脓毒血症，甚至危及生命。

（2）肠梗阻：若出现腹胀、腹痛、恶心、呕吐，应考虑肠梗阻可能，应行腹部X线片或CT检查，明确诊断后予以禁食水、胃肠减压、补液及静脉营养支持，多数经保守治疗后缓解。

参考文献

1. Mike M, Kano N. Laparoscopic-assisted low anterior resection of the rectum—a review of the fascial composition in the pelvic space. Int J Colorectal Dis, 2011, 26(4): 405-414.

2. Zhou H, Ruan C, Sun Y, et al. Nerve-guided laparoscopic total mesorectal excision for distal rectal cancer. Ann Surg Oncol, 2015, 22(2): 550-551.

3. Kinugasa Y, Murakami G, Uchimoto K, et al. Operating behind Denonvilliers' fascia for reliable preservation of urogenital autonomic nerves in total mesorectal excision: a histologic study using cadaveric specimens, including a surgical experiment using fresh cadaveric models. Dis Colon Rectum, 2006, 49(7):1024-1032.

4. Kim NK, Kim YW, Cho MS. Total mesorectal excision for rectal cancer with emphasis on pelvic autonomic nerve preservation: Expert technical tips for robotic surgery. Surg Oncol, 2015, 24(3):172-180.

5. Moszkowicz D, Alsaid B, Bessede T, et al. Where does pelvic nerve injury occur during rectal surgery for cancer? Colorectal Dis, 2011, 13(12):1326-1334.

6. Fang J, Zheng Z, Wei H. Reconsideration of the anterior surgical plane of total mesorectal excision for rectal cancer. Dis Colon Rectum, 2019, 62(5):639-641.

7. Heald RJ, Husband EM, Ryall RD. The mesorectum in rectal cancer surgery—the clue to pelvic recurrence?. Br J Surg, 1982, 69(10):613-616.

8. 季加孚, 步召德. 吻合器在直肠癌外科手术中的合理应用. 中国实用外科杂志, 2007, 06: 451-453.

9. 肖毅. 直肠癌外科手术治疗的发展历程. 中国普外基础与临床杂志, 2012, 19(10); 1130-1135.

10. 季加孚, 武爱文. 对微创外科在直肠癌应用现状及未来趋势的思考. 中华外科杂志, 2017, 55(07): 481-485.

11. 池畔, 王枭杰, 管国先, 等. 全直肠系膜切除术中直肠系膜分离终点线的发现和解剖及其临床意义. 中华胃肠外科杂志, 2017, 20(10):1145-1150.

12. 李国新. 腹腔镜在中低位直肠癌外科治疗中的价值与评价. 中国实用外科杂志, 2009, 29(4): 305-308.

第十章　直肠经腹会阴联合切除术（Miles手术）

一、概述

　　1908 年英国外科医师 Miles 创立了直肠经腹会阴联合切除术（abdominoperineal resection，APR），又称为 Miles 手术，由此大幅度降低了直肠癌术后的局部复发率，显著提高了远期生存率。在此之前，直肠癌手术多为经肛门肿瘤局部切除，无法充分保证切缘，更谈不上淋巴结清扫，因此复发率极高，疗效可想而知。而 Miles 手术强调肿瘤的整块切除，连同区域淋巴结彻底清扫。此后近 80 余年间，Miles 手术一直是直肠癌根治性手术的代名词，被奉为"经典手术"。尽管 Miles 手术的代价是肛门的丧失，代之以腹部的永久性人工肛门，但是在现代直肠癌外科治疗领域，该术式仍然占据着十分重要的地位。

　　传统的经腹会阴联合切除术是先行开腹行 TME 术，再经会阴部行直肠切除，最后做永久性人工肛门（常为乙状结肠造口）。缺点是创伤大，术后疼痛明显，恢复较慢。近年来，腹腔镜技术在直肠癌手术中得到广泛应用，腹腔镜手术不仅具有创伤小、疼痛轻、恢复快等优点，更重要的优势在于其放大效应，可以在放大视野下更精细地解剖直肠周围结构，准确地判断需要切除和保留的解剖结构。因此，腹腔镜下进行腹部操作在 Miles 手术中也得到极大地重视和推广。

　　虽然直肠经腹会阴联合切除术中腹腔镜的应用极大地提高了结直肠外科医生对解剖结构的理解和手术技术的掌握，但是盆腔内腹腔镜操作器械的受限以及盆腔纵深视野的把握均需要一定程度的经验积累。因此，腹腔镜直肠手术难度大也是不争的事实。直肠癌手术的特殊性要求外科医生需要在完成肿瘤学根治的前提下尽量保留患者关乎尊严的功能。可以说，结直肠外科医生在一定程度上决定了患者的生存长度和生活质量。

3D 腹腔镜腹
会阴联合直肠
切除术

二、解剖要点

　　直肠周围外科解剖存在 3 层筋膜，分别为直肠深筋膜、腹下神经前筋膜及骶前筋膜（图 10-1）。直肠深筋膜是一层很薄的筋膜，包绕直肠及周围脂肪，也就是直肠系膜。所谓的全直肠系膜切除术也就是指手术中要始终保证直肠深筋膜的完整性。全直肠系膜切除术中直肠后方游离应在腹下神经前筋膜腹侧进行，切忌破坏直肠深筋膜而导致直肠系膜不完整，但亦不能层面过深而导致输尿管、左右腹下神经、盆神经丛受损，更不能破坏骶前筋膜而损伤骶前静脉导致大出血。直肠前方隔着 Denonvilliers 筋膜与膀胱、精囊、前列腺（女性为子宫及阴道）相邻。Denonvilliers 筋膜为胚胎发育过程中直肠膀胱陷凹处腹膜的融合增厚，其临床意义在于具有屏障保护作用，尤其是对于直肠前壁肿瘤，可阻挡其局部浸润扩散。全直肠系膜切除术的原则要求术中一并切除 Denonvilliers 筋膜，从而能保证手术根治的彻底性。但是，术中整块切除 Denonvilliers 筋膜时应切记避免损伤其前方的精囊腺及前列腺（女性为阴道），一旦损伤则会导致不易控制的出血。此外，直肠侧韧带是盆神经丛发出的直肠支穿通之处，此处还可见较细小的直肠中动脉。

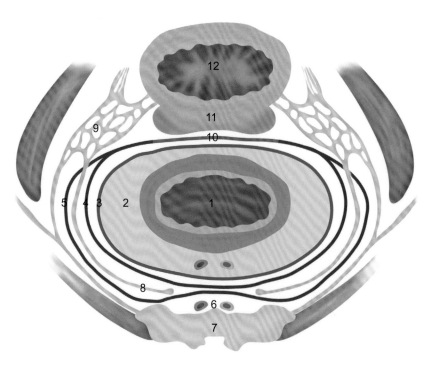

图 10-1　直肠周围筋膜解剖结构

1. 直肠；2. 直肠系膜；3. 直肠深筋膜；4. 腹下神经前筋膜；5. 壁层骨盆筋膜；6. 骶正中血管；7. 骶骨；8. 下腹神经；9. 盆神经丛；10. Denonvilliers 筋膜；11. 前列腺；12. 膀胱

三、适应证

直肠下段恶性肿瘤位置距肛缘小于 4 cm 无法行低位或超低位前切除术者；肿瘤侵犯肛提肌、肛门括约肌者而无法保留肛门者。

> **经验**
>
> 近年来，随着低位直肠癌经括约肌间隙切除术（intersphincteric resection，ISR）的推广，以及该技术肿瘤学疗效及功能学评价的开展，越来越多的低位直肠癌患者拒绝经腹会阴联合直肠切除术造成的永久性人工肛门，要求保留肛门功能。
>
> 事实上，单纯根据肿瘤距肛门的距离决定是否行经腹会阴联合直肠切除术并不合理，切除远端安全切缘的确定还需要具体结合肿瘤的浸润深度、肉眼类型、病理类型等进行综合判断。

四、禁忌证

肿瘤发生远处转移者；全身情况差如严重心、肺、肝、肾等疾病致不能耐受手术者。腹腔镜手术的禁忌证还包括既往腹腔手术致腹腔严重粘连或妊娠期直肠肿瘤患者；肿瘤侵犯直肠系膜以外毗邻脏器者；急诊手术如肠梗阻、穿孔等。

五、术前评估与准备

（一）术前评估

术前评估主要是肿瘤的评估以及患者身体功能的评估。

1. 肿瘤评估　包括定性诊断和定量诊断。常规行直肠镜及腔内超声检查以观察病变距肛缘距离、大小、形态、浸润范围，并取活体组织病理学检查（活检），明确诊断，同时除外结肠其他部位肿瘤以及息肉，必要时对其他病变行活检病理，息肉可行内镜下处理。需要强调的是直肠指诊具有非常重要的价值，据此判断肿瘤的位置、下缘距肛缘的距离以及周围浸润情况。常规行胸腹盆部增强 CT 和直肠 MRI 明确肿瘤定位、局部 T 分期和 N 分期以及远侧转移情况。需要指出的是，直肠 MRI 在判断肿瘤的位置、距肛缘的距离、直肠深筋膜的完整性以及侧方有无淋巴结转移方面具有非常重要的参考价值。

2.患者身体功能评估　包括常规的查体及实验室检查，判断有无贫血、营养不良、电解质紊乱、肿瘤标志物异常，评估心、肝、肺、肾等脏器功能，从而综合判断患者能否耐受手术及麻醉。

（二）术前准备

术前准备包括确定手术切除范围、患者体位，画定手术切口及腹腔镜穿刺孔位置。

1.切除范围

（1）乙状结肠下部、直肠、肛管、肛门、肛提肌、坐骨直肠窝脂肪组织及肛门周围 3 cm 以上范围的皮肤（图 10-2）。

（2）根部切断肠系膜下动静脉，清扫血管周围淋巴结。

（3）全部直肠系膜。

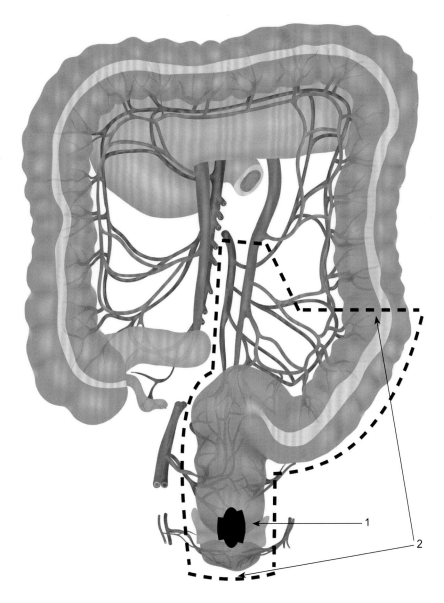

图 10-2　手术切除范围

1.肿瘤；2.切除范围

2.体位 患者体位同直肠前切除术，详见直肠前切除术章节。有的术者会阴部操作偏向于患者俯卧折刀体位（图 10-3）。

3.手术切口及穿刺孔位置 手术切口及穿刺孔位置同直肠前切除术，详见直肠前切除术章节。

4.造口位置的选择 美国外科医师 Turnbull 提出确定造口位置的五项原则如下：①位于脐下；②经腹直肌；③在腹部皮下脂肪层的最高处；④避开皮肤凹陷、皱褶、瘢痕和骨性凸起处（如髂前上棘）；⑤患者本人眼能看到、手能触到，易于自我护理。

直肠经腹会阴联合切除术施行的造口是永久性人工肛门，位置不佳的造口术后常会出现造口侧瘘、周围皮肤糜烂溃疡等问题，严重影响患者术后的生活质量。因此，造口术必须要做到高质量且十分好用。

经验

本中心的经验是造口位置尽量选择在左侧腹部穿刺孔之一，由造口护士和主治医师在术前共同确定最佳位置并做好标记，除了依据 Turnbull 五项原则，还应结合每一位患者的具体情况以制订个体化的造口方案。

六、手术步骤

（一）腹腔镜操作部分

探查、中间入路处理血管并清扫淋巴结、乙状结肠及降结肠游离、直肠游离等手术步骤同直肠低位前切除术，详细操作步骤及注意要点见直肠前切除术章节。

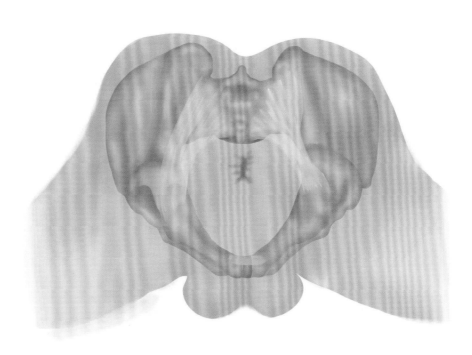

图 10-3 俯卧折刀位

（二）处理乙状结肠

距肿瘤 10 cm 处切断结肠边缘弓血管，处理直血管，切断乙状结肠（图 10-4）。

（三）会阴部操作

1. 体位　调整患者体位至截石位，屈髋屈膝，抬高双侧大腿，充分显露会阴部操作视野。

2. 切口　首先以双重荷包缝合关闭肛门（图 10-5），再次消毒会阴部手术区域，距肛门 3 cm 并

环绕肛门行梭形切口，前方达会阴体中心，后方达尾骨尖端，两侧至坐骨结节内侧（图 10-6）。

技巧

传统的直肠经腹会阴联合切除术以两侧坐骨结节、尾骨及会阴体的连线为会阴处切口界限，但是目前临床实践更倾向于靠近内侧皮肤切开，以减轻术后缝合张力，降低切口裂开的风险。

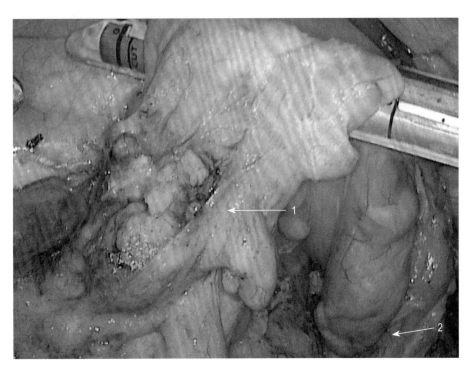

图 10-4　切断乙状结肠

1. 乙状结肠；2. 直肠及肿瘤

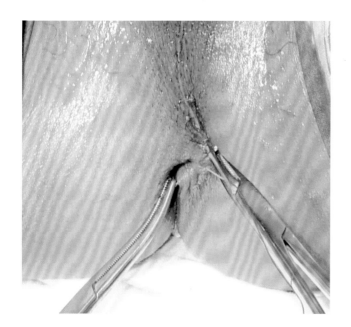

图 10-5　荷包缝合关闭肛门

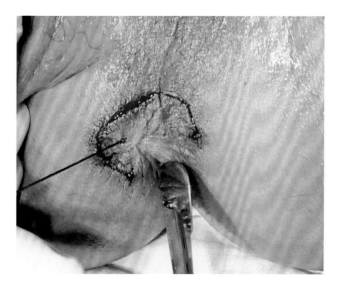

图 10-6　会阴部切口

3. 切除坐骨直肠窝脂肪　以电刀切除坐骨直肠窝内肛门外括约肌外侧的脂肪组织，直至肛提肌下方（图 10-7）。坐骨直肠窝内可见直肠下动脉自外向内穿行，应予以缝扎离断或以超声刀离断，以防止断端出血（图 10-8）。

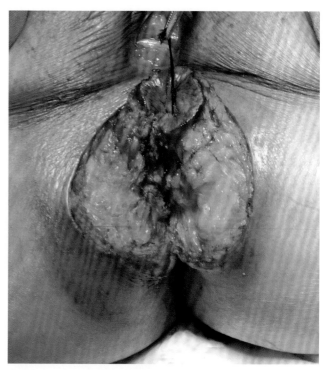

图 10-7　切除坐骨直肠窝脂肪

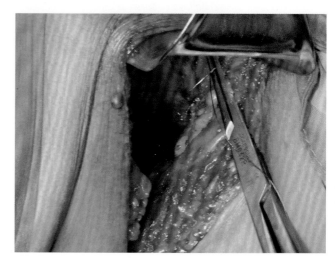

图 10-8　缝扎直肠下动脉

4.肛门后方游离　肛门后方游离达尾骨尖，切断肛尾韧带，靠近盆壁切断两侧后方肛提肌，即髂骨尾骨肌和耻骨尾骨肌，与腹腔连通（图10-9）。

5.肛门前方游离　继续向前方切断两侧耻骨直肠肌以及会阴浅横肌、会阴深横肌，直至前方的会阴中心腱（图10-10）。切断会阴中心腱，避免损伤男性患者前列腺或女性患者阴道，完全切除手术标本，自切口中拖出（图10-11）。

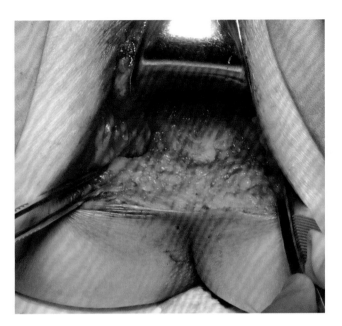

图10-9　游离肛门后方及侧方

争议

传统的直肠经腹会阴联合切除术一般自肛提肌的盆壁起始处切断，但是目前大部分专家认为距离直肠壁2 cm切断肛提肌即可，主要的理论依据是肛提肌作为肿瘤外科游离层面，只要保证足够切缘即可。

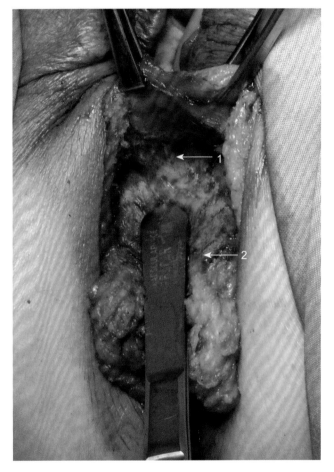

图10-10　游离肛门前方
1.会阴中心腱；2.直肠

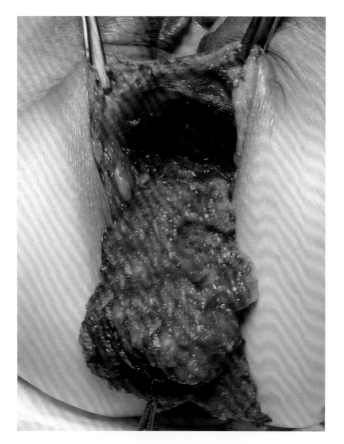

图 10-11　会阴部切口取出手术标本

经验

男性患者肛门前方游离需切断直肠尿道肌，女性患者则需切断直肠阴道间的纤维结缔组织。若肿瘤位于直肠前壁，男性患者可根据导尿管的位置判断肿瘤的安全切除距离，女性患者可根据阴道指诊来辅助判断。

（四）乙状结肠造口

左下腹取脐与髂前上棘连线中点，经腹直肌切口，切除直径 3 cm 的皮肤及皮下组织（图 10-12），达腹直肌前鞘，十字形切开前鞘（图 10-13），劈开

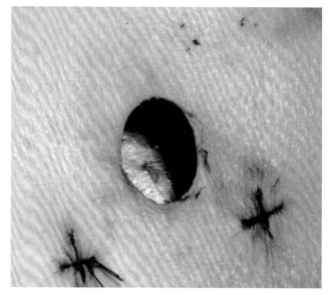

图 10-12　乙状结肠造口切皮

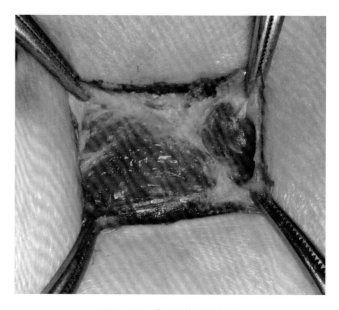

图 10-13　切开腹直肌前鞘

腹直肌（图10-14），打开腹直肌后鞘及腹膜（图10-15）。将乙状结肠自造口拉出腹壁外约3 cm，避免乙状结肠系膜扭转（图10-16）。将腹直肌鞘浅层与乙状结肠浆肌层缝合固定（图10-17），再将造口结肠全层固定于皮肤，呈外翻状态，造口应高于腹壁约1 cm（图10-18）。

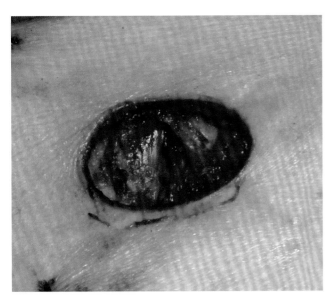

图10-14　劈开腹直肌

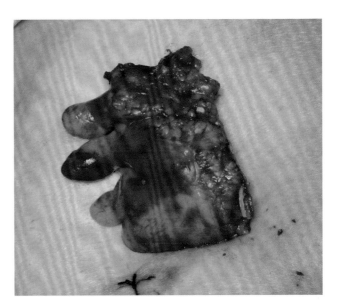

图10-16　自造口将乙状结肠拉出

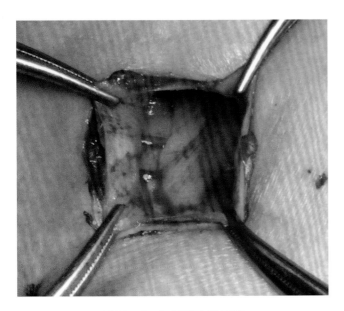

图10-15　切开腹直肌后鞘

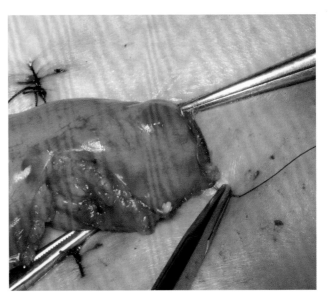

图10-17　结肠与腹直肌前鞘缝合固定

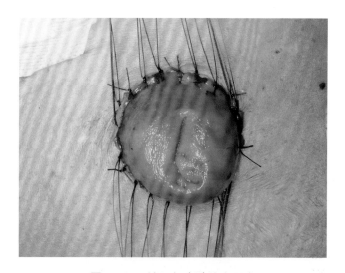

图 10-18　结肠与皮肤缝合固定

（五）放置引流、关闭切口

　　全面检查术野，观察有无出血，有无肠管扭转，有无内疝。冲洗腹腔及盆腔，腹部应无张力缝合盆底腹膜，闭合结肠系膜切口及造口肠管与腹膜切口，关闭腹部切口（图 10-20）。于骶前间隙放置引流、自会阴旁皮肤穿出，关闭会阴部切口（图 10-21）。

经验

　　为降低造口旁疝及内疝等的发生率，造口直径一般以造口能容纳 2 指为宜，不宜过大（图 10-19）。

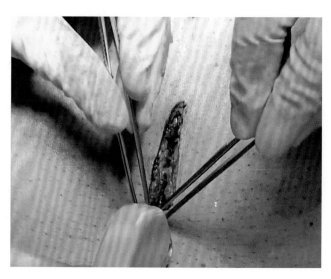

图 10-20　关闭腹部切口

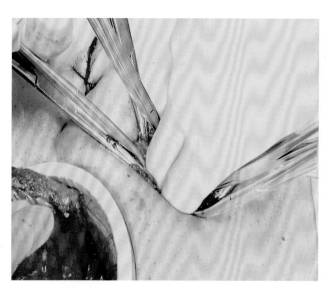

图 10-19　造口以容纳 2 指为宜

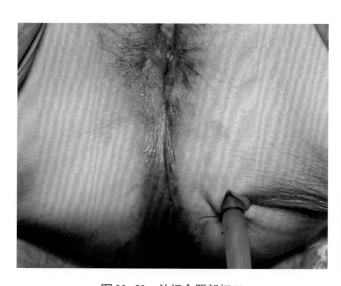

图 10-21　关闭会阴部切口

七、术后处理

严密观察盆腔引流情况，通过引流液的性状判断有无出血、感染等并发症，如无异常可在引流量小于 100 ml 时拔除。观察患者肠道功能恢复情况，排气后可进水，第 3 天可进半流质饮食。抗生素使用至手术次日。Miles 术后导尿管留置时间延长至第 3 天拔除。鼓励患者早期下地活动，一般术后第 1 天即可下地活动锻炼。术后第 1 天使用低分子肝素（速碧林）抗凝，预防深静脉血栓及肺栓塞。

术后应重点防范的并发症包括：

1. 切口感染　尤其是会阴部切口感染较常见，应每天观察伤口，若切口出现腹水渗漏，应追加缝合加固，若切口出现红肿或硬结，应局部敞开切口，观察有无脓液，以便充分引流。此外，长时间卧床或坐位会导致会阴部切口愈合延迟，应建议患者积极下地活动。

2. 盆腔脓肿　患者术后若出现高热、臀部红肿、疼痛，常提示盆腔脓肿，应行急诊盆腔 CT 或超声检查，及早诊断，充分引流，避免引发更严重的并发症如感染性休克等情形。

3. 肠梗阻　Miles 术后肠梗阻多为盆底腹膜未关闭或关闭不严，小肠在重力作用下发生内疝，轻者可经禁食水、胃肠减压、补液及静脉营养支持等保守措施并调整患者体位后好转；严重者或保守治疗无效者需及时手术治疗，以避免发生绞窄性肠梗阻。

参考文献

1. 周志伟，王征. 直肠癌手术方式选择策略. 肿瘤防治研究，2012，39(8): 887-891.
2. 王刚，江志伟，潘华峰. 经腹会阴联合切除术的回顾与发展. 山东大学学报(医学版)，2020，58(5): 6-10.
3. 申占龙，叶颖江，王杉. 低位直肠癌经腹会阴联合切除术的研究进展. 结直肠肛门外科，2020，26(1): 11-13.
4. 杜晓辉，杨华夏. 中国腹腔镜直肠癌手术30年术式变迁与发展. 中华普外科手术学杂志(电子版)，2021，15(01):10-13.
5. 练磊，兰平. 国家卫健委中国结直肠癌诊疗规范解读(2020版)——外科部分. 临床外科杂志，2021，29(01):10-12.
6. El-Gazzaz G, Kiran RP, Lavery I. Wound complications in rectal cancer patients undergoing primary closure of the perineal wound after abdominoperineal resection. Dis Colon Rectum, 2009, 52(12):1962-1966.

第十一章　结直肠癌围手术期并发症处理

第一节　出　血

结直肠癌手术出血包括术中出血和术后出血。出血可分为血管出血和创面渗血，国内外文献报道的结直肠癌手术相关出血发生率差异较大。术中出血主要与血管变异及操作不当有关，术后出血主要与血管结扎不确切、血痂脱落、痉挛血管开放以及感染和凝血功能障碍等有关。总体而言，结直肠癌手术出血中少部分可能需要再次急诊手术止血，结直肠外科医师应当熟悉出血的各种原因，早期发现并及时处理，可及时有效地控制出血，挽救患者生命。

一、术中出血

（一）肠系膜上静脉及其属支出血

肠系膜上静脉本身即可能存在变异，有学者报道可见双腔肠系膜上静脉的病例，因此在解剖分离时需要警惕此类情况，避免误损伤肠系膜上静脉的一个分支而导致灾难性的后果。根治性右半结肠切除术常需要清扫肠系膜上静脉外科干（即回结肠静脉至胃结肠静脉干的一段肠系膜上静脉）前方及右侧的淋巴结，在分离操作过程中一定要显露清楚，动作轻柔，正确使用电钩及超声刀等能量器械，避免撕裂或误伤外科干。一旦外科干破裂，会导致致命性大出血，且止血非常困难，即使勉强止住出血，亦可能因血管管腔狭窄引发血液回流不畅或出血静脉血栓导致小肠功能障碍甚至坏死。肠系膜上静脉属支中以胃结肠静脉干出血较为常见且后果严重。

胃结肠静脉干又称 Henle 干，是 1868 年由著名学者 Henle 首先描述并提出，指的是结肠的静脉和胃的网膜右静脉共同汇合而成的静脉干，在胰腺颈部下缘汇入肠系膜上静脉。胃结肠静脉干较短且属支变异较多，常见的典型属支是右结肠静脉、胃网膜右静脉和胰十二指肠上前静脉。结肠癌手术分离胃结肠静脉干目的在于由近及远显露结肠静脉属支并结扎，手术中应注意掌握正确的手术层面及恰当的牵拉张力，避免损伤胃结肠静脉干。因为胃结肠静脉干一旦损伤后止血困难，慌乱中盲目钳夹有可能导致胃结肠静脉干撕裂甚至肠系膜上静脉破裂，发生难以控制的大出血。

（二）肠系膜上动脉及其结肠分支出血

肠系膜上动脉管壁较厚，表面动脉鞘较坚韧，且周围遍布神经及淋巴结管，故一般不易损伤。右半结肠手术中多以肠系膜上静脉为中心，较少分离显露肠系膜上动脉。肠系膜上动脉分支中以回结肠动脉误损伤较为常见。回结肠动脉多数自左向右走行于肠系膜上静脉前方。因此在分离显露肠系膜上静脉时，应注意其表面走行的回结肠动脉，特别是在肥胖患者，系膜脂肪层较厚而需要逐层切开分离，此时应十分小心，避免损伤回结肠动脉。一旦损伤，切忌慌乱，应及时用无损伤钳夹住，争取时间游离动脉根部周围后以血管夹夹闭。

（三）肠系膜下动脉及其分支出血

肠系膜下动脉起自腹主动脉，一般在清扫253组淋巴结时需要分离显露肠系膜下动脉根部。多数为器械使用不当造成的误损伤，此时应使用无创钳迅速夹住动脉根部以及破口远端动脉，以血管夹在两侧夹闭。肠系膜下动脉分支中的左结肠动脉出血多见于沿肠系膜下动脉向远端分离时出现的根部损伤。出血后应立即采用压迫止血的方法控制出血点，夹闭肠系膜下动脉根部，在明确左结肠动脉出血点后以血管夹闭合止血。

（四）盆壁血管出血

盆壁血管出血常见于肥胖及新辅助放化疗后的直肠癌患者，原因多为手术操作层面错误导致，多见于盆侧壁的髂内血管分支出血及骶前静脉丛出血。盆壁血管尤其是骶前静脉丛出血可在瞬间大量出血，此时术者应当保持镇定，以纱布压迫止血，用吸引器快速吸净出血，找准出血点后夹闭，若腹腔镜手术应考虑及时中转开腹止血。腹腔镜在结直肠癌手术中应用越来越广泛，其放大影像及高清视野有利于寻找并进入正确的外科层面，骶前静脉丛损伤出血的概率较开腹手术明显下降。

▌二、术后出血

术后出血多数于手术后近期发生，少数因缺血坏死、感染而于手术后远期发生。出血可为少量渗血，亦可出现大出血导致死亡。出现原因多为术前准备疏漏、术中操作不当，少数为患者自身凝血功能异常。结直肠外科医师应当熟稔各种出血原因，及时确诊，有针对性地处理，必要时应果断行二次手术止血。

（一）出血原因

1.手术操作不规范，血管断端结扎不牢，结扎线或血管夹脱落；手术器械使用不当，术中电凝止血或超声刀止血不确切，术中血管切断后断端痉挛或低血压而暂时不出血，术后血管扩张或血压回升导致血痂脱落而出血。

2.术中肠管裸化处理不彻底，吻合器操作使用不规范，术中吻合口黏膜下小血管出血而未能及时发现。

3.术后吻合口瘘导致腹腔感染，以及消化液外漏腐蚀，血管断端结扎线脱落而发生继发性出血。

4.患者术后肝功能不全或者凝血机制异常引起出血。

（二）诊断

1.少量出血时患者常无明显症状，若临床表现为脉搏细速、血压下降、面色苍白、四肢湿冷等，常提示大量出血；若出现呕血、便血、腹部伤口渗血、引流管内血性液流出，严重者可同时伴少尿、中心静脉压降低，应警惕发生出血性休克。

2.血常规检查可见血红蛋白及红细胞比容进行性下降，凝血检查显示凝血功能异常。

3.查体可见腹部伤口较大血肿或活动性渗血，腹部膨隆，触诊局部压痛，局部浊音区或肝脾浊音区扩大，移动性浊音阳性。消化道出血时可闻及肠鸣音亢进。

4.腹部B超提示腹腔或盆腔积液，肝脾区有局部阴影。腹盆部增强CT可见包括哨兵血块征、活动性动脉血外渗和腹盆腔积液等表现。

5.腹腔穿刺抽出不凝固血液。

（三）治疗

1.开放静脉通道，快速补液，应用止血药物，及时输血，稳定血压，改善全身一般状况。若为吻合口出血常为少量出血，多数为自限性，经保守治疗后可自愈。如经积极处理后血流动力学仍不能维持或一度好转后又迅速恶化，提示出血速度较快，失血量较大，应迅速决断进行急诊手术。

2.急诊开腹探查。止血手术应从原切口进入，观察有无皮下出血及血肿，活动性出血时及时电凝止血、结扎或缝扎；进入腹腔后如果发现活动性喷血或涌血，应先行暴露出血区域，显露出血点后行电凝、钳夹、结扎或缝扎止血。如无活动性出血则应尽快吸净积血，清除血块，先探查原手术操作区域有无出血，发现出血点后予以结扎或缝扎止血。如果未发现明确出血点，经验提示应重视凝血块较多的部位。

3.结肠手术后出血多因系膜血管结扎不牢固，线结或血管夹脱落，以及网膜血管血痂脱落致断端开放，应予以结扎或缝扎止血。少数为术中牵拉显露时动作幅度较大或力度不当而损伤肝脏和脾脏但未及时发现。应予以压迫止血后修补，尤其是脾脏止血较为困难，必要时可行脾切除术。直肠手术后出血多为开放手术中因视野暴露困难，层次进入错误，导致术中骶前静脉出血止血不充分引起的再次出血。骶前静脉丛通过骶骨孔的静脉与骶骨内静脉丛相连，血运极其丰富，一旦损伤后常导致广泛出血，且采用电凝、结扎或缝扎等止血方法均效果不佳，甚至导致出血进一步加重。一般建议采用纱布压迫止血。随着腹腔镜直肠癌根治术的推广普及，腹腔镜视野的放大作用使得外科手术层面显示较清晰，严重的盆腔出血较前明显减少。

4.生理盐水充分冲洗腹腔，再次仔细检查有无出血，出血部位附近放置引流管，以便术后观察。术后短期应用抗生素及止血药物。

第二节　感　　染

感染是结直肠外科手术最为常见和严重的并发症，结直肠癌手术实际上是污染性手术，细菌感染的概率较大，术后感染可大致分为两大类，即手术部位感染和手术以外部位感染，前者包括切口感染、腹盆腔感染及脓肿等；后者包括肺部感染、泌尿系感染、中心静脉导管相关性感染等。

一、切口感染

（一）病因

1.内源性感染。结直肠癌术后感染多数为内源性感染，即病原菌来自于患者自身胃肠道，主要是肠道杆菌、肠球菌及类杆菌为主的非芽孢厌氧菌。细菌自胃肠道溢出后定植于切口或腹腔及盆腔，快速大量繁殖，引发炎症及感染。

2.外源性感染。主要是源于手术器械、敷料消毒灭菌不彻底，外科医生及手术护士无菌操作不规范等。

3.患者自身合并感染的高危因素，如糖尿病、营养不良、长期服用免疫抑制剂以及大量输血等。

（二）诊断

切口感染的局部表现主要为红肿、压痛、局部皮肤温度升高，同时可伴有全身症状如发热、乏力等。血常规检查可发现白细胞总数及中性粒细胞计数比例升高。切口感染发生越早，发热越早，且超出术后预期发热，应引起重视，及时检查手术切口并做相关化验检查。

（三）治疗

大多数切口经充分敞开引流后症状迅速减轻，少数全身症状较重的切口感染需要抗菌药物治疗及支持治疗。

二、腹盆腔感染

（一）病因

腹腔及盆腔感染的病因同切口感染所述。其中一个最常见的发病因素是吻合口瘘。腹盆腔感染多数为混合性感染，感染早期主要是大肠杆菌等需氧菌引起的腹膜炎及脓毒血症，感染后期则会有厌氧菌参与，形成腹腔脓肿。

（二）诊断

结直肠癌手术后吻合口瘘常发生于术后3~7天，发生越早，瘘口越大，则腹膜炎及感染情况越严重，常见腹膜刺激症状如腹痛、压痛及反跳痛。严重的腹腔感染可出现全身感染中毒症状，如脓毒血症、感染性休克甚至多脏器功能障碍或衰竭等。血常规检查可发现白细胞总数及中性粒细胞计数比例明显升高。血培养可培养出革兰氏阴性及革兰氏阳性致病菌。腹部B超及CT等检查可发现腹盆腔积液及脓肿等。

（三）治疗

1.积极抗感染治疗。及早、足量、联合应用抗菌药物，可选用三代头孢菌素、哌拉西林等广谱抗菌药物，并联用氨基糖苷类抗菌药，及时根据血培养的药敏结果调整抗菌药物。

2. 充分引流。腹盆腔感染的腹腔积液常继发于吻合口瘘，因此充分引流极其关键。

3. 腹腔脓肿形成时可采用腹部 B 超或 CT 引导下行穿刺引流，排除脓液，消除感染灶，必要时可放置引流管并行脓腔灌洗。

4. 经积极抗感染治疗及局部引流后仍无法消除感染灶，可考虑行手术切开引流。

三、肺部感染

肺部感染是结直肠癌术后常见的并发症之一，是腹部以外最常见的感染部位，常导致患者住院时间延长，住院费用升高。与社区获得性肺炎不同，医院获得性肺部感染的病原菌多数为革兰氏阴性杆菌如大肠杆菌、绿脓杆菌及克雷伯菌，少数为革兰氏阳性球菌。

（一）病因

1. 气管插管、全身麻醉，导致术中或术后误吸。

2. 手术时间长，机械通气时间延长。

3. 上腹部切口，过量使用镇痛药物，长期卧床等，抑制呼吸及咳嗽反射。

4. 肥胖、高龄、长期吸烟史，伴有慢性阻塞性肺疾病史，术前肺功能下降。

5. 高血压、糖尿病、冠心病，合并贫血、免疫功能低下，胃肠道菌群异位。

（二）诊断

临床表现主要为发热、咳嗽、咳痰、气短等。听诊肺部可闻及啰音。血常规检查可见白细胞总数及中性粒细胞计数比例升高。胸片及胸部 CT 可见肺部斑片状浸润性阴影或肺脓肿表现。

（三）治疗

鼓励患者咳嗽、咳痰，建议早期下地活动，采用叩背等物理措施排痰，避免长期卧床。雾化吸入

治疗如支气管舒张剂（沙丁胺醇）、糖皮质激素（布地奈德）及祛痰药物（乙酰半胱氨酸）等。抗菌药物治疗主要应用针对革兰氏阳性、阴性杆菌，兼顾革兰氏阳性球菌的药物，如二代或三代头孢菌素或联合内酰胺酶抑制剂。如合并厌氧菌感染时应联用甲硝唑或克林霉素。严重的肺部感染导致呼吸衰竭时应积极行气管插管和机械通气等呼吸支持治疗。

四、泌尿系感染

结直肠癌术后患者中，泌尿系感染发生率仅次于肺部感染，大部分与导尿相关，少部分与手术操作相关。泌尿系感染的危害不仅在于累及肾脏、输尿管、膀胱、尿道等，还在于引发菌血症、脓毒血症、感染性休克甚至死亡。泌尿系感染的常见病原菌 80% 为革兰氏阴性杆菌，20% 为革兰氏阳性球菌。

（一）病因

1. 导尿及其他尿路器械操作，是最常见且最重要的发病因素，尿管留置时间越长，尿路感染发生率越高。因此，临床上建议术后第 1 天即可拔除尿管，有特殊原因需长期留置尿管时，一般不建议超过 5 天。

2. 导尿操作损伤尿道黏膜，以及尿管质量不佳，外径过大，压迫尿道。

3. 女性尿道短，尿路管径宽，故尿路感染的发生率明显高于男性。

4. 高龄、伴有前列腺增生，以及免疫功能低下的患者。

5. 结直肠癌术中损伤交感及副交感神经，导致术后排尿功能障碍。

（二）诊断

1. 下尿路感染的典型临床表现包括尿频、尿急、尿痛、排尿困难、发热等。上尿路感染多由下尿路感染蔓延所致，常见临床表现为肾区疼痛、叩击痛、发热等。

2. 尿常规检查及镜检可见白细胞及管型。血常规检查可见白细胞总数及中性粒细胞计数比例升高。

（三）治疗

1. 拔除尿管。对于无症状或轻度的尿路感染，拔除尿管后即可控制，一般无须用药。

2. 需要长期留置尿管或病情较严重的尿路感染，需要使用抗菌药物，常用的药物为喹诺酮类，可辅助应用碳酸氢钠碱化尿液。

3. 鼓励患者术后早期下地活动，及时排尿，防止尿潴留。

4. 加强会阴部清洁护理，尤其是女性患者。

五、静脉导管相关性感染

随着外周以及中心静脉置管的广泛应用，临床上静脉导管相关性感染成为结直肠癌患者术后感染的常见类型，成为医源性感染的主要组成部分，其导致的菌血症、脓毒症、感染性休克并非少见，严重者甚至可危及患者的生命。

（一）病因

1. 静脉穿刺过程中破坏了皮肤屏障，皮肤表面的葡萄球菌会沿着导管壁进入静脉血管腔。

2. 静脉导管接头护理消毒措施不严格，导致污染。

3. 呼吸系统、消化系统及泌尿系统感染时，细菌可通过血行定植于静脉导管。

4. 静脉导管留置时间越长，感染的风险越大。

5. 下肢特别是腹股沟区域留置的静脉导管发生感染的风险较高。

6. 高龄、糖尿病以及免疫功能低下的患者静脉导管相关性感染风险较高。

（二）诊断

外周静脉导管相关性感染表现为静脉炎、蜂窝织炎及化脓性血栓性静脉炎，部位表浅，容易诊断。中心静脉导管相关性感染则常无局部症状体征，寒战、高热为唯一临床表现。血培养阳性是诊断静脉导管相关性感染的可靠依据，但是临床上常出现假阴性或假阳性的情况。因此，做血培养时建议同时采集导管血和外周血，必要时可做细菌定量检查，以增加诊断的准确性。

（三）治疗

一旦确诊或高度怀疑静脉导管相关性感染，应立即拔除静脉导管。外周静脉可给予局部热敷或理疗，中心静脉应查看局部穿刺孔有无皮下脓肿，必要时行切开引流，同时应用抗菌药物，应选择对革兰阳性球菌敏感的药物如万古霉素等。同时做血培养细菌学药敏试验，根据药敏结果选择有针对性的抗菌药物。

第三节　吻合口瘘

吻合口瘘是消化道外科常见的术后并发症之一，而结直肠癌术后的吻合口瘘是一种较为严重的并发症，各家报道的发生率不一，为 5%~10%。小而无明显症状的吻合口瘘不会导致严重后果，大且严重的吻合口瘘则可危及患者生命。吻合口瘘的病因及发病机制目前尚不十分清楚。术前针对不同的危险因素如何预防结直肠癌术后吻合口瘘的发生是结直肠外科医师临床研究关注的重点之一，而术后密切观察患者病情，及时发现吻合口瘘并正确处理是结直肠外科医师必须掌握的基本能力。

一、病因

（一）术前因素

1. 贫血及低蛋白血症患者营养状态不佳，容易影响吻合口的生长愈合。

2. 体重指数（BMI）>30 kg/m² 的肥胖患者，

尤其是男性直肠癌患者，无论开腹手术还是腹腔镜手术中操作空间均极为狭小、操作难度较大，极大增加了吻合口瘘的发生风险。

3. 长期吸烟的患者血液中的尼古丁会诱导血管收缩而引起的组织缺血，以及一氧化碳诱导的细胞缺氧而影响组织愈合，从而增加了吻合口瘘的风险。

4. 高血压及糖尿病患者对吻合口的愈合有重大影响，如果未能良好控制血压和血糖，术后常易形成吻合口瘘。

5. 长期服用皮质类固醇药物或非甾体类抗炎药物，可能会增加术后吻合口瘘的发生风险。

6. 新辅助放化疗会导致肠管水肿、纤维化和新生血管的生成，导致手术难度增加，术后吻合口瘘的风险随之增高。

7. 肠梗阻患者术前肠道准备不佳，同时伴有肠壁水肿肥厚，致使术中吻合困难，术后吻合口瘘发生率较高，继发感染的风险也较高。研究显示，因肠梗阻需行急诊手术的患者，术后吻合口瘘的发生率是择期手术患者的 5 倍以上。

（二）术中因素

1. 吻合口血运不好。吻合口血液供应不良，即结直肠外科医师通俗讲的血运不好，是发生吻合口瘘的重要原因之一。如直肠低位前切除术时，由于直肠上动脉以及直肠中动脉的切断，直肠残端的血液供应受损，术中不易保留过长，否则会因局部肠管缺血坏死出现吻合口瘘。

2. 吻合口存在张力。结直肠癌手术中除了切除肿瘤和清扫淋巴结，更为重要的是要完成消化道的连续性和通畅性，吻合处存在张力会严重影响生长愈合。吻合口是否存在张力与吻合口的位置密切相关。直肠癌术后吻合口距离肛门边缘的距离被认为是吻合口瘘最重要的危险因素。多项研究亦表明，吻合口位置越低，术后吻合口瘘的发生率越高。经验表明，留置肛门减压管能够及时引出肠腔内容物，减小吻合口张力，可降低吻合口瘘发生率。

3. 术中其他因素。包括手术时间和出血量等。手术时间的长短可能反映手术的困难程度，如肥胖、腹腔粘连、术中出血、肿瘤分期等因素均可增加手术的困难程度。因此，手术时间被作为吻合口瘘

一个可能的危险因素。有研究显示如术中出血超过 100 ml，吻合口瘘的发生率明显增加。

（三）术后因素

影响吻合口瘘的术后因素包括术后营养供给是否充足、有无早期腹泻情况（经肛门引流的存在可以避免术后早期腹泻导致的吻合口张力增加）、是否出现肠道菌群失调等。

二、诊断

早期发现、正确诊断并及时处理吻合口瘘是阻断结直肠癌术后病情恶化、降低术后病死率的关键。由于解剖学及生理学等特性，结直肠癌术后一旦出现瘘，近期的影响包括继发腹腔及盆腔感染，若延误诊断可迅速进展为脓毒血症、多器官功能衰竭等；长期的影响包括增加结直肠癌术后复发的风险、降低远期生存率及生活质量。吻合口瘘的诊断应通过观察生命体征、症状、腹盆腔引流液、辅助检查及手术探查等方式进行综合判断。

（一）生命体征变化

小的吻合口瘘可出现轻度发热不适等，大的吻合口瘘或继发感染则出现明显的发热、心率加快、全身乏力等。患者术后常无明显诱因出现心率加快（多数超过 110 次 / 分）和发热（多数高于 39.0 ℃），常提示发生吻合口瘘。

（二）症状

表现为突发腹痛，查体出现压痛、反跳痛、肌紧张等腹膜炎体征。直肠癌患者术后出现肛门坠胀感，肛门指诊可有触痛。

（三）腹盆腔引流液

腹腔穿刺或引流管中出现浑浊脓性或粪渣样引流物质。

（四）辅助检查

腹盆增强 CT 是目前诊断吻合口瘘的首选影

像学检查，能够准确地提供吻合口周围结构的影像，但其敏感度及特异度较差。全身炎症和反映吻合口周围腹膜内环境的生物标志物是早期预测吻合口瘘的客观指标，主要包括白细胞计数、C反应蛋白（CRP）和降钙素原（PCT）等。CRP是判定组织损伤和炎症较敏感的生物标志物，而术后3~5天的PCT对吻合口瘘特异性的预测分析最佳。

（五）开腹探查

高度怀疑吻合口瘘或伴脓毒血症、感染性休克的患者应果断行急诊手术开腹探查，同时处理瘘口。术中可见吻合口破裂，肠内容物溢出。

三、治疗

吻合口瘘其实在很大程度上是与手术技术相关的并发症。结直肠癌手术尤其是直肠癌术后吻合口瘘发病隐匿，腹部症状不明显，大多数患者前期仅表现为麻痹性肠梗阻、发热、心率快。如果不能正确诊断和及时处理，可快速进展为严重脓毒症、多器官功能障碍，严重者可危及生命。没有明显临床症状而仅通过影像学发现的亚临床吻合口瘘可通过保守治疗痊愈；局限性腹膜炎表现或小的包裹性积液或脓肿可通过经皮穿刺引流及广谱抗生素治疗控制；广泛性腹膜炎、严重的脓毒血症或感染性休克必须紧急复苏治疗并送至手术室行急诊开腹探查。

（一）营养支持

一旦确诊吻合口瘘，应采取措施改善患者全身状况，加强营养支持治疗，以提高抗感染能力，保证水、电解质平衡，促进瘘口愈合。

（二）抗感染治疗

吻合口瘘的患者常导致腹腔感染，且多为混合细菌感染，严重者可出现感染性休克。因此，早期、及时、足量、联合使用抗菌药物进行积极的抗感染治疗至关重要。

（三）通畅引流

结直肠癌术后，尤其是左半结肠术后的吻合口瘘，腹腔污染严重，放置引流并及时将污染物及脓液排出体外极其重要，是关乎保守治疗能否成功的关键。直肠癌术后吻合口瘘继发的低位盆腔脓肿可行经直肠引流或经吻合口引流。

（四）手术干预

对于经上述保守治疗后吻合口瘘仍不愈合，影响患者术后治疗而导致预后不良时，可考虑行再次手术探查，根据吻合口瘘的具体情况决定手术干预方法。轻度吻合口瘘可考虑行吻合口修补并放置引流；重度吻合口瘘需考虑切除吻合口并重新吻合及保护性肠造口转流手术。大多数学者的经验是保守治疗3周以上无效，而患者需要行术后化疗或放化疗者，则应及时行再次手术。尤其是对于直肠癌患者，治疗应更为积极。

参考文献

1. Eriksen TF, Lassen CB, Gögenur I. Treatment with corticosteroids and the risk of anastomotic leakage following lower gastrointestinal surgery: a literature survey.Colorectal Dis, 2014, 16(5):154-160.

2. Sutton E, Miyagaki H, Bellini G, et al. Risk factors for superficial surgical site infection after elective rectal cancer resection: a multivariate analysis of 8880 patients from the American College of Surgeons National Surgical Quality Improvement Program database. J Surg Res, 2017, 207:205-214.

3. Gurunathan U, Ramsay S, Mitrić G, et al. Association between obesity and wound infection following colorectal surgery: systematic review and meta-analysis. J Gastrointest Surg, 2017, 21(10):1700-1712.

4. Mirnezami A, Mirnezami R, Chandrakumaran K. Increased local recurrence and reduced survival from colorectal cancer following anastomotic leak: systematic review and meta-analysis.Ann Surg, 2011;253(5):890-899.

5. Tsai YY, Chen WT. Management of anastomotic leakage after rectal surgery: a review article. J Gastrointest Oncol, 2019, 10(6):1229-1237.

6. Kawasaki K, Yamamoto M, Suka Y, et al. Development

and validation of a nomogram predicting postoperative pneumonia after major abdominal surgery. Surg Today, 2019, 49(9): 769-777.

7. 张峪东, 杜燕夫, 渠浩. 腹腔镜结直肠癌手术中意外大出血的原因及对策. 中国微创外科杂志, 2012, 12(2): 143-144.

8. 吴舟桥, 石晋瑶, 李子禹, 等. 对当前结直肠术后吻合口漏研究的思考. 中华胃肠外科杂志, 2018, 21(04): 372-377.

9. 池畔, 黄胜军. 直肠癌术后吻合口漏的分类和治疗策略. 中华胃肠外科杂志, 2018, 21(4): 365-371.

10. 蒋天宇, 孙军, 郑民华. 腹腔镜直肠癌低位前切除术后吻合口漏的影响因素分析. 外科理论与实践. 2019, 24(2): 171-174.

11. 卢新泉, 易小江, 刁德昌, 等. 老年结直肠癌患者根治术后并发肺部感染的危险因素分析. 消化肿瘤杂志(电子版), 2018, 10(3): 149-152.

12. 钟世镇, 方驰华. 从腹腔镜下局部解剖谈腹腔镜手术并发症防治. 中国实用外科杂志, 2007, 27(9):675-678.

13. 刘源伟, 陈必成, 陈杰, 等. 结肠癌根治术患者术后切口感染病原菌及影响因素分析. 中华医院感染学杂志, 2018, 28(15): 2341-2344.

第十二章　加速康复外科在结直肠癌围手术期的应用

第一节　加速康复外科在结直肠癌围手术期的应用现状

一、加速康复外科概述

加速康复外科（enhanced recovery after surgery, ERAS）以循证医学证据为基础，通过外科、护理、麻醉、营养等多学科协作（multidisciplinary team, MDT），对手术患者围手术期管理的临床路径予以优化，从而缓解患者围手术期心理和生理的应激反应，减少术后并发症，缩短住院时间，促进患者康复，最终达到加速康复的目的。

ERAS 的概念由丹麦学者 Kehlet 1997 年首次提出，2001 年欧洲 5 个国家和地区（瑞典、荷兰、挪威、丹麦和苏格兰）成立了首个 ERAS 合作组，并于 2010 年在瑞典成立首个 ERAS 协会——欧洲 ERAS 协会。国内，由黎介寿院士在 2007 年首次将"加速康复外科"（快通道外科）的理念引入中国，2014 年中华医学会肠内肠外营养分会加速康复外科学组成立，2015 年第一届中国加速康复外科大会召开。经过国内外学者的共同努力，目前 ERAS 已发展为涵盖患者术前准备、术中管理、术后康复的整个围手术期管理过程的全方位、多学科的理论体系和实践路径，包括术前宣教、多阶梯镇痛、术中麻醉方法选择、围手术期液体及营养管理等多方面内容。在结直肠癌手术方面，现研究表明，ERAS 的合理开展可降低患者术后并发症率、住院天数、围手术期死亡率、再入院率，减少医疗支出，甚至还有助于提高患者 5 年生存率。本章节将兼顾外科 ERAS 总体开展的特点，重点介绍 ERAS 在结直肠癌围手术期的应用及进展。

二、加速康复外科在结直肠手术领域发展概览

结直肠手术一直是 ERAS 研究最前沿和热点领域。2005 年，欧洲临床营养和代谢委员会提出的全球第一个 ERAS 方案指导意见就是关于结直肠手术的，并在 2009 年进行了更新。随着一些高级别循证研究的开展，ERAS 相关的理论也逐步丰富完善。ERAS 相关理论的发展进步给医患都带来便利，ERAS 理念也逐渐被更多医患认可和推广，反过来随着更多医患的参与，又促进了 ERAS 研究的开展和学科的进步，全球范围内更多高循证医学证据等级的随机对照试验（randomized controlled trial, RCT）和 meta 分析，不断对 ERAS 的干预措施进行优化，更新相关的临床证据。这样的良性循环对于开展 ERAS 相关工作至关重要。本章节将紧扣前沿热点，更新目前研究进展，结合我国《加速康复外科中国专家共识暨路径管理指南（2018）》（以下简称《ERAS 指南》）以及笔者所在中心临床实际情况，从术前准备、术中管理、术后康复以及微创手术 4 个方面对结直肠癌围手术期应用相关问题及 ERAS 相关临床决策推荐进行解读，为结直肠外科从业的医护人员开展 ERAS 相关工作提供参考。

第二节　术前准备

一、院前评价和管理

对患者术前的风险因素进行评估和管理，不仅仅是在患者入院后，应该从诊断以及计划给患者进行手术起，就开始按照 ERAS 流程对患者情况进行评估管理，使患者处于一个相对较好的状态来迎接手术。

（一）院前风险评估和管理

根据目前一些共识和观察性研究建议，结合本中心经验，我们认为对患者进行术前、院前风险评估和管理非常重要。比如，我们中心开展多年的院前 MDT，通过组建涵盖影像科、肿瘤内科、病理科、麻醉科、内镜中心等科室的 MDT 团队，对拟手术患者进行准确分期、共同制订治疗方案，并通过医患共同决策确定最终方案，提高了手术的安全性，保障了患者安全，同时也在一定程度上让部分没有手术机会的患者免受手术带来的风险。

除了肿瘤专科的病情，针对有心律失常、冠脉狭窄、贫血 / 营养不良或合并其他基础疾病的患者，我们会建议其在基础疾病控制的情况下，再行手术治疗。除了控制基础疾病、评估是否需要手术，改善基础状况也是 ERAS 院前可以干预的一个内容。较差的身体状况是手术并发症的一个危险因素，在术前的一段时间进行锻炼，提高患者身体状况，能加速患者术后康复，改善患者预后。国外把这个过程称为"预康复"（prehabilitation），把从诊断到治疗开始前的这个时期都认为是预康复期，通过有效的干预，可以促进患者生理和心理状态的稳定。有人通过可穿戴设备研究患者入院前活动量，发现患者在等床入院期间，积极进行适度体育锻炼有助于减少并发症率、减少住院时间，促进患者康复。另有研究发现，有氧运动、充足的蛋白供给能最大程度改善术后的生理功能，进行预康复的患者 80% 在术后 8 周内就恢复了术前身体功能水平，而对照组只有 40% 的患者能恢复术前有氧运动水平。

总之，术前（或院前）应对患者的营养状态、心肺功能和合并症状况以及手术必要性等进行评估，有针对性地制订围手术期管理目标和方案，将患者调整至适宜手术状态；同时，术前可积极开展预康复，以改善患者身体功能，减少患者术后并发症，缩短住院时间，促进患者术后体能恢复。

（二）戒烟、戒酒

吸烟与术中、术后并发症发生率和死亡率的增加具有相关性，吸烟可致组织氧合降低，伤口感染、肺部并发症增加及血栓栓塞发生等。一项 meta 分析发现，戒烟至少 4 周方可减少术后肺部及伤口感染并发症的发生，另有研究发现，有效的行为干预加尼古丁替代疗法是较为行之有效的方法。

戒酒可缩短住院时间，降低并发症发生率，改善预后。戒酒时间长短对器官功能的影响不同，戒酒 2 周即可明显改善血小板功能，缩短出血时间。一项 meta 分析发现饮酒大于 20 ml（比如：40% 的烈性酒 50 ml，13% 的葡萄酒 150 ml，4% 的啤酒 500 ml）就会增加围手术期风险，但是对于低于这一水平的饮酒却并未观察到风险增加，少量饮酒可能是可以接受的。

目前根据我国《ERAS 指南》推荐，建议术前戒酒 4 周，戒烟 4 周；对于戒烟困难的患者可以考虑尼古丁替代疗法。

二、术前宣教

有研究表明基于患者需求的宣教更有助于缓解患者术前焦虑、提高患者满意度、减少术前宣教的时间。另一项基于结直肠癌手术的 ERAS 研究发现，术前宣教能减少患者的住院时间。我们建议可针对不同患者，开展以患者为中心的宣教，重点介绍麻醉、手术、术后处理等围手术期诊疗过程，使患者了解 ERAS 的重要性，获取患者及其家属的理解和配合，实行医患共同决策。这对于缓解其焦虑、恐惧及紧张情绪，维系良好的医患关系，促进患者康复都有着重要作用。

三、术前营养支持

（一）营养风险筛查和营养评定

术前营养不良，与术后并发症发生率和死亡率的增加以及胃肠道肿瘤手术不良预后有关，因此需要对患者进行术前营养状况筛查和评定。评估术前营养状况的方法包括人体测量学指标、实验室指标和综合性评价法。人体测量学指标包括测量体重指数（body mass index，BMI）、臂肌围、肱三头肌皮褶厚度和机体组成测定等。实验室指标包括血清 Alb、前 Alb、转铁蛋白等。综合性评价法是通过量表进行评价，国内临床中常用的营养诊断工具包括营养风险筛查法（nutritional risk screening 2002，NRS 2002）、围手术期营养筛查工具（perioperative nutrition screen，PONS）、主观全面营养评价法（subjective global assessment，SGA）等。国内《ERAS 营养支持的专家共识》（2019 版）建议同时使用人体测量学指标、实验室指标及综合评价法来评估患者是否合并营养不良。

（二）术前营养支持

体重降低 5%～10% 及以上的患者术后并发症风险增高，而这些体重减低的患者经过营养治疗能降低并发症发生的风险。对于营养不良的患者，口服营养剂是首选的方法，术前 7～10 天开始口服营养剂能起到最好的效果，降低术后感染性并发症以及吻合口瘘的发生率。国内《ERAS 指南》建议：当合并下述任一情况时应视为存在严重营养风险：6 个月内体重下降 ＞10%；NRS 评分 ＞5 分；BMI ＜18.5 kg/m^2；血清白蛋白浓度 ＜30 g/L。对该类患者应进行支持治疗，首选肠内营养。当口服不能满足营养需要或合并十二指肠梗阻时可行静脉营养支持治疗。但需要注意的是对于营养状态良好的患者，RCT 研究结果显示术前营养治疗并不能使这些患者获益。口服营养时应适当增加蛋白质的摄入，这有利于术后恢复，肿瘤患者术前每餐应 ≥25 g 的蛋白质摄入，以满足每天蛋白质需要量。对于本身可能存在厌食、进食量少或消化道不全梗阻等危险因素的患者，可考虑管饲肠内营养或（和）肠外营养支持改善营养状况。

四、术前贫血

我国贫血的定义为成年男性 Hb＜120 g/L，成年女性（非妊娠）Hb＜110 g/L。在结直肠癌患者中，便血可能导致贫血，同时，手术也可能进一步加重贫血。此外，由于患者进食减少，缺乏维生素 B_{12}、叶酸或铁也可能导致贫血。贫血是术后并发症发生和围手术期死亡的高危因素。但是围手术期输注血液制品，同样有可能增加并发症发生率并对远期预后产生影响。有研究表明，输血增加了术后手术部位感染和感染性休克的发生率。另一项研究发现，结直肠癌肝转移患者输血可能导致短期和长期预后更差。因此，美国麻醉医师协会建议尽可能避免不必要的围手术期输血。对于普通患者，根据每个患者的具体情况、手术方式以及术后并发症，围手术期 Hb 在 60～100 g/L 都可接受；而对于合并有心脏、肾脏以及肺部问题的患者，当血红蛋白急剧降低或者血红蛋白低于 80 g/L 时，可以考虑输血。

结直肠癌患者的慢性失血和慢性炎症，均可能导致缺铁性贫血。口服铁剂是一种经济有效的补铁方式，补充铁剂之后能恢复机体造血功能，使机体在失血后快速造血。目前国外补充铁剂的指征为血清铁 ＜30 μg/L；此外，如果 C 反应蛋白上升（＞5 mg/L），转铁蛋白饱和度 ＜20%，当血清铁 ＜100 μg/L 时也被认为存在铁缺乏，应该进行补铁。可每天补充 40～60 mg 铁或者隔天 80～100 mg 铁。

五、术前肠道准备

机械性肠道准备可致水、电解质的丢失及紊乱，增加手术应激及术后并发症发生率。Meta 分析显示，机械性肠道准备并不能降低术后并发症的发生率。我国《ERAS 指南》建议根据具体情况选择术前肠道准备的方式。

对于择期右半结肠切除及腹会阴联合切除手术，不建议术前常规进行机械性肠道准备。而对于择期左半结肠切除及直肠前切除手术，可选择口服缓泻剂（如乳果糖等）联合少量磷酸钠盐灌肠剂。对于低位直肠切除术且计划造瘘的患者，为了不使粪便留在远端，可以考虑行短程肠道准备，或行联合口服抗生素的机械性肠道准备。对术中需要肠镜定位或严重便秘的患者，术前应予充分的机械性肠道准备，并建议联合口服抗生素。

近年来有研究显示，机械性肠道准备联合口服抗生素可显著降低手术部位感染（surgical site infection，SSI）的发生率。对于择期结直肠手术，美国指南不推荐单独进行机械性肠道准备，但建议可考虑口服抗生素联合机械性肠道准备。

总之，目前观点认为需根据具体的情况来决定是否进行术前机械性肠道准备，如要进行机械性肠道准备应联合口服抗生素。

六、术前访视与评估

即使经过院前的 MDT 或外科大夫评估，麻醉医师术前的评估也是必需的。除了前面提到的全面筛查患者营养状态、心肺功能及基础疾病，麻醉医师的术前访视更重要的是在于审慎评估手术指征与麻醉、手术的风险及耐受性，针对并存疾病及可能的并发症制订相应预案。

我国《ERAS 指南》：麻醉医师要询问患者病史（包括并存疾病、手术史、过敏史等），评估患者 ASA 分级、气道及脊柱解剖、改良心脏风险指数（revised cardiac risk index，RCRI）；对于合并肝脏疾病以及黄疸的患者，应特别关注患者的凝血功能、有无合并低蛋白的血症、血胆红素水平等情况，以指导麻醉方案的设计和管理。

七、术前用药的管理

（一）抗焦虑镇静药

手术患者，特别是肿瘤手术患者，术前都可能存在一定程度的焦虑、抑郁等精神症状。术前宣教和充分的交流可以缓解患者的焦虑，但还是可能有一部分患者需要借助药物来缓解焦虑。但国内外 ERAS 指南都建议尽量避免术前使用镇静药等精神类药物使用，认为这可能导致术后苏醒延迟，增加术后谵妄和认知功能障碍的风险。因此，《国际 ERAS 协会结直肠手术指南（2018 版）》（以下简称国际 ERAS 指南）建议可使用褪黑素来替代苯二氮䓬类药物以缓解患者术前焦虑、失眠等。

（二）镇痛药

麻醉前镇痛药物的管理是 ERAS 围手术期管理的重要一环。阿片类药物可能造成患者恶心、呕吐、肠麻痹、情感淡漠甚至呼吸抑制，是患者术后恶心、呕吐的重要危险因素，会直接影响到患者术后康复及生活质量。为了减少阿片类药物相关的副作用，应尽量避免使用这类药物进行术前镇痛。术前镇痛可考虑使用多模式镇痛方案，可选择非甾体抗炎药（NSAIDs）、加巴喷丁类药、羟考酮和对乙酰氨基酚等，对于消化道出血、贫血的患者可以考虑选择 COX2 抑制剂。有研究表明术前使用加巴喷丁类药物镇痛，可以减轻患者的术后疼痛和减少阿片类药物的使用，而且研究发现加巴喷丁术前单次用药就可以维持术后较长一段时间镇痛的效果。但需要注意的是，加巴喷丁类药物同样存在术后淡漠、眩晕、水肿等副作用，还可能会与阿片类药物存在协同作用。目前，国际 ERAS 指南建议如果要用加巴喷汀类药物，仅需术前使用一次即可，对于老年患者或者是肾功能不全的患者，应酌情减量。

（三）预防性抗凝及抗血栓治疗

恶性疾病、继往有盆腔手术史、术前使用糖皮质激素、有多种合并症及高凝状态是深静脉血栓

（deep vein thrombosis，DVT）形成的危险因素。结直肠手术患者应予机械性预防性抗血栓治疗，如合适的弹力袜、间歇性压力梯度仪治疗等。中华医学会外科学分会《中国普通外科围手术期血栓预防与管理指南》建议采用 Caprini 评估量表评估 VTE 风险，肿瘤手术患者 Caprini 评分通常都 ≥ 5 分，属于高危患者。对于高危患者该指南建议使用低分子肝素或普通肝素，一般手术患者推荐预防性应用 7~14 天或直至出院，但是对于肿瘤患者，该指南建议用低分子肝素至术后 4 周。

对于长期服用抗血栓药物并需要进行手术的患者，药物导致的凝血功能障碍会影响围手术期的安全，应对患者进行 MDT 评估，并根据评估结果决定是否需要暂停抗血栓药物，是否需要进行桥接抗栓治疗。因为结直肠癌肿瘤手术是高出血风险手术，因此需要格外注意接受抗栓抗凝药物的围手术期管理。在我们中心如果患者因为心脑血管疾病术前服用阿司匹林、氯吡格雷，或因为房颤术前服用华法林的患者，术前 3~7 天需要停用上述抗凝、抗血栓药物，并用低分子肝素桥接治疗直至术前 1 天。术后用药视患者术中具体出血和血栓风险选择在术后 24~72 小时开始使用肝素或低分子肝素。尽管有研究表明术前使用阿司匹林等抗血小板药物围手术期可用短效 GP Ⅱ b/Ⅲ a 抑制剂进行桥接，但相关证据尚不充分。

八、术前禁食水

目前，美国及欧洲麻醉学会均推荐术前 6 h 禁食，2 h 禁饮。传统观念认为，术前 10~12 h 应开始禁食，结直肠手术禁食时间可能更长。有研究表明，缩短术前禁食时间，有利于减少手术前患者的饥饿、口渴、烦躁、紧张等不良反应，有助于减少术后胰岛素抵抗，减缓分解代谢，甚至可缩短术后住院时间。除了合并胃排空延迟、胃肠蠕动异常、急诊手术的患者，目前提倡禁饮时间延后至术前 2 h，之前可口服清流质；禁食时间延后至术前 6 h，之前可

进食淀粉类固体食物，如果进食油炸、脂肪及肉类食物则需要更长的禁食时间。术前推荐口服含碳水化合物的饮品，通常可在术前 10 h 饮用 12.5% 碳水化合物饮品（如葡萄糖溶液）800 ml，术前 2 h 饮用 ≤ 400 ml。2018 年发表在《外科学年鉴》（Annals of Surgery）的 3 期 RCT 研究了术前口服碳水化合物饮品对择期腹部大手术患者的影响，发现口服碳水化合物饮品对于围手术期血糖控制的影响有着积极的作用，口服碳水化合物饮品可减弱胰岛素抵抗，降低术后应激性高血糖，进而维持血糖正常水平，降低绝大多数患者术后高血糖发生率以及感染等与高血糖相关的并发症发生风险。

对于有胃排空障碍或胃肠梗阻的患者，需要延长禁食时间，且术前需要进行胃肠减压；国际 ERAS 指南建议手术前一天晚上开始禁食。对于肥胖的患者和糖尿病患者的禁食水时间目前还缺乏相关证据，我们中心目前采用让糖尿病患者口服瑞代营养液而非普通糖水的方法。另外，有研究表明胃肠道手术的肠道准备可能使患者丢失 2 L 的体液，因此肠道准备患者需要适当静脉输液。

ERAS 术前路径见表 12-1。

表 12-1　ERAS 术前路径概览

时间	内容
院前评价和管理	合并症等风险评估 MDT 评估是否需要手术
	预康复
	戒烟酒
入院	术前宣教
	合并症处理
	营养评价与支持
	如有贫血，可考虑应用铁剂，谨慎输血
术前一天	肠道准备，因人而异，谨慎机械灌肠
	麻醉医师术前访视
	镇静慎用苯二氮䓬类，镇痛慎用阿片类；高危人群低分子肝素预防血栓
	术前 6 h 禁食，术前 2 h 禁饮，术前口服碳水化合物

第三节 术中管理

一、预防性抗生素使用

预防性地应用抗生素有助于降低择期腹部手术术后感染的发生率。使用原则：①预防用药应同时针对需氧菌及厌氧菌；②应在切皮前 30~60 min 输注完毕；③单一剂量与多剂量方案具有同样的效果，而当手术时间＞3 h 或术中出血量超过 1000 ml 时，应在术中重复使用 1 次。

二、麻醉方法选择

ERAS 的核心部分是麻醉方案和术中管理。ERAS 麻醉的要求是在满足手术的同时，能抑制或减轻手术创伤带来的应激反应；手术结束时，患者能快速苏醒，且苏醒后无麻醉药残留。因此，推荐使用半衰期较短的麻醉药，如麻醉诱导选用丙泊酚复合芬太尼、瑞芬太尼等，麻醉维持使用吸入麻醉或全静脉麻醉均可，对于插管的患者通常使用七氟醚或地氟醚；因一氧化二氮可能导致肠蠕动下降，因此建议避免使用。

术中可考虑使用短效肌松药保持较深的肌松以充分显露术野。腹腔镜手术和机器人手术需要在腹腔里充气来制造手术空间，过高的气腹压力可以影响腔静脉回流和主动脉后负荷，进而影响心脏功能，也会对肺通气以及肾脏供血产生影响。通过放松腹部肌肉压力，可以保证在一个相对低的气腹压状态下，获得足够的手术视野空间。当腹腔压力低于 10~12 mmHg，能降低主动脉后负荷、改善肾供血、降低呼吸机压力峰值。此外，还需注意肌松药有药物累积效应，可能增加术后肺部并发症的风险。肌松监测及合理使用肌松拮抗药有助于精确的肌松管理。

麻醉相关应激控制、液体治疗及镇痛等都可影响患者术后转归及康复。结直肠手术时可选择全身麻醉或全身麻醉联合中胸段硬膜外阻滞或周围神经阻滞（腹横肌平面阻滞）等麻醉方案。手术开始前可实施神经阻滞，如腹横肌平面阻滞、椎旁阻滞等，能有效降低术中阿片类和其他全身麻醉药物的用量，利于术后快速苏醒、胃肠功能恢复和尽早下地活动。区域神经阻滞可减轻应激反应及胰岛素抵抗。对于开放手术，硬膜外镇痛较阿片类药物镇痛效果更好，恶心、呕吐等副作用更少，且有利于肠道的血流灌注。对于腹腔镜手术，通过静脉麻醉便可有效地抑制手术创伤的应激反应，因而不推荐硬膜外镇痛。而有研究表明，使用鞘内吗啡、局部浸润麻醉及患者自控镇痛（patient-controlled epidural analgesia，PCEA）与硬膜外镇痛，临床效果均相当。因右美托咪定还具有抗炎、免疫保护以及改善肠道微循环等效应，对于创伤大、手术时间长以及经历缺血再灌注损伤的腹内手术，可复合连续输注右美托咪定。老年患者可应用脑电双频谱指数监测麻醉深度 [BIS（bispectral index）值 40~60]，以减少麻醉过深导致的术后谵妄或认知障碍发生风险。术中液体的输注需根据循环监测及平均动脉压等判断，容量正常时可酌情使用血管活性药物进行维持，避免水钠潴留。

三、手术方式选择（微创手术与传统手术）

随着微创外科的发展，腹腔镜结直肠癌手术逐渐成熟，因腹腔镜、机器人手术等微创的特点非常符合 ERAS 非侵入、加速康复的理念，微创手术也被认为是 ERAS 围手术期管理的重要一环。

在短期疗效方面，腹腔镜手术相比于开腹手术，将总住院时间显著缩短了 2 天，同时研究表明，90% 的择期结直肠手术可应用腹腔镜治疗，且中转开腹率低于 10%。对于可以切除的结肠癌，由于腹腔镜结肠癌手术的长期治疗效果非劣于开腹，推荐行腹腔镜手术，但对于合并远处转移、梗阻及穿孔的结肠癌患者并不推荐进行腹腔镜手术治疗。目前腹腔镜直肠癌手术与开腹手术相比较的非劣性证据仍然不足，腹腔镜直肠癌手术环周切缘阳性及直肠全系膜不完整切除的发生率可能高于开放手术，这些都有待进一步证实。NCCN《直肠癌临床实践指南》建议：①腹腔镜直肠癌手术应由具有腹腔镜全直肠系膜切除术经验的术者实施；②对于术前分期存在环周切缘阳性高危因素的局部进展期直肠癌患者，建议优先选择开放手术；③急性肠梗阻或肿瘤导致穿孔的患者，不推荐腹腔镜手术。腔镜等微创技术的普及在ERAS路径中不仅仅关系到手术方式的选择，也会对患者整个围手术期的管理产生影响。

一方面，腔镜等微创手术相比于传统手术，有利于患者加速康复。很多随机对照研究显示直肠癌腹腔镜技术相比于传统手术有着巨大的优势，能减轻患者术后疼痛，减少术后肠梗阻发生率，减少术中出血、术后并发症和住院天数。有研究甚至发现直肠癌腹腔镜手术是ERAS项目中减少术后并发症的独立保护因素。一项基于荷兰全国人群的队列研究发现，腹腔镜手术有更低的短期围手术期死亡率，更高的长期生存率。在机器人手术和腹腔镜手术的对比中，目前的研究更多地认为两者在生存获益上并没有明显的差异。在单孔腹腔镜和多孔腹腔镜的对比中，尽管有研究发现单孔腹腔镜在伤口美观和患者术后疼痛方面有轻微优势，但由于单孔腹腔镜的普及程度不如多孔腹腔镜，是否有必要推广和普及单孔腹腔镜技术仍有待商榷。除了标准的腹腔镜手术之外，经自然腔道标本取出手术（natural orifice specimen extraction surgery，NOSES）也成为腹腔镜结直肠癌手术的另一种选择。很多临床试验和meta分析均发现经自然腔道标本取出的腹腔镜手术在标本的完整性、清扫淋巴结个数、手术时间以及术后吻合口瘘的发生率方面均和传统腹腔镜手术以及传统开放手术没有差异。

另一方面，ERAS围手术期管理的方法和腹腔镜结直肠癌手术结合，可能具有1+1＞2的优势。腹腔镜结直肠癌手术和ERAS的结合是目前国内外研究的一个热点，并有诸多临床试验正就此进行研究。一项国际RCT研究对比了腹腔镜结合ERAS、腹腔镜结合传统围手术期管理方案、传统开腹手术结合ERAS以及开腹手术结合传统围手术期管理方案4种不同的临床干预路径，发现腹腔镜结合ERAS组的患者，总体的中位住院时间最短；而在围手术期死亡率、并发症发生率、再手术和再入院率、术后2周和4周生活质量、患者满意度以及住院费用等方面各组间均无明显差异。随后，van Bree等采用类似的研究设计，通过核素显像记录胃肠转运，发现腹腔镜结合ERAS组患者术后结肠结肠转运最早，进食固体食物和恢复排便也最早。EnRol研究发现腹腔镜和ERAS结合能改善患者术后1个月的体能状态，缩短住院时间。此外，还有研究通过分析腹腔镜结合ERAS的患者术后外周血单核细胞免疫功能，证实了腹腔镜与ERAS结合的方式能减轻患者的应激、具有更强的免疫功能。因此，ERAS理念联合腹腔镜结直肠癌手术，可在不影响患者安全的前提下，缩短住院时间，减少总体并发症的发生。

总之，在结直肠癌的手术治疗方面，相较于传统手术，微创手术更能体现ERAS的宗旨，更能促进患者康复，在减少患者术后并发症，特别是伤口相关并发症（比如疝气、腹腔粘连）方面有着明显优势。同时微创手术与其他ERAS围手术期管理方式又相互影响，协同作用，共同促进ERAS加速康复目的的实现。

四、术中液体治疗和电解质管理

治疗性液体的种类包括晶体液、胶体液及血制品等。液体治疗的目的是维持容量负荷、心输出量、组织灌注，维持电解质平衡、纠正液体失衡和异常分布等。液体输注过量或不足，均可致脏器的血流灌注不足，导致术后器官功能不全及相关并发症，进而延缓患者的康复。术中液体治疗既应避免因低血容量所致的组织器官灌注不足和功能损害，也应注意容量负荷过重所致的组织水肿。

晶体液可快速有效地补充人体生理需要量及电解质，但其扩容效果差，维持时间短，大量输注可产生组织间隙水肿及肺水肿等副作用；人工胶体作为血浆等天然胶体的替代物已广泛应用于围手术期的液体及复苏治疗，其扩容效能强，效果持久，有利于控制输液量及减轻组织水肿，但存在可能产生过敏、干扰凝血功能及肾损伤等副作用。大量输入0.9%的生理盐水会引起高氯血症性酸中毒、组织液超载、肾血流动力学障碍，以及由于肾血流量和肾小球滤过率降低而导致的少尿和钠排泄减少；鉴于生理盐水有致肾功能不全及高氯代谢性酸中毒等并发症的风险，推荐使用限氯离子的平衡晶体液扩容。一般情况下，以 1.5~2.0 ml/（kg·h）的速率输注晶体液可维持腹部大手术的液体内环境稳态。对于择期腹部中小型手术，应以平衡盐晶体液作为主要基础治疗。对于耗时长、操作复杂、出血量多的中大型手术，可以晶胶 3：1 的比例输注胶体液。有证据显示，人工胶体平衡盐溶液在有效维持循环容量、减少总入液量、实现围手术期液体零平衡、减少术后并发症等方面具有优势。羟乙基淀粉 130/0.4（HES 130/0.4）因分子质量相对集中且较小，降解快，安全性更好，对凝血和肾功能的影响较小，成人每日用量可提高到 50 ml/kg，输注后可维持相同容量的循环血容量至少达 6 h，特别是溶于醋酸平衡盐溶液的 HES 130/0.4，渗透压及电解质浓度接近血浆，具有更好的安全性，可降低电解质紊乱的风险。容量负荷过重会导致应激反应，血容量正常时，可使用小剂量血管活性药物来避免容量负荷过重导致的应激反应。应尽可能减少液体的转移，预防措施包括：避免机械性肠道准备、术前口服碳水化合物、减少肠道操作、行微创手术及减少血液丢失等。

针对高风险手术患者推荐目标导向液体治疗（goal-directed fluid therapy，GDFT）的策略，GDFT 能降低并发症发生率、重症监护尿失禁发生率以及视神经损伤发生率，还能缩短首次排便时间。当静脉输液不能明显改善休克时，应使用血管升压药治疗动脉性低血压（体液丢失量为 10% 时）；当患者心脏收缩能力减低（如心脏指数 < 2.5 L/min），可考虑运用强心药来维持全身足够的氧气供给。

五、预防术中体温降低

对于包括结直肠手术在内的大多数全身麻醉外科手术，维持患者术中正常的体温（≥36℃）至关重要。全身麻醉会影响血管收缩功能，导致血液在体内重新分布，进而影响体温调节，最终导致温度从核心向外周重新分布，热量损失超过热量的产生，造成术中体温降低。即使是轻微的非计划性的术中体温降低（inadvertent perioperative hypothermia，IPH）也可能导致严重的不良后果。一项 meta 分析显示，体温下降到 35.6℃，出血风险会增加 16%，输血率会上升 22%。体温降低还可能导致血管收缩、后负荷增加，进而导致心肌缺血和心律失常、内脏血流减少和药物生物转化减少等。而这些变化产生的影响会持续到术后很长的一段时间，致使患者在麻醉后监护病房（post-anaesthetic care unit，PACU）待的时间延长，感染率风险增加，住院时间延长。

IPH 及其后遗症的高危因素包括 ASA 评分大于 2 分、术前体温过低、区域阻滞联合全身麻醉、合并有心血管疾病。术前对于高危患者需要进行筛查并采取相应措施预防术中体温降低。预防术中体温降低，准确测量体温是关键。建议最好直接测量核心温度，而不是使用间接估计的方法，比如可以使用鼻咽测量（把探针插入鼻咽部 10~20 cm）。保温是预防术中体温降低的另一项重要内容，对麻醉气体进行加温和加湿，对静脉液体或灌洗液加温，用加热毯或其他设备等。此外，当患者接入手术室，暴露在环境中时，手术室温度应该高于 21℃。还有研究发现，术前患者适当预热也有助于术中体温的维持，减少术中低体温的发生。

与开放手术相比，腹腔镜手术术中的热损失更少，术中体温降低更少发生。但由于建立气腹时通入了寒冷干燥的二氧化碳，也可能使腹腔镜手术时发生术中体温降低。最近的一项 meta 分析发现使用加热和加湿的二氧化碳建立气腹，可以显著提高腹腔镜手术术中核心温度。

六、鼻胃管留置

既往观念认为鼻胃管能减少术后胃扩张和术后呕吐，有时还能起到鼻饲营养的作用，鼻胃管一度被广泛用于胃肠道患者术后护理。然而，近年来的数据表明常规使用鼻胃管非但没有什么积极作用，反而会产生负面影响。减少鼻胃管留置，术后咽喉炎和呼吸道感染的发生风险会显著降低。一项 meta 分析证实如果减少鼻胃管留置，患者肠道功能恢复更快，肺部并发症更少。荷兰基于全国数据库的研究证实，留置鼻胃管与否并不会影响患者的围手术期死亡率。在营养支持方面，也有研究证实留置鼻胃管并未对早期进食有促进作用，反而直接开始口服营养的患者出院时间更早，术后并发症更少。

我国 ERAS 指南建议，择期腹部手术不推荐常规留置鼻胃管减压，从而有助于降低术后肺不张及肺炎的发生率。如果在气管插管时有气体进入胃中，术中可留置鼻胃管以排出气体，但应在患者麻醉苏醒前拔除。但如果对难治性术后肠梗阻采取保守治疗的患者，仍有必要留置鼻胃管来减压、降低误吸风险。

七、腹盆腔引流

传统观点认为，直肠手术后盆腔引流或腹腔引流可以用来防止血液或浆液聚集，预防或检测吻合口瘘。然而多项研究发现，盆腔和腹腔引流没有降低临床或影像学上吻合口瘘、围手术期死亡、伤口感染和再手术的发生风险。2017 年发表于《外科学年鉴》的一篇 RCT 研究显示直肠癌术后使用盆腔引流对患者没有任何好处。

我国 ERAS 指南也认为，腹部择期手术患者术后使用腹腔引流并不降低吻合口瘘及其他并发症的发生率，也不能减轻其严重程度。因此，不推荐对腹部择期手术常规放置腹腔引流管。而对于存在吻合口瘘的危险因素如血运差、张力高、感染、吻合不满意等情况时，仍建议留置腹腔引流管。

八、导尿管的留置

泌尿道感染（urinary tract infection，UTI）是最常见的院内感染并发症之一，占住院患者院内感染的 20%~40%。80% 的 UTI 与使用导尿管有关。导管相关性泌尿道感染（catheter-associated urinary tract infection，CAUTI）是指患者留置导尿管后或者拔除导尿管 48 h 内发生的泌尿系统感染。CAUTI 的主要原因是尿管、集尿袋连接处或集尿袋开口阀门污染，后细菌经尿管、尿道间隙上行造成感染，引起前列腺炎、睾丸炎、附睾炎以及尿道炎症等。在普通病房中，CAUTI 的发生率为 3%~7%，而在重症监护室中，CAUTI 的发生率则高达 2.4%~17.6%。CAUTI 不仅延长了患者的平均住院天数，增加了治疗费用，还可能引起发热、畏寒等不适症状。避免置管和早期拔管是最有效的预防 CAUTI 的策略。

中国 ERAS 指南也认为：导尿管留置 > 2 天可显著增加尿路感染的发生率。低位直肠手术患者，可行耻骨上膀胱穿刺引流，感染率低且患者舒适性高。国际 ERAS 指南认为，根据术后危险等级不同，术后留置导尿管的时间可以为 1~3 天，低风险的患者可以在术后第一天拔出，中高风险的患者可以延长到术后 3 天。甚至有研究认为当术后置管时间超过 5 天时，经耻骨上穿刺置管比标准的经尿道导管可能更安全。

按照我们中心的经验，除了低位直肠癌患者，一般都尽可能不留置导尿管，即使留置导尿管的患者也应在术后清醒、能下地后拔除导尿管。我们认为预期留置导尿管超过 1 周以上的尿潴留患者，建议采用膀胱造瘘术；对于预期留置导尿管不足 1 周者，定期更换导尿管、尿袋，清洁外尿道，均能从一定程度上降低感染率。对于合并有糖尿病引起的神经源性膀胱，或者由于脊髓神经系统损伤所造成的膀胱瘫痪的患者，也可以直接行膀胱造瘘。

在拔除导尿管方面，一些细节同样可能影响患者排尿和出院时间。拔管前是否应夹管，目前尚缺乏证据来支持，少数小样本的研究认为拔管前夹管与自然拔管在 UTI 发生率、尿潴留发生率、再置管率等指标上没有区别；留置导尿管前，用无菌水、自来水擦洗外阴和用碘伏、洗必泰消毒外阴，研究显示这几种方法 UTI 发生率相似；晚上拔管可能会比早上拔管更好，有助于降低尿潴留的发生。

九、肛管的留置

直肠癌术后吻合口瘘的危险因素很多，其中最常见的因素之一是肠腔内压力增加。留置肛管主要通过有效地引出肠腔内容物及气体从而减少肠腔内压力，来预防吻合口瘘，同时也减少了肠内容物对于吻合口的刺激。研究证实，有肛管的患者吻合口瘘的发生率更低，再手术率更低，并且有肛管组的患者出现吻合口瘘后的临床表现较无肛管组患者更轻，预后更好。而在围手术期死亡率、出血相关并发症方面，并无明显区别。此外，目前认为直肠癌前切除术后吻合口瘘的高危因素包括：男性、高龄、肥胖（BMI＞25 kg/m^2）、糖尿病、长期营养不良、嗜烟嗜酒、ASA 评分≥3 分、长期类固醇激素使用、术前行新辅助治疗、腹部有手术史、术前肠道准备不充分、肿瘤分期偏晚、吻合口距肛缘距离、术中出血、手术时间相对较长、游离脾曲、根部结扎肠系膜下动脉、吻合口血供不良、张力过大以及吻合器等手术器械操作不当。依据我们中心的经验，按照加速康复的理念，我们认为留置肛管能起到减轻吻合口瘘相关症状、减少再手术率的作用，一定程度上降低需要手术干预的吻合口瘘发生率，同时建议对高危患者仍留置肛管。

十、造口

随着全直肠系膜切除术的成熟应用及腹腔镜技术的不断发展，低位直肠癌保肛术已成为外科治疗的首选术式。然而低位直肠癌术后吻合口瘘的发生率高，可达 10%~20%。联合应用保护性回肠造口术可减少和避免吻合口瘘导致的严重并发症。研究表明，低位直肠癌术后应用保护性回肠造口术可以最大限度地避免腹盆腔感染和急性腹膜炎的发生，减少二次手术率，但 3~6 个月后回肠造口还纳术需再次住院手术，增加了患者应激反应及手术创伤。预防性造口对于能否促进加速康复仍存在广泛争议。2008 年发表于《外科学年鉴》的 meta 分析提示，造口可以促进患者术后进食水的时间、有利于肠道恢复、利于早期康复。

ERAS 术中路径见表 12-2。

表 12-2　ERAS 术中路径概览

时间	内容	建议要点
手术开始时	预防性抗生素使用	首次应用在切皮前 30~60 min，手术时间＞3 h 或术中出血量超过 1000 ml 时增加一次
	麻醉方法选择	采用联合麻醉
术中	手术方式选择	推荐腹腔镜手术
	术中液体治疗	注意晶体 - 胶体比例，术中限制液体输注量，高危患者可采取目标导向液体治疗策略
	预防术中体温降低	监测术中体温，多个环节调节术中体温
手术快结束时	鼻胃管留置	不推荐常规留置鼻胃管减压
	腹盆腔引流	不推荐对腹部择期手术常规放置腹腔引流管
	导尿管留置	避免置管，置管后早期拔管，长期置管可考虑膀胱穿刺造瘘
	肛管	直肠癌术后建议留置
	造口选择	低位直肠癌术后可考虑造口

第四节　术后康复

一、术后恶心、呕吐的预防与治疗

呕吐是术后常见症状，可能会导致患者脱水，推后正常进食的时间，还可能因为留置鼻胃管而增加患者的痛苦，增加术后静脉输液量、延长术后静脉输液时间，延长住院时间，增加医疗花费。因此，如何预防术后恶心、呕吐（postoperative nausea and vomiting，PONV）成为了结直肠癌 ERAS 的热点问题。

有研究表明，术后有 30% 的患者可能发生呕吐，50% 的患者会有恶心症状，这些术后并发症会影响患者满意度。术后恶心、呕吐的原因可分为患者相关的、手术相关的以及麻醉相关的。年龄 <50 岁、女性、有过眩晕病史或 PONV 病史的患者术后发生 PONV 的风险显著增加；使用一氧化氮麻醉气体和阿片类药物也会显著增加呕吐风险；手术的类型、时长以及术后的镇痛模式也都会影响 PONV。而体内充足的碳水化合物储备可以减少 PONV 的发生。

有许多评估 PONV 的量表，来区分手术患者 PONV 的风险，最常用的量表是 Koivuranta 量表和 Apfel's 简化量表，可依据量表结果筛选出高危患者采取相应措施降低 PONV 的风险。因为这些药物副作用和费用通常都比较少，并不会给患者增加太多额外的花费和风险。对有 1~2 个危险因素的 PONV 中度风险患者，建议采用 1~2 种干预措施；对有大于 2 个危险因素的 PONV 高度风险患者，建议预防性采用联合治疗（≥2 种措施）。一线用药包括多巴胺（D_2）拮抗剂（如氟哌啶醇）、5- 羟色胺（5-HT_3）受体拮抗剂（如昂丹司琼）和皮质类固醇（如地塞米松）。临床上更为简便、也更常用的方法是对所有需要吸入麻醉的患者根据危险因素的多少来进行药物预防 PONV。有研究发现，当这些药物被单独给予时，它们可以降低约 25% 的 PONV 风险，当联合运用时可以进一步减少 PONV 风险。使用 2 种止吐药可以考虑 5-HT_3 受体拮抗剂复合小剂量地塞米松

（4~8 mg）。此外，研究发现 8mg 的地塞米松可以减少用药 24 小时内的 PONV 以及用药 72 小时内的其他止吐药的用量。

二线止吐用药包括抗组胺药、丁酰苯和吩噻嗪类药物等。但是这些二线药物可能存在镇静、口干、视物模糊以及运动障碍的副作用，因此使用的时候应当慎重。而对于术中用药，我国指南和美国 PONV 指南均推荐术中避免使用挥发性麻醉药，行麻醉诱导和维持使用丙泊酚，术中、术后阿片类药物用量最小化以及避免液体过度负荷等，来减少术后 PONV。

最近的研究发现术前用药也可以影响术后 PONV，因此提出了一些新的治疗 PONV 的方法。术前使用苯二氮䓬类药物可能增加 PONV 的发生，而术前使用加巴喷丁和普瑞巴林可以减少术后 PONV 的发生。神经激肽 -1（NK-1）受体拮抗剂（阿瑞匹坦）也被证实具有止吐的作用，但其效果并未优于现在广泛使用的昂丹司琼。预防性应用对乙酰氨基酚等止痛药，除了可以减少术后疼痛，也有减少 PONV 的作用。此外，还有研究报道，音乐疗法、芳香疗法、针灸、催眠和吸氧也可能有助于减少 PONV。如果预防用药没有起效，可以考虑换用上述不同种类的药物和方法来治疗恶心、呕吐。

二、术后镇痛

在结肠直肠癌手术 ERAS 路径中，术后镇痛对于加速恢复至关重要，避免或减少使用阿片类药物以及多模式镇痛是术后镇痛最主要的两方面内容。

（一）多模式镇痛方案

采用多模式镇痛方案目标包括：有效控制动态痛（VAS 评分 <3 分）；减少和避免镇痛相关不良反应；加速患者术后早期肠功能恢复，确保术后早期

经口摄食及早期下地活动。

采用多模式镇痛方案，包括：罗哌卡因切口浸润以控制外周神经痛；应用 NSAIDs、羟考酮和对乙酰氨基酚等。疼痛减轻机制多种多样，使用多模式镇痛将从不同途径改善疼痛控制，同时避免每种药物的副作用，在多模式镇痛中对乙酰氨基酚是这一策略的基本组成部分。NSAIDs 在多模式镇痛中也是重要的阿片类替代药物。然而，非甾体类抗炎药与增加吻合口瘘的发生是否有关仍有待进一步研究。此外，使用 NSAIDs 之前应评估患者肾功能、出血、吻合口瘘等潜在风险。COX2 选择性抑制剂是不影响血小板聚集的药物，如果担心出血风险，可以使用这种药物。

有不少研究对利多卡因注射液、α_2 受体激动剂（如右美托咪定）、氯胺酮、硫酸镁、大剂量类固醇以及加巴喷丁类药物的阿片类药物替代作用与安慰剂进行了相比。静脉使用皮质醇激素可提高镇痛效果，也具有改善肺功能及抗炎作用，而且并不会增加切口感染及裂开等并发症发生风险；利多卡因和右美托咪定输注也确实能减少结直肠手术后的疼痛；与安慰剂相比，手术部位局部浸润似乎也能减少术后疼痛，但目前的数据仍然有限。

（二）中胸段硬膜外导管留置镇痛

硬膜外镇痛是一种发展成熟的镇痛技术，可以有效减轻手术后的神经内分泌和应激反应。国内 ERAS 指南指出，"对于开放手术，推荐留置中胸段硬膜外导管进行术后镇痛。"有研究显示，硬膜外麻醉也能减轻胰岛素抵抗，减轻应激反应，减少术后蛋白质的分解，这种作用在术后刚开始进食的时候特别有用，既可以维持氮平衡，又可以促进蛋白质的合成。与阿片类药物相比，硬膜外镇痛既能保障镇痛效果，又能避免阿片类药物相关副作用，还有助于胃肠功能恢复及 PONV 的控制。

中胸段硬膜外镇痛（thoracic epidural analgesia，TEA）（$T_7 \sim T_{10}$）是结肠直肠开放手术的标准镇痛和辅助麻醉方案。需要注意的是，对于经腹会阴联合切除的患者需要补充镇痛，因为会阴疼痛由 $S_1 \sim S_3$ 感觉神经节控制，是不受 TEA 控制的。此外，腰椎的硬膜外镇痛覆盖不了上腹部的切口，同时不能像中胸段

阻滞一样阻断交感神经纤维信号传递，还有可能造成尿潴留，阻断下肢运动神经、影响下地活动，故不推荐使用腰椎的硬膜外阻滞。术后使用硬膜外导管 48~72 h 后应予拔除，此时患者多已恢复肠功能。

除镇痛效果以外，TEA 还具有其他的一些效果。研究表明，TEA 并未增加术后 30 天死亡率、并发症发生率，同时 TEA 还能促进结直肠手术后肠功能的恢复，降低呼吸系统和心血管并发症风险。但需要注意，TEA 可能会增加术后发生动脉性低血压和尿潴留的风险。还必须承认，关于 TEA 对术后并发症率的积极影响的研究多来自传统开放手术的研究，腹腔镜手术相关研究仍然较少。

需注意硬膜外镇痛有硬膜外置管失败及发生穿刺出血、感染等并发症的风险。硬膜外置管失败率在一些报告中高达 22%~32%。可以用一些附加的方法（如波形分析）来帮助正确识别硬膜外间隙，提高成功率。此外，硬膜外置管镇痛还有低血压、硬膜外血肿、尿潴留等并发症风险，应密切监测并予以预防。

（三）微创手术的术后镇痛

硬膜外镇痛的效果在腹腔镜结直肠手术中尚未被证实，而且硬膜外镇痛甚至可能由于低血压、尿潴留或运动神经阻滞等增加微创手术后患者的住院时间，因此对于腹腔镜手术，目前不推荐术后硬膜外镇痛。有研究显示，腹腔镜手术后疼痛持续时间短于开放手术，伤口持续的局部麻醉也能达到较好的镇痛效果，如腹腔镜手术后恢复饮食，即可开始口服药物镇痛。对于腹腔镜手术，中国 ERAS 指南推荐局部麻醉药伤口浸润镇痛联合低剂量阿片类药物 PCIA ＋ NSAIDs 方案。以激动 μ 受体为主的阿片类药物可致肠麻痹，而以激动 κ 受体为主的阿片类药物不具有导致肠麻痹及术后恶心、呕吐的药理学特征，同时可有效减轻手术导致的内脏痛。对于肠功能不全的患者，可以使用 κ 受体为主的阿片类药物，优化阿片类药物的选择，以确保有效镇痛，并促进术后肠功能的快速恢复、早期经口进食和下地活动。

（四）利多卡因

国际 ERAS 指南建议可以考虑用注射利多卡因

替代术后阿片类药物。在结肠直肠手术中利用输注利多卡因来减少阿片类药物的使用已经在开放手术和腹腔镜手术中得到证实，目前公认的剂量范围为 $1.5 \sim 3$ mg/(kg·h)。血浆利多卡因浓度与硬膜外输注相似（约 $1~\mu M$）。药物毒性与血浆浓度有关，虽然较少发生，但仍需要密切监测。比如持续的心电监护，护士和麻醉师应注意有无局部麻醉毒性症状，如耳鸣、视物模糊、头晕、舌头感觉异常和口周刺痛。

（五）腹横肌平面阻滞

腹横肌平面阻滞（transversus abdominis plane block, TAPB）自 2001 年首次报道以来，具有划时代意义，目前已经发展出众多改良方式，包括 2 点、4 点、超声引导和腹腔镜可视阻滞。TAPB 可在 T_{10} 至 L_1 之间为前腹壁提供镇痛，并已被证明可在结直肠手术中提供一种阿片类药物替代镇痛的方法。腹部阻滞的不足是镇痛持续时间短，传统的用布鲁卡因和罗哌卡因的 TAPB 只能维持 $8 \sim 10$ 小时。有多种增加腹壁阻滞持续时间的方法，包括将标准的局部麻醉药与地塞米松、右旋糖酐混合等。此外，脂质体罗哌卡因有望延长镇痛的作用时间。

三、术后血栓的预防

早期没有血栓预防的情况下的数据显示，结直肠手术后无症状深静脉血栓（DVT）形成的发生率高达 30%。不管有没有药物治疗，加压袜和（或）间歇气动加压泵（intermittent pneumatic compression, ICP）进行机械血栓预防，是已被证实能降低一般手术后 DVT 发生率的措施。

低分子肝素（low molecular weight heparin, LMWH）能有效降低有症状的静脉血栓栓塞的发生率和总体死亡率，且出血并发症的风险非常低。每天一次的低分子肝素与每天服用两次同样有效。ICP 联合 LMWH 与单一方式相比，降低肺栓塞和深静脉血栓发生率的效果更好，但与只用 ICP 相比，出血并发症的风险更高。国际 ERAS 指南和我国中华医学会血栓预防指南都建议 LMWH 血栓预防的时间应直至

术后 28 天（4 周）。

总之，接受结直肠癌手术的患者应通过合适的压缩袜和或间歇性的气压垫压缩进行机械血栓预防，直至出院；高危患者术后 28 天内可每日一次使用低分子肝素进行药物预防。

四、术后液体治疗和电解质管理

对于大多数接受结直肠手术的患者来说，术后通常不需要静脉输液治疗。当患者清醒后应鼓励患者饮水，避免恶心，国际 ERAS 指南认为通常可在术后 4 小时内开始恢复口服饮食。如果口服营养能耐受，就应该尽早停止静脉液体治疗。只有当有临床指征的时候才考虑液体治疗，在没有手术损失的情况下，液体治疗应满足生理维持量，一般给予每天 $25 \sim 30$ mg/kg，钠含量不超过 $70 \sim 100$ mg/d，同时补充钾（最多不超过 100 mg/d）。如果明确存在持续的损失（比如呕吐或造口损失），除了维持生理需求外，还应加上丢失量。对于采用硬膜外镇痛的患者，如果术后发生低血压，但并未发现血容量减少时，需要考虑硬膜外镇痛引起的低血压，应该用血管升压药而不是不加考虑地补液。患者在围手术期尽可能保持液体出入平衡，因为液体不足和负荷过重都会导致术后并发症增加、住院时间延长和费用增加等不良后果。

晶体和胶体的选择见第三节"术中液体治疗和电解质管理"部分。

术后少尿的处理：少尿（oliguria）指 24 小时尿量少于 400 ml 或者每小时尿量少于 17 ml，是外科手术后常见的症状。术后 48 小时内排尿量减少和少尿并不能反映低血容量变化，因为术后应激反应影响代谢，可能会导致肾血管收缩、生理性电解质和水潴留，可能掩盖病情。因为过量的液体摄入与急性肾损伤有关，因此需要在脱水或低血容量不严重时进行一次彻底的临床检查，仔细检查有无休克早期的症状和体征，如留置有中心静脉管，可以测中心静脉压，并及时开始静脉液体复苏。

术后高血糖：术后胰岛素抵抗导致的血糖升高是人体对手术创伤的一种应激生理反应，也称为创

伤性假性糖尿病（pseudodiabetes of injury），可在手术后持续数周。但胰岛素抵抗导致的高血糖是术后并发症发生的一个危险因素，因此应该尽量避免术后高血糖。ERAS 路径中有很多环节都涉及到对胰岛素抵抗以及高血糖的干预，比如，术前口服碳水化合物、使用腹腔镜手术和胸段硬膜外镇痛。有研究表明，围手术期采用 ERAS 途径可以降低术后应激反应的强度，降低体内激素波动水平。术后要避免高血糖，需要尽可能地把血糖控制在一个合适的水平，同时又要注意避免低血糖。

五、术后饮食管理

（一）主要原则

与完全禁食相比，尽早恢复经口进食、饮水及早期口服辅助营养可促进肠道运动功能恢复，有助于维护肠黏膜功能，防止菌群失调和移位，还可以降低术后感染发生率及缩短术后住院时间。一旦患者恢复通气，可由流质饮食转为半流质饮食，摄入量根据胃肠耐受量逐渐增加。当经口能量摄入少于正常量的 60％时，为了满足能量和蛋白质的需求，应鼓励添加口服肠内营养辅助制剂，出院后可继续口服辅助营养物。但需注意术后早期进食有增加呕吐的风险，可以通过有效的多模式镇痛来减轻呕吐症状。此外，与完全的清流食相比，接受少量带渣饮食的结直肠手术后患者恶心、呕吐更少，肠道功能恢复更早，住院时间更短，同时并不增加术后肠梗阻发生率和围手术期死亡率。

（二）营养免疫辅剂

术后应激反应会导致体内精氨酸耗竭，进而影响 T 细胞功能和伤口愈合。在食物中添加诸如 L- 精氨酸、L- 谷氨酰胺、ω-3 脂肪酸、核酸等被认为能调节术后的免疫状态及炎症反应，从而减少术后感染性并发症的发生，缩短住院时间。欧洲临床营养和代谢协会（European Society for Clinical Nutrition and Metabolism，ESPEN）指南建议，对于营养不良的癌症患者，至少应该在术后给予免疫营养辅剂（如精氨酸、ω-3 脂肪酸和核糖核苷酸），来改善免疫力。

六、术后肠梗阻、肠麻痹

术后肠麻痹是造成结直肠手术患者不适、延迟出院、增加费用的主要原因之一；因此，预防术后肠麻痹也是 ERAS 的一个关键。虽然尚无有效防治术后肠麻痹的药物，但一些综合措施也许能起到缓解术后肠麻痹的作用，这些措施包括：通过应用多模式镇痛技术限制阿片类药物的使用（包括使用中胸段硬膜外麻醉和周围神经阻滞）；提倡使用腹腔镜等微创手术；避免使用或早期拔除鼻胃管；维持液体平衡，实施目标导向液体治疗，避免围手术期液体负荷过重；早期恢复经口进食等。上面的这些措施有的已经在本章其他部分进行了讨论，此处不再赘述，以下重点介绍针对肠麻痹的其他干预措施和药物制剂。

μ- 阿片受体拮抗剂，比如纳洛酮和甲基纳曲酮等，能作用于外周神经阿片类受体，但通过血脑屏障的能力有限。这些药物可改善阿片类药物引起的肠功能障碍，但不会改变阿片类药物中枢镇痛的作用。在这些药物中，爱维莫潘是研究最多的治疗术后肠麻痹的药物。爱维莫潘在治疗阿片诱导的胃肠功能紊乱方面明显优于其他阿片受体拮抗药（如纳洛酮和纳曲酮），而且不易透过血脑屏障，故其不良反应发生率较低。然而也有一些研究发现，爱维莫潘相比于安慰剂在治疗肠麻痹方面并未发现明显差异，类似的研究也观察到在结直肠癌术后甲基纳曲酮和安慰剂在治疗肠麻痹的效果上未见明显差异。目前这些药物并不作为术后镇痛或治疗术后肠麻痹的首选药物使用。

此外，有研究发现服用比沙可啶等缓泻剂、咖啡、中药汤剂也有助于肠麻痹的缓解，但证据等级较低。

七、早期活动

腹部手术后的早期活动被广泛认为是 ERAS 围手术期护理的重要组成部分。长时间卧床是坠积性肺炎、骨骼肌力量下降、血栓栓塞并发症、压疮和胰岛素抵抗的危险因素。术后第 1 天活动受限与镇痛不足、持续静脉输液、导尿管留置、合并疾病等因素相关。不能下床活动是影响患者对 ERAS 依从性及导致住院时间延长的重要因素之一。我国 ERAS 指南推荐：患者术后清醒即可半卧位或适量在床旁活动，无须去枕平卧 6 h；术后第 1 天即可开始下床活动，建立每日活动目标，逐日增加活动量。一项发表在《柳叶刀》的研究，针对 ICU 的患者对比了目的导向的活动与 ICU 病房常规护理的差异，最终发现早期活动与缩短外科重症监护的时间以及提高出院时的功能有关；不活动者肺部感染风险是活动者的 3 倍。

八、评估及审查制度

我国 ERAS 指南建议：系统地审查是判断预后及评估依从性的重要方法，有利于对 ERAS 方案的成功执行。临床路径的标准化及对 ERAS 执行质量的审查，有利于质量的持续改进。指南认为可以通过 3 个维度评估 ERAS 的效果：① ERAS 对临床结局如住院时间、再入院率、并发症的影响；②功能恢复及患者的体验；③对 ERAS 方案的依从性（或变异性）。应加强患者出院后的随访，建立明确的再入院“绿色通道”。在患者出院后 24~48 h 内应常规进行电话随访及指导，术后 7~10 天应至门诊进行回访，进行伤口拆线、告知病理检查结果、讨论下一步的抗肿瘤治疗等。一般而言，ERAS 的临床随访至少应持续到术后 30 天。

九、出院标准及随访

我国 ERAS 指南建议：应制订以保障患者安全为基础的、可量化的、可操作性的出院标准，如恢复半流质饮食或口服辅助营养制剂；无须静脉输液治疗；口服镇痛药物可良好止痛；伤口愈合佳，无感染迹象；器官功能状态良好，可自由活动；患者同意出院（表 12-3）。

ERAS 路径源于临床实践，但是并不应该教条地实施，每个患者个体具有差异性，临床情况又千变万化，本章所提到的各个环节的方案也只是为结直肠癌外科开展 ERAS 的同行提供一些借鉴，应该结合自身科室实际、医院实际、患者实际采取有针对性的个性化 ERAS 方案。必须强调的是，安全是 ERAS 开展的基础，只有安全、并发症少才能谈加速

表 12-3　ERAS 术后路径概览

内容	建议要点
术后恶心、呕吐的预防与治疗	术前慎用苯二氮䓬类药物，可用加巴喷丁，术中避免使用一氧化氮和阿片类药物，术后镇痛尽量避免阿片类药物，采用多模式镇痛
术后镇痛	避免或减少使用阿片类药物，采用中胸段硬膜外镇痛等多模式镇痛
术后血栓的预防	压缩袜和或间歇性的气压垫进行机械血栓预防；高危患者，术后可每日使用低分子肝素至术后 30 天
术后液体治疗和电解质管理	监测输注，注意晶胶比，总体原则同术中；注意少尿、高血糖等症状，及时处理
术后饮食	尽早恢复经口进食、饮水；可使用免疫营养辅剂
术后肠梗阻、肠麻痹	慎用阿片类药物，采用多模式镇痛，采用微创手术，避免鼻胃管留置等；一些新的药物及方法必要时可使用
早期活动	推荐早期下地活动
评估及审查制度	ERAS 的临床随访与评估至少应持续到术后 30 天
出院	出院指征包括：自由行走、口服镇痛剂时无痛、恢复半流质饮食、无并发症风险、住院后有被照护条件、患者愿意出院

康复，而不能因为 ERAS 的开展让患者承受额外的伤害，或者为了加速康复把患者置于某种风险之中。此外，虽然 ERAS 的开展强调循证等级，但不能否认的是，证据的分级是严格的、苛刻的，也是困难的，因此某些研究领域的证据基础薄弱，并不意味着某一项干预的效果就比另一项差。一方面，我们期待有更多的更高循证等级的研究报道；另一方面，诸如 RCT 这类的研究严格限制了患者的准入与排除标准，其结论是否能普遍适用于我们的临床实践也是值得商榷的。因此，我们需要对 ERAS 相关研究的结论的解读和运用保持谨慎辩证的态度。ERAS 更多地是一种以患者为中心思维模式、一种注重患者加速康复的理念，而不应该只是具体某几个路径，相信秉持着这样的 ERAS 思维模式，会有更多的符合 ERAS 理念的临床方案和技术产生，使患者更安全、高效地恢复，使临床工作更有序、优效地开展。

参考文献

1. 季加孚，步召德 . 胃肠肿瘤的微创外科与加速康复外科 . 外科理论与实践，2007(06):519-521.

2. 中华医学会外科学分会，中华医学会麻醉学分会 . 加速康复外科中国专家共识暨路径管理指南 (2018). 中华麻醉学杂志，2018,38(1):8-13.

3. 王娟 . 加速康复外科中国专家共识暨路径管理指南 (2018): 结直肠手术部分 . 中华麻醉学杂志，2018,38(1):29-33.

4. Gustafsson UO, Scott MJ, Hubner M, et al. Guidelines for perioperative care in elective colorectal surgery: enhanced recovery after surgery (ERAS®) Society Recommendations: 2018. World J Surg, 2019, 43(3):659-695.

5. Wongkietkachorn A, Wongkietkachorn N, Rhunsiri P. Preoperative needs-based education to reduce anxiety, increase satisfaction, and decrease time spent in day surgery: A randomized controlled trial. World J Surg, 2018, 42(3):666-674.

6. Kehlet H. Multimodal approach to control postoperative pathophysiology and rehabilitation. Br J Anaesth, 1997, 78(5): 606-617.

7. Fearon K C H, Ljungqvist O, Meyenfeldt M V, et al. Enhanced recovery after surgery: A consensus review of clinical care for patients undergoing colonic resection. Clinical Nutrition, 2005, 24(3):466-477.

8. Li P, Fang F, Cai JX, et al. Fast-track rehabilitation vs conventional care in laparoscopic colorectal resection for colorectal malignancy: a meta-analysis. World J Gastroenterol, 2013, 19(47):9119-26.

9. 江志伟，石汉平，杨桦，等 . 加速康复外科围手术期营养支持中国专家共识 (2019 版). 中华消化外科杂志，2019, 18(10):897-902.

10. 中华医学会外科学分会 . 中国普通外科围手术期血栓预防与管理指南 . 中华外科杂志，2016, 54(5):321-327.

11. Feldheiser A, Aziz O, Baldini G, et al. Enhanced recovery after surgery (ERAS) for gastrointestinal surgery, part 2:consensus statement for anaesthesia practice. Acta AnaesthesiolScand, 2016, 60(3):289-334.

12. Li Y, Wang B, Zhang LL, et al. Dexmedetomidine combined with general anesthesia provides similar intraoperative stress response reduction when compared with a combined general and epidural anesthetic technique. Anesth Analg, 2016, 122(4):1202-1210.

13. Stevenson AR, Solomon MJ, Lumley JW, et al. Effect of laparoscopic-assisted resection vs open resection on pathological outcomes in rectal cancer: the ALaCaRT randomized clinical trial. JAMA, 2015, 314(13):1356-1363.

14. Gietelink L, Wouters MW, Bemelman WA, et al. Reduced 30-day mortality after laparoscopic colorectal cancer surgery: A population based study from the Dutch Surgical Colorectal Audit (DSCA). Annals of Surgery, 2016, 264(1):135-140.

15. Singh BN, Dahiya D, Bagaria D, et al. Effects of preoperative carbohydrates drinks on immediate postoperative outcome after day care laparoscopic cholecystectomy. Surgical Endoscopy, 2015, 29:3267-3272.

16. Gianotti L, Biffi R, Sandini M, et al. Preoperative oral carbohydrate load versus Placebo in Major Elective Abdominal Surgery(PROCY). Annals of Surgery, 2018, 267(4):623-630.

17. Rajagopalan S, Mascha E, Na J, et al. The effects of mild perioperative hypothermia on blood loss and transfusion requirement. Anesthesiology, 2018 108:71-77.

18. Dean M, Ramsay R, Heriot A, et al. Warmed, humidified CO_2 insufflation benefits intraoperative core temperature during laparoscopic surgery: a meta-analysis. Asian J Endosc Surg, 2017, 10:128-136.

19. Grant MC, Lee H, Page AJ, et al. The effect of preoperative gabapentin on postoperative nausea and vomiting: a meta analysis.Anesth Analg, 2016, 122:976-985.

20. Yang Y, Shu Y, Su F, et al. Prophylactic transanal decompression tube versus non-prophylactic transanal decompression tube for anastomotic leakage prevention in low anterior resection for rectal cancer:A meta-analysis. Surg Endosc, 2017, 3l(4):1513-1523.

21. Denost Q, Rouanet P, Faucheron JL, et al. To drain or not to drain infraperitoneal anastomosis after rectal excision for cancer: the GRECCAR 5 randomized trial. Ann Surg, 2017,265:474-480.

22. Rao W, Zhang X, Zhang J, et al. The role of nasogastric tube in decompression after elective colon and rectum surgery: a

meta-analysis. Int J Colorectal Dis, 2011, 26:423-429

23. Block BM, Liu SS, Rowlingson AJ, et al. Efficacy of postoperative epidural analgesia:A meta-analysis. JAMA, 2003, 290(18):2455-2463.

24. Eipe N, Penning J, Yazdi F et al. Perioperative use of pregabalin for acute pain-a systematic review and meta-analysis. Pain, 2015, 156:1284-1300.

25. Hubner M, Blanc C, Roulin D, et al. Randomized clinical trial on epidural versus patient-controlled analgesia for laparoscopic colorectal surgery within an enhanced recovery pathway. Ann Surg, 2015, 261:648–653.

26. Popping DM, Elia N, Van Aken HK, et al. Impact of epidural analgesia on mortality and morbidity after surgery: systematic review and meta-analysis of randomized controlled trials. Ann Surg, 2014, 259:1056-1067

27. Moya P, Miranda E, Soriano-Irigaray L, et al. Perioperative immunonutrition in normo-nourished patients undergoing laparoscopic colorectal resection. Surg Endosc, 2016. 30:4946-4953

28. Moya P, Soriano-Irigaray L, Ramirez JM, et al. Perioperative standard oral nutrition supplements versus immunonutrition in patients undergoing colorectal resection in an enhanced recovery (ERAS) protocol: a multicenter randomized clinical trial (SONVI Study). Medicine (Baltimore), 2016, 95:e3704.